**全国高职高专教育护理专业"十二**
（供护理、助产等相关专业使用）

# 人体解剖学学习指导

主　编　丘继哲　崔涛涛
副主编　王志辉　别永信　陈　壮
编　委　（按姓氏笔画排序）

王志辉　（长沙卫生职业学院）

王　炜　（湘潭职业技术学院护理学院）

丘继哲　（湖南中医药高等专科学校）

刘求梅　（湖南中医药高等专科学校）

别永信　（河南护理职业学院）

陈　壮　（湖南中医药高等专科学校）

陈　杰　（岳阳职业技术学院）

崔涛涛　（湖南中医药高等专科学校）

傅　裕　（长沙卫生职业学院）

蒋叶军　（湖南中医药高等专科学校）

蒲勇华　（湖南中医药高等专科学校）

南京大学出版社

内 容 提 要

本书分为上下篇，共十九章。上篇为系统解剖学，包括第一章到第十一章；下篇为局部解剖学，包括第十二章至第十九章。每章包括学习目的与要求、学习指导、实验指导、强化训练等内容。学习指导以教学大纲要求掌握的内容为主；实验指导中，各编者结合实验教学经验，各系统、各器官、各局部的特点进行编写，对学生在实验课中的动手操作与观察具有较好的指导性和实用性；强化训练按照教材的章、节、知识点的顺序进行编写，方便学生循序渐进地进行学习与练习，有利于对所学内容理解、应用、巩固与记忆。书后附强化训练参考答案，便于学生进行自测、自我反馈与矫正，也可供教师评分标准使用。

本书紧扣教学大纲，与《人体解剖学》配套使用，题型多样，重点突出，覆盖面广，文字精练，设计新巧，既可以作为高职高专学生学习《人体解剖学》的指导用书，也可作为教师教学辅导用书，还可以作为在职医生、护士参加晋升考试和硕士入学考试及其他各类考试的参考书。

**图书在版编目（CIP）数据**

人体解剖学学习指导 / 丘继哲，崔涛涛主编.—南京：南京大学出版社，2015.7
全国高职高专教育护理专业"十二五"规划教材
ISBN 978-7-305-15623-6

Ⅰ.①人… Ⅱ.①丘… ②崔… Ⅲ.①人体解剖学—高等职业教育—教学参考资料 Ⅳ.①R322

中国版本图书馆CIP数据核字(2015)第175930号

出版发行　南京大学出版社
社　　址　南京市汉口路22号　　　　　　邮　编　210093
出 版 人　金鑫荣

丛 书 名　全国高职高专教育护理专业"十二五"规划教材
书　　名　人体解剖学学习指导
主　　编　丘继哲　崔涛涛
责任编辑　徐　晶　　　　　　　　　编辑热线　010-82893902
审读编辑　蒋　莉

照　　排　广通图文设计中心
印　　刷　北京紫瑞利印刷有限公司
开　　本　787×1092　1/16　印张 18.5　字数 450千
版　　次　2015年7月第1版　　2015年7月第1次印刷
ISBN 978-7-305-15623-6
定　　价　39.00元

网址：http://www.njupco.com
官方微博：http://weibo.com/njupco
官方微信号：njupress
销售咨询热线：（025）83594756

# 全国高职高专教育护理专业"十二五"规划教材
## 专家指导委员会

# Publisher's Note 出版说明

随着社会经济的发展及全面建设小康社会目标的逐步实现，广大人民群众对健康和卫生服务的需求越来越高。同时，随着科学技术的进步和医疗卫生服务改革的不断深入，对护理人才的数量、质量和结构也提出了更高的要求。世界卫生组织对各成员国卫生人才资源统计结果显示，许多国家护理人才紧缺。我国教育部、国家卫生和计划生育委员会等六部委也将护理专业列入了国家紧缺人才专业，予以重点扶持。

高等职业教育具有高等教育和职业教育的双重属性，担负着培养各专业人才和推动社会经济发展的重要使命。为全面提高高等职业教育质量，实现创新型和实践型人才的培养目标，大力推进高等院校教材建设势在必行。为适应当前形势需要，同时为了更好地贯彻落实《国家中长期教育改革和发展规划纲要（2010—2020年）》及《医药卫生中长期人才发展规划（2011—2020年）》，我们充分挖掘各相关院校优质资源，联合全国多所院校共同研发、策划并出版了全国高职高专教育护理专业"十二五"规划教材。与市场同类教材相比，本套教材具有如下特色及优势：

一、本套教材坚持以就业为导向、以能力为本位的原则，紧密围绕护理岗位人才培养目标，严格遵循"三基五性"要求，结合护士执业资格考试和护理实践编写而成，力求突出护理专业的教学特点，具有较强的针对性、适用性和实用性。

二、本套教材注重知识与技术的前后衔接，将理论与技能有机结合，充分反映了护理领域的新知识、新技术和新方法，体现了教材内容的先进性和前瞻性，力争在适应我国国情的基础上，实现与国际护理教育的接轨。

三、本套教材在内容结构安排方面注重循序渐进、深入浅出、图文并茂，提供了大量临床案例，设置了学习目标、知识链接、课堂讨论、课后习题等特色栏目，以强化"三基"知识，增强学科人文精神，培养学生的临床思维能力和综合职业能力。

　　教育关系国计民生，关系民族未来，坚定不移地实施科教兴国战略和人才强国战略，克服当前教育中存在的突出问题和困难，推动教育优先发展、科学发展，使教育更加符合建设中国特色社会主义对人才培养的要求，更加符合广大人民群众对教育的殷切期望，更加符合时代发展的潮流，这是我们所衷心期望的。但愿本套教材的出版能够加快护理专业教学改革步伐，为护理专业人才的培养做出一定贡献。

南京大学出版社

《全国高职高专教育护理专业"十二五"规划教材》

编委会

为加快培养医学高职高专人才，促进教育教学改革，加紧推动教材建设工作，南京大学出版社特组织有关医学院校专家、教师及临床一线人员编写了全国高职高专教育护理专业"十二五"规划教材，《人体解剖学》为本套教材其中之一。根据高职高专教育各专业的基本要求，我们组织《人体解剖学》的各位编委，共同编写了《人体解剖学学习指导》，作为配套教材。

编写本书的目的是适应高职高专教学需求，提高教学质量，帮助学生学习、复习与自测，对学生实验课的学习方法进行指导，增强学生的观察能力、动手操作和思维能力，使学生能加深对教材内容的理解与掌握，达到教学大纲规定的知识、素质、能力教育目标；指导学生熟悉考试题目与解题技巧，适应各类考试，检测学生的学习效果。

本书各章包括学习目的与要求、学习指导、实验指导、强化训练等内容。学习目的与要求概述了本章的教学目标和对学生的要求；学习指导解析教学大纲要求掌握的内容；实验指导结合编者实验教学经验以及各系统、各器官、各局部的特点进行编写，对学生在实验课中的观察能力与动手操作能力的培养具有较好的指导性和实用性；强化训练按照教材的章、节、知识点的顺序进行编写，方便学生循序渐进地进行学习与练习，有利于学生对所学内容进行理解、应用、巩固与记忆。书末附的强化训练参考答案，便于学生进行自测，也可供教师考查学生学习效果使用。

本书分为上下两篇，共十九章。上篇为系统解剖学，包括第一章到第十一章；下篇为局部解剖学，包括第十二章至第十九章。本书第一、十四、十五章由丘继哲编写，第二章由崔涛涛编写，第三、四、十六章由蒋叶军编写，第五章由陈杰编写，第六、十八、十九章由陈壮编写，第七、十七章由蒲勇华编写，第八章由别永信编写，第九章由王炜编写，第十、十二章由王志辉编写，第十一章由刘求梅编写，第十三章由傅裕编写。

　　本书紧扣教学大纲，与《人体解剖学》配套使用，题型多样，重点突出，覆盖面广，文字精练，设计新巧，既可以作为高职高专学生学习《人体解剖学》的指导用书，也可以作为教师教学辅导用书，还可以作为在职医生、护士参加晋升考试和硕士入学考试及其他各类考试的参考书。

　　由于医学科学发展迅猛、日新月异，加之编者专业水平有限，编写时间仓促，书中难免存在不足之处，敬请读者批评指正。

编　者

●●● Contents 目录

## 上篇　系统解剖学

## 下篇　局部解剖学

# 上篇　系统解剖学

# 第一章　绪论

## 一、学习目的与要求

1. 掌握：人体解剖学的定义及其在医学中的地位；人体的组成；解剖学姿势；常用的解剖学方位术语及切面术语。
2. 熟悉：人体解剖学的分科；常用的轴。
3. 了解：人体解剖学的学习方法。

## 二、学习指导

人体解剖学是研究正常人体形态、结构及其发生发展规律的科学。

人体解剖学的研究对象是人，只有在充分认识正常人体的形态结构的基础上，才能正确理解人体的生理功能、病理现象以及疾病发生和发展的规律，否则就不能判断人体的正常与异常、区别生理与病理状态，就不能正确诊断和治疗疾病。学习人体解剖学的目的，就是要理解和掌握正常人体形态结构的基础理论、基本知识和基本技能，为学习其他医学基础课和临床课奠定必要的基础。因此，每个医学生必须学好解剖学。

### (一) 人体的组成

人体的组成可概括为：细胞→组织→器官→系统。人体有运动系统、消化系统、呼吸系统、泌尿系统、生殖系统、脉管系统、感觉器、内分泌系统和神经系统等九大系统。其中消化系统、呼吸系统、泌尿系统和生殖系统的大部分器官都位于胸腔、腹腔和盆腔内，并借一定的孔道直接或间接与外界相通，故又总称为内脏。

根据人体的外形，人体可分为头、颈、躯干和四肢四部分。

### (二) 人体解剖学常用术语

1. 解剖学姿势　是指人体直立，两眼向前平视，双上肢自然下垂于躯干两侧，手掌向前，双下肢并拢，足尖向前的姿势。
2. 解剖学方位术语
(1) 上和下：以近头者为上，近足者为下。上和下也可分别称为头侧和尾侧。
(2) 前和后：以近腹者为前，近背者为后。前和后也可分别称为腹侧和背侧。

（3）内侧和外侧：以近正中矢状面者为内侧，远离正中矢状面者为外侧。在前臂，其内侧又称为尺侧，其外侧又称为桡侧。在小腿，其内侧又称为胫侧，其外侧又称为腓侧。在前臂和小腿，为方便记忆，可记为"内尺外桡，内胫外腓"。

（4）内和外：凡有空腔的器官，以内腔为准，近内腔者为内，远离内腔者为外。

（5）浅和深：以近体表者为浅，远离体表者为深。

（6）近侧和远侧：多用于四肢，以接近躯干的一侧为近侧，远离躯干的一侧为远侧。

3. 切面术语

（1）矢状面：通过矢状轴在前后方向上垂直纵切，将人体切为左、右两部分的切面。如将人体纵切为左、右完全等分的两半，则称为正中矢状面。

（2）冠状面：也称额状面，通过冠状轴在左右方向上垂直纵切，将人体切为前、后两部分的切面。

（3）水平面：也称横切面，是与矢状面和冠状面互相垂直的切面，即将人体分为上、下两部分的切面。

## 三、强化训练

### （一）名词解释

1. 矢状面

2. 内脏

3. 解剖学姿势

### （二）选择题

**A 型题**

1. 以体表为准的方位术语是
   A. 前和后　　　　B. 上和下　　　　C. 内和外　　　　D. 浅和深
   E. 内侧和外侧

2. 肾是一个
   A. 组织　　　　B. 器官　　　　C. 系统　　　　D. 细胞
   E. 细胞间质

3. 通过人体互相垂直的假想轴线有
   A. 垂直轴　　　　B. 矢状轴　　　　C. 冠状轴　　　　D. 以上均正确
   E. 以上均错误

4. 解剖学姿势中错误的描述是
   A. 身体直立　　　　B. 上肢下垂　　　　C. 两眼向前平视　　　　D. 手掌向内
   E. 足尖向前

**X 型题**

1. 人体解剖学中常用的面有
   A. 矢状面　　　　　B. 水平面　　　　　C. 纵切面　　　　　D. 冠状面
   E. 横切面
2. 人体的冠状面
   A. 与矢状面垂直　　　　　　　　　　B. 与水平面垂直
   C. 有冠状轴通过　　　　　　　　　　D. 将人体分为前后两部分
   E. 与人体的长轴垂直

## （三）填空题

1. 人体解剖学是一门研究正常人体_____的科学。
2. 在解剖学方位术语中，近_____为上，远离之为下。
3. 在解剖学方位术语中，内和外适用于_____，近腔者为内，远离者为外。
4. _____是与人体或器官长轴垂直的切面。

## （四）简答题

1. 简述人体解剖学的研究范围、目的。

2. 何谓系统解剖学和局部解剖学？

# 第二章　运动系统

## 第一节　骨

### 一、学习目的与要求

1. 掌握：运动系统的组成；骨表面特征；骨的分类和构造；躯干骨的组成；椎骨的一般结构；颈椎、胸椎和腰椎的特征；胸骨的位置、形态；上肢骨、下肢骨的名称、位置；颅的组成和分部。

2. 熟悉：骨的化学成分和物理特性；肩胛骨、肱骨、尺骨、桡骨、髋骨、股骨、胫骨的主要结构；蝶骨、筛骨、颞骨、下颌骨的形态特点；颅的整体观。

3. 了解：新生儿颅的特点；颅囟的概念。

### 二、学习指导

运动系统包括骨、骨连结和骨骼肌。骨起杠杆作用，关节是运动的枢纽，骨骼肌提供动力。

#### （一）骨学概述

1. 骨的分类　根据形态分为长骨、短骨、扁骨和不规则骨；根据部位分为躯干骨、颅骨、上肢骨和下肢骨。

要点：长骨位于四肢，短骨位于手腕和脚踝，扁骨围成腔，不规则骨包括椎骨。

2. 骨的构造　由骨质、骨膜和骨髓构成，并有血管、淋巴管和神经分布。

要点：骨髓穿刺多选择在髂结节。

#### （二）躯干骨

1. 组成　由 26 块椎骨、12 对肋和 1 块胸骨组成。

2. 椎骨的一般结构　前方呈圆柱形椎体，后面有椎弓，椎弓上有 7 个突起：1 对横突，分别各有 1 对上下关节突，1 个向后的棘突。

要点：椎体与椎弓围成椎孔，内有脊髓；相邻两个椎体的椎上切迹与椎下切迹围成椎间孔，内有脊神经通过。

3. 各椎骨特点　颈椎椎体小，有横突孔，第2～6颈椎棘突末端分叉；胸椎关节突呈冠状位，椎体后上下各有肋凹；腰椎椎体大，棘突呈板状水平向后。骶骨三角形，前面凹陷，前上中份有隆起的岬，自上向下有四对骶前孔。后面粗糙，正中有骶正中嵴，嵴外侧有四对骶后孔。骶前、后孔与骶管相通，向下的开口称骶管裂孔，裂孔的两侧有向下突出的骶角。

要点：腰椎穿刺常选择在第2～3或3～4腰椎棘突间隙进针；骶管麻醉常以骶角为标志。

4. 胸骨　分三部分，即胸骨柄、胸骨体和剑突。

要点：胸骨角平对第2肋，水平向后平对第4胸椎椎体下缘。

5. 肋　由肋骨和肋软骨组成，有12对。第1～7肋直接和胸骨相连属于真肋，第8～10肋分别与上一位肋相连属假肋，第11、12肋末端游离属浮肋。肋骨属于扁骨。

## （三）颅骨

1. 组成　脑颅骨和面颅骨。脑颅骨围成颅腔；面颅骨构成骨性眼眶、鼻腔、口腔和面部的骨性支架。

2. 筛骨　位于两眶之间，构成鼻腔上部和外侧壁。其额状切面呈"巾"字形，分为筛板、垂直板和筛骨迷路三部分。

3. 蝶骨　形似蝴蝶，位于颅底中央，分体、大翼、小翼和翼突4部。体居中央，内含蝶窦，体上面有垂体窝和蝶鞍；大翼由体向两侧发出，根部由前向后外依次有圆孔、卵圆孔和棘孔。

4. 颞骨　形态不规则，以外耳门为中心可分为鳞、鼓和岩三部。鳞部在外耳门前上方；鼓部位于下颌窝后方，从前、下、后围绕外耳道；岩部呈三棱锥形，尖指向前内对着蝶骨体。

5. 下颌骨　呈马蹄形，分一体两支。下颌支末端有两个突起，前方的为冠突，后方的是髁突，下颌体与下颌支交界处为下颌角。

6. 颅骨的整体观

（1）颅侧面观：由额骨、蝶骨、顶骨、颞骨及枕骨构成。颧弓上方有大而浅的颞窝，窝上缘可见上颞线和下颞线，窝内有额骨、顶骨、颞骨和蝶骨大翼四骨相交的翼点。颞窝下方称颞下窝，窝内有三角形裂隙，其深部为翼腭窝。

（2）颅前面观：颅前面中部可见一对容纳眼球的眶和位于其间的骨性鼻腔，下方为由上颌骨、下颌骨围成的口腔。

（3）颅底内面观：高低不平，呈阶梯状，由前向后分三个窝。①颅前窝：由额骨眶部、筛板和蝶骨小翼构成，筛板上有筛孔通鼻腔。②颅中窝：由蝶骨体和大翼、颞骨岩部等构成。中央是蝶骨体，上面有垂体窝，窝前外侧有视神经管。两侧由前向后依次有眶上裂、圆孔、卵圆孔和棘孔等。在蝶骨体后外颞骨岩部尖端处有一破裂孔。③颅后窝：主要由枕骨和颞骨岩部后面等构成。窝中央有枕骨大孔，窝后方及两侧有枕内隆凸、横窦沟、乙状窦沟、颈静脉孔和舌下神经管等结构。颅后窝的前外侧与外耳道方向一致处有内耳门及内耳道。

（4）颅底外面观：高低不平，神经血管通过的孔裂较多。

要点：翼点骨质薄，内面有脑膜中动脉通过，骨折导致颅内出血；颅中窝蝶骨体两侧自前向后有圆孔、卵圆孔和棘孔，内有重要的神经和血管通过。

### （四）上肢骨

1. 组成　由上肢带骨和自由上肢骨组成。上肢带骨包括锁骨和肩胛骨；自由上肢骨包括肱骨、尺骨、桡骨、腕骨、掌骨和指骨。

2. 肩胛骨　位于胸廓后外侧的上份。为三角形的扁骨，可分为三缘、三角和两面。上缘向外延伸为喙突；其中外侧角最肥厚有关节盂；肩胛骨后面有一自内下向外上的骨嵴，称肩胛冈，肩胛冈向外上延伸称肩峰。

要点：体表标志有肩峰、喙突、肩胛冈、上角和下角，其中上角和下角分别平对第 2 肋和第 7 肋，是计数肋骨的标志。

3. 肱骨　上端膨大，有半球形的肱骨头，肱骨头外侧和前方有隆起的大结节和小结节，向下各延伸为大结节嵴和小结节嵴，两结节嵴之间为结节间沟。其下方有稍细的外科颈。肱骨体中部外侧面有粗糙的三角肌粗隆，体后面中份有自内上斜向外下的桡神经沟。肱骨下端内侧有肱骨滑车；外侧有半球形的肱骨小头，滑车后面上方有鹰嘴窝。肱骨下端的两侧各有一突起，分别称外上髁和内上髁。内上髁后方有一浅沟称尺神经沟。

要点：肱骨大结节和内外上髁都可在体表摸到。

4. 尺骨　位于前臂内侧。上端粗大，前面有一半圆形深凹称滑车切迹，在滑车切迹的前下方和后上方各有一突起，分别称冠突和鹰嘴，冠突外侧有桡切迹。尺骨下端称尺骨头，其前、外、后有环状关节面，头后内侧向下的突起，称尺骨茎突。

要点：尺骨的鹰嘴、茎突均可在体表摸到。

5. 桡骨　上端小称桡骨头，其上面有关节凹，桡骨头周围有环状关节面。下方有向前内侧突出的桡骨粗隆。桡骨下端内侧有尺切迹，与尺骨头相关节；下面有桡腕关节面，下端外侧部向下突出称桡骨茎突。

### （五）下肢骨

1. 组成　下肢带骨和自由下肢骨。前者即髋骨，后者包括股骨、髌骨、胫骨、腓骨和足骨。

2. 髋骨　是扁骨，上部扁阔，中部窄厚，有朝向下的深窝，称髋臼；下部有一大孔，称闭孔，左右髋骨与骶尾骨组成骨盆。髋骨由髂骨、坐骨和耻骨三者构成。髂骨位于髋骨的后上部，分体和翼两部分。髂骨翼内侧面称髂窝，窝的后下方有一斜行隆起的线，称弓状线；窝的后方有耳状面。髂骨翼上缘称髂嵴，其前端为髂前上棘，后端为髂后上棘，髂前上棘向后 5～7 cm 处向后外突起，称髂结节。坐骨位于髋骨后下部，坐骨体构成髋臼的后下部，体向后下延续为坐骨支，其后下为粗大的坐骨结节。坐骨体后缘的尖锐隆起称坐骨棘，棘上、下方的凹陷分别称坐骨大切迹和坐骨小切迹。耻骨位于髋骨前下部，耻骨上支的上缘锐薄，称耻骨梳，向前的突起称耻骨结节，耻骨上、下支移行部为耻骨联合面。

要点：重要的体表标志有髂嵴、髂前上棘、髂结节和髂后上棘。其中两侧髂嵴最高点连线平对第 4 腰椎棘突，是临床腰穿的定位标志；髂结节是骨髓穿刺的常选部位。

3. 股骨　上端球形的膨大为股骨头。股骨头中央稍下有小的股骨头凹，股骨头的外下侧较细的部分称股骨颈。颈、体交界处上外侧的隆起为大转子，下内侧的隆起为小转子。大转子是重要的体表标志。股骨体后面有纵行骨嵴，称粗线。向上外延续于粗糙的臀肌粗隆。下端形成两个向后的膨大，称内侧髁和外侧髁，两髁间有髁间窝，两髁侧面的突起称内上髁和外上髁。

要点：重要的骨性标志有大转子、内侧髁、外侧髁、内上髁和外上髁。

4. 胫骨　上端膨大向两侧突出，形成内侧髁和外侧髁，两髁上面各有关节面，关节面之间的骨性隆起称髁间隆起。外侧髁后下方有腓关节面与腓骨头相关节。上端与体移行处前面的隆起为胫骨粗隆。下端向内下方的膨大为内踝。下端的外侧面有腓切迹。

要点：骨性标志有内、外侧髁，胫骨粗隆和内踝。

## 三、实验指导

### 【实验目的】

1. 掌握骨的分类和构造。
2. 掌握躯干骨的组成；椎骨的一般形态及各部椎骨的特征。
3. 掌握颅骨的侧面观、颅底内面观和颅底外面观。
4. 掌握上肢骨的名称、排列的位置关系、形态结构，并辨别其左右。
5. 掌握下肢骨的名称、排列的位置关系、形态结构，并辨别其左右。
6. 掌握骨的重要体表标志。
7. 熟悉肋骨的一般形态，胸骨的分部及形态结构。
8. 了解颅骨的形态、手骨的名称及排列关系；足骨的名称及排列关系。

### 【实验材料】

1. 全身骨骼标本（分离骨和骨架）。
2. 股骨、顶骨的剖面标本。
3. 游离的椎骨、胸骨、肋骨标本。
4. 游离的脊柱标本。
5. 游离的各颅骨标本。
6. 颅骨的整体观标本。
7. 游离的肩胛骨、锁骨、肱骨、尺骨、桡骨标本。
8. 游离的髋骨、股骨、胫骨、腓骨、髌骨标本。
9. 串好的手骨、足骨标本。

### 【实验内容】

#### （一）骨学总论

观察骨的形态（长、短、扁、不规则骨）；骨的构造（骨密质、骨松质、骨髓腔、骺线）；理解骨的理化特性。

## （二）躯干骨

1. 在骨架上观察躯干骨的组成、数目和位置。

2. 以胸椎为例，观察椎骨的一般形态，椎体、椎弓、横突、棘突、上关节突和下关节突；辨别颈椎、胸椎、腰椎、骶骨的特征。

3. 在骨架上辨认肋骨与肋软骨，真肋、假肋及浮肋。观察胸骨柄、胸骨体、剑突、胸骨角、颈静脉切迹。

## （三）颅骨

1. 观察颅骨的游离标本，确认各颅骨的位置与名称。

2. 颅盖：冠状缝、矢状缝和人字缝。

3. 颅底内面观：颅前、中、后窝的境界及主要结构（鸡冠、筛板、筛孔、视神经管、垂体窝、破裂孔、眶上裂、圆孔、卵圆孔、棘孔、脑膜中动脉沟、鼓室盖、三叉神经压迹、内耳门、枕骨大孔、舌下神经管内口、枕内隆凸、横窦沟、乙状窦沟、颈静脉孔）。

4. 颅底外面观：牙槽弓、切牙孔、骨腭、腭大孔、鼻后孔、犁骨、翼突、下颌窝、关节结节、颈动脉管、颈静脉孔、枕骨大孔、枕髁、舌下神经管外口、乳突、茎突、茎乳孔。

5. 颅侧面观：外耳门，颧弓，颞窝，颞下窝，上、下颞线，翼点，翼腭窝。

6. 颅前面观：眶（视神经管、眶上切迹或眶上孔、眶上裂、眶下裂、眶下孔、泪囊窝、泪腺窝），骨性鼻腔（骨性鼻中隔，梨状孔，鼻后孔，上、中、下鼻甲，上、中、下鼻道，蝶筛隐窝），鼻旁窦（上颌窦、额窦、筛窦和蝶窦）。

7. 在活体上触摸枕外隆凸、乳突、颧弓、眶缘、眉弓、下颌角、颏隆突等。

## （四）上肢骨

1. 在骨架上观察上肢骨的分部、名称及排列关系。

2. 锁骨：辨别胸骨端、肩峰端。

3. 肩胛骨：观察肩胛下窝、肩胛冈、冈上窝、冈下窝、肩峰、肩胛骨的三个角（上角、下角及外侧角）、关节盂。

4. 肱骨：观察肱骨头，肱骨外科颈，大、小结节，大、小结节嵴，结节间沟，桡神经沟，内、外上髁，鹰嘴窝，尺神经沟，肱骨滑车，肱骨小头。

5. 桡骨：观察桡骨头、桡骨粗隆、尺切迹、桡骨茎突、腕关节面。

6. 尺骨：观察鹰嘴、滑车切迹、桡切迹、尺骨茎突。

7. 辨认 8 块腕骨的位置，掌骨、指骨的形态及其排列。

## （五）下肢骨

1. 观察下肢骨的名称、位置及排列关系。

2. 观察组成髋骨的髂、耻、坐骨三骨。观察髋骨的髂嵴，髂结节，髋臼，闭孔，髂骨体，髂骨翼，髂窝，弓状线，坐骨结节，坐骨大、小切迹，坐骨棘及耻梳，耻骨弓，耻骨联合面。

3. 股骨：观察股骨头，股骨头凹，股骨颈，股骨大转子，股骨小转子，股骨粗线，股骨内、外侧髁及内、外上髁。

    4. 胫骨：观察胫骨内、外侧髁，胫骨粗隆，胫骨前缘，内踝。

    5. 腓骨：观察腓骨头、外踝。

    6. 髌骨：观察底、尖、前面和后面。

    7. 观察足骨的形态、位置、名称及排列关系。

## 四、强化训练

### （一）名词解释

1. 肋弓

2. 椎间孔

3. 骶管裂孔

4. 骶角

5. 翼点

6. 胸骨角

7. 翼腭窝

### （二）选择题

**A 型题**

1. 骨的形态
    A. 可分为长骨、短骨、扁骨和不规则骨
    B. 四肢骨均为长骨
    C. 短骨存在于躯干深面
    D. 扁骨局限于颅腔内
    E. 不规则骨只有椎骨

2. 属于长骨的是
    A. 胸骨      B. 跟骨      C. 肱骨      D. 手舟骨
    E. 肋骨

3. 属于短骨的是
    A. 指骨      B. 月骨      C. 锁骨      D. 股骨
    E. 髌骨

4. 属于不规则骨的是
  A. 椎骨     B. 距骨     C. 髋骨     D. 肋骨
  E. 尺骨

5. 属于扁骨的是
  A. 下颌骨    B. 椎骨     C. 髋骨     D. 腓骨
  E. 胫骨

6. 髌骨属于
  A. 不规则骨   B. 短骨     C. 籽骨     D. 长骨
  E. 扁骨

7. 髋骨属于
  A. 扁骨     B. 不规则骨   C. 长骨     D. 构成躯干骨
  E. 短骨

8. 锁骨属于
  A. 扁骨     B. 不规则骨   C. 长骨     D. 构成躯干骨
  E. 短骨

9. 骨质
  A. 由骨密质和骨松质构成     B. 骨松质位于扁骨的表面
  C. 骨密质位于长骨的两端     D. 主要由骨组织构成
  E. 骨密质由骨小梁组成

10. 骨膜
  A. 由结缔组织构成       B. 包裹在整个骨的表面
  C. 只含有成骨细胞       D. 对骨的营养和再生无任何作用
  E. 骨松质内无骨膜

11. 骨髓腔
  A. 位于长骨的骨干和骨骺内    B. 位于长骨的骨干内
  C. 位于松质的骨小梁内     D. 在成人骨髓腔内为红骨髓
  E. 在颅骨的内外板之间

12. 骨的理化特性
  A. 有机质主要是骨细胞     B. 无机质主要是胶原纤维
  C. 幼儿骨无机质较多，不易骨折  D. 老年人骨有机质减少，无机质增多
  E. 青壮年骨有机质与无机质为 3∶7，有弹性抗压

13. 椎骨的一般特点是
  A. 一个横突       B. 一个棘突
  C. 一个椎间孔      D. 一对关节突
  E. 一对椎体

14. 颈椎共同特征是
  A. 椎体较小       B. 棘突均分叉
  C. 横突孔        D. 关节突不明显
  E. 均有椎体

15. 胸椎
    A. 椎体最大
    B. 椎体侧面和横突末端有肋凹
    C. 棘突末端分叉
    D. 横突根部有横突孔
    E. 棘突水平向后

16. 肋骨
    A. 外侧面有肋沟
    B. 前端接肋软骨
    C. 第 11、12 对肋的前端无肋软骨
    D. 第 1～10 对肋的前端直接与胸骨相连
    E. 前面称肋头

17. 躯干部易摸到的骨性标志是
    A. 全部椎骨的棘突
    B. 全部肋骨和椎体
    C. 肋弓及骶岬
    D. 胸骨角及骶角
    E. 颈静脉切迹和骶岬

18. 属于面颅骨的是
    A. 颞骨
    B. 颧骨
    C. 蝶骨
    D. 筛骨
    E. 额骨

19. 颅侧面观见不到的结构是
    A. 外耳门
    B. 乳突
    C. 翼点
    D. 眶下孔
    E. 颧弓

20. 颅中窝的结构有
    A. 筛孔
    B. 棘孔
    C. 颈静脉孔
    D. 枕骨大孔
    E. 内耳门

21. 骨性鼻腔
    A. 前口通外界，即梨状孔
    B. 后口成对，叫鼻后孔
    C. 鼻腔被骨性鼻中隔分为左、右两半
    D. 以上均正确
    E. 鼻中隔由筛骨的垂直板构成

22. 肩胛骨
    A. 位于胸廓背侧的内上方
    B. 呈三角形，属不规则骨
    C. 可分为两面、三角和三缘
    D. 后面微凹叫肩胛下窝
    E. 肩胛冈下面的凹陷称肩胛下窝

23. 肩部最高的骨性标志是
    A. 锁骨
    B. 肩峰
    C. 喙突
    D. 肱骨头
    E. 肩胛上角

24. 锁骨
    A. 全长于体表，可摸及
    B. 内侧端扁平，与锁切迹相连
    C. 外侧端钝圆，与肩峰相连
    D. 中 1/3 段易发生骨折
    E. 内侧 2/3 向后

25. 尺骨
    A. 上端细小，下端粗大           B. 上端有突起，前称鹰嘴，后称冠突
    C. 鹰嘴与冠突之间称滑车切迹     D. 冠突内侧的凹陷称桡切迹
    E. 尺骨的上端称尺骨头

26. 桡骨
    A. 上端大，下端小             B. 上端有桡骨头
    C. 下端内侧有桡切迹        D. 桡骨茎突位于下端内侧
    E. 在活体可摸到桡骨粗隆

27. 髋骨
    A. 属于躯干骨                B. 髂嵴即髂前上棘
    C. 髂前上棘平对第4腰椎棘突     D. 由髂骨、坐骨、耻骨融合而成
    E. 属于不规则骨

28. 两侧髂嵴最高点的连线约平
    A. 第2腰椎棘突  B. 第3腰椎棘突   C. 第4腰椎棘突     D. 第5腰椎棘突
    E. 第5腰椎与骶骨间隙

29. 胫骨
    A. 上端有内上髁和外上髁       B. 两髁之间有髁间凹
    C. 下端向内侧形成的突起叫内踝   D. 下端向外侧形成的突起叫外踝
    E. 内侧缘圆润

30. 关于长骨的描述错误的是
    A. 呈长管状，可分为一体两端    B. 两端之间称体，又称骨干
    C. 骨干上有5～6个小孔，称滋养孔  D. 骨干的内部空腔称髓腔，容纳骨髓
    E. 锁骨是长骨

31. 关于骨髓的描述错误的是
    A. 5岁后骨髓腔内为黄骨髓      B. 红骨髓具有造血功能
    C. 骨髓位于骨髓腔和骨松质内    D. 体内的骨髓终生无变化
    E. 红骨髓位于骨松质内

32. 关于骶骨的描述错误的是
    A. 为三角形，尖朝下底朝上      B. 底的前缘中部称岬
    C. 内有纵行贯穿骶骨的骶管     D. 骶管的上口呈三角形叫骶管裂孔
    E. 骶前后孔与骶管相通

33. 关于胸骨的描述错误的是
    A. 位于胸前壁正中，属扁骨      B. 可分为胸骨柄、胸骨体和剑突三部分
    C. 柄的上缘中部微凹称颈静脉切迹  D. 柄、体结合处称胸骨角
    E. 胸骨不能作为骨髓穿刺部位

34. 关于颅的描述错误的是
    A. 位于脊柱上方             B. 可分为脑颅和面颅两部分
    C. 脑颅位于颅的后上方        D. 面颅位于颅的前下方
    E. 颅骨都属于不规则骨

35. 不含鼻旁窦的骨是
    A. 额骨　　　　　B. 颞骨　　　　　C. 筛骨　　　　　D. 蝶骨
    E. 上颌骨

36. 关于胫骨和腓骨的说法错误的是
    A. 腓骨上端叫腓骨头　　　　　　　B. 腓骨下端叫外踝
    C. 腓骨头和外踝均可摸到　　　　　D. 胫骨前缘平坦，内侧缘锐利
    E. 腓骨不参与力量的传递

37. 在活体肩胛骨上不能摸到的结构是
    A. 肩峰　　　　　B. 喙突　　　　　C. 肩胛上角　　　　D. 肩胛冈
    E. 鹰嘴

38. 在活体上不能摸到的结构是
    A. 肩峰　　　　　B. 喙突　　　　　C. 肩胛切迹　　　　D. 肩胛冈
    E. 鹰嘴

39. 关于翼点的说法错误的是
    A. 由额、顶、颞、蝶骨汇合处　　　B. 内面有脑膜中动脉
    C. 位于颅的侧面　　　　　　　　　D. 此处不易骨折
    E. 即俗语"太阳穴"

**B 型题**

(1～3 题共用备选答案)
    A. 不规则　　　　　B. 长骨　　　　　C. 短骨　　　　　D. 籽骨
    E. 扁骨

1. 髋骨

2. 上颌骨

3. 豌豆骨

(4～6 题共用备选答案)
    A. 肋凹　　　　　B. 横突孔　　　　　C. 前弓和后弓　　　　D. 齿突
    E. 棘突呈板状，水平后伸

4. 颈椎

5. 胸椎

6. 腰椎

(7～9 题共用备选答案)
    A. 筛孔　　　　　B. 翼腭窝　　　　　C. 蝶鞍　　　　　D. 内耳门
    E. 下颌窝

7. 颅前窝

8. 颅中窝

9. 颅后窝

(10～12 题共用备选答案)
    A. 肩胛骨　　　　　B. 肱骨　　　　　C. 髋骨　　　　　D. 股骨
    E. 胫骨

10. 内踝位于

11. 大转子位于

12. 大结节位于

（13～15 题共用备选答案）

    A. 第 2 肋        B. 第 7 肋        C. 第 7 颈椎        D. 第 3 肋

    E. 第 5 胸椎

13. 胸骨角平对

14. 肩胛上角平对

15. 肩胛下角平对

（16～18 题共用备选答案）

    A. 喙突        B. 鹰嘴        C. 三角肌粗隆        D. 尺切迹

    E. 桡骨茎突

16. 尺骨上有

17. 肩胛骨上有

18. 肱骨上有

（19～21 题共用备选答案）

    A. 臀肌粗隆        B. 岬        C. 胫骨粗隆        D. 外踝

    E. 髂后上棘

19. 骶骨上有

20. 髋骨上有

21. 股骨上有

（22～24 题共用备选答案）

    A. 尺神经沟        B. 桡神经沟        C. 结节间沟        D. 鹰嘴窝

    E. 冠突窝

22. 肱骨体后面中份的外上斜向内下浅沟是

23. 肱骨内上髁的后方有一浅沟是

24. 肱骨大小结节间有一纵沟是

**C 型题**

（1～2 题共用备选答案）

    A. 椎体和椎弓        B. 相邻椎骨的椎上、下切迹

    C. 两者均是        D. 两者均否

1. 椎孔

2. 椎间孔

（3～4 题共用备选答案）

    A. 有椎体无棘突    B. 有椎体有棘突    C. 两者均是    D. 两者均否

3. 寰椎

4. 枢椎

（5～6 题共用备选答案）

    A. 胸骨角        B. 第 7 颈椎棘突    C. 两者均是    D. 两者均否

5. 计数肋的标志
6. 计数椎骨的标志

**X 型题**

1. 骨膜的主要功能是
   A. 使生长期的骨干逐渐变粗　　　　B. 使生长期的骨干逐渐变长
   C. 促进继发骨化点的形成　　　　　D. 供应骨的营养
   E. 参与骨的修复

2. 骶骨
   A. 骶管的下口称骶管裂孔　　　　　B. 骶管裂孔两侧有骶角
   C. 骶前、后孔均与骶管相通　　　　D. 侧面上部有耳状面
   E. 后面中份有骶正中嵴

3. 胸骨角
   A. 位于胸骨体和剑突结合处　　　　B. 向后微凸
   C. 向后对应第 5、6 胸椎椎体之间　 D. 与第 2 肋软骨相连
   E. 常作为计算肋骨的标志

4. 做腰椎穿刺须经过
   A. 前纵韧带　　　B. 后纵韧带　　　C. 棘上韧带　　　D. 棘间韧带
   E. 黄韧带

5. 颅中窝见不到的结构是
   A. 视神经管　　　B. 圆孔　　　　　C. 棘孔　　　　　D. 内耳门
   E. 枕骨大孔

6. 头部的主要骨性标志有
   A. 乳突　　　　　B. 颧弓　　　　　C. 下颌角　　　　D. 眶上裂
   E. 眶下裂

7. 锁骨
   A. 位于颈胸交界处　　　　　　　　B. 全长均可在体表摸到
   C. 内侧 2/3 凸向前　　　　　　　　D. 外侧 1/3 凸向后
   E. 内侧端又称肩峰端

8. 肩胛骨
   A. 位于胸廓后外侧上份　　　　　　B. 内侧角平第 2 肋
   C. 下角平第 7 肋　　　　　　　　　D. 肩峰是肩部的最高点
   E. 后面上方有向外上突出的肩胛冈

9. 肱骨上的结构有
   A. 三角肌粗隆　　B. 大结节　　　　C. 小结节　　　　D. 桡神经沟
   E. 鹰嘴

10. 髋骨
    A. 由三块骨融合而成　　　　　　　B. 前下份是耻骨
    C. 中份是髂骨　　　　　　　　　　D. 后下份是坐骨
    E. 两侧髂嵴的最高点的连线平对第 4 腰椎棘突

## （三）填空题

1. 骨的构造包括_____、_____和_____。

2. 骨按部位分为_____、_____、_____和_____。

3. 躯干骨包括_____、_____和_____。

4. 颅骨包括_____和_____。

5. 颈椎_____块，胸椎_____块，腰椎_____块，骶骨_____块，尾骨_____块。

6. 椎骨一般形态有 7 个凸起，分别是_____、_____、_____和_____。

7. 活体椎骨上可摸到的体表标志有_____和_____。

8. 活体肩胛骨上可摸到的骨性标志有_____、_____、_____和_____。

9. 髋骨由_____、_____和_____组成。

10. 骨髓穿刺的常选部位为_____。

11. 两侧髂嵴最高点的连线平对_____。

## （四）简答题

1. 描述椎骨的一般形态。


2. 描述颈椎、胸椎、腰椎的特点。


3. 描述上、下肢骨的差异。


# 第二节　骨连结

## 一、学习目的与要求

1. 掌握：关节的基本结构和运动形式；脊柱的组成、形态；胸廓的组成；肩关节、肘关节、桡腕关节、髋关节、膝关节和距小腿关节的组成、结构特点和运动形式；骨盆的组成及男、女性骨盆形态特点；颞下颌关节的组成、结构特点和运动。

2. 熟悉：直接连结的形式。

3. 了解：关节的辅助结构；足弓的构成。

## 二、学习指导

### (一) 概述

骨连结包括直接连结和间接连结。直接连结包括纤维连结、软骨连结和骨性结合，间接连结即关节。

### (二) 躯干骨的连结

1. 脊柱 由椎骨借骨连结形成。包括椎体间连结和椎弓间连结。椎体间借椎间盘、前纵韧带和后纵韧带相连；椎弓间借黄韧带、棘间韧带和棘上韧带相连。

2. 胸廓 由12块胸椎、12对肋和1块胸骨连接而成。胸廓的上口由胸骨柄的上缘、第1肋和第1胸椎体围成。下口由第12胸椎，第11、12对肋前端，肋弓和剑突围成，膈肌封闭下口。

### (三) 上肢骨的连结

1. 上肢带骨的连结 包括胸锁关节、肩锁关节和喙肩韧带。

2. 自由上肢骨的连结 肩关节由肱骨头和关节盂构成，头大窝小，关节囊松弛，易向下脱位。可做屈伸、收展、旋转和环转运动。肘关节由肱尺关节、肱桡关节和尺桡关节的近侧组成。关节囊两侧有韧带加强，前后薄弱，易向后脱位。可做屈伸、旋转运动。腕关节由手舟骨、月骨和三角骨的近侧面作关节头，桡骨的腕关节面和尺骨头下的关节盘作关节窝而构成。关节囊松弛，周围有韧带加强，可做屈伸、收展和环转运动。拇指的腕掌关节由大多角骨和第1掌骨底构成。关节囊厚而松弛，可做屈伸、收展、环转和对掌运动。

### (四) 下肢骨的连结

1. 下肢带骨的连结 包括骶髂关节、髂腰韧带、骶棘韧带、骶结节韧带、耻骨联合和骨盆。骨盆由左右髋骨、骶骨和尾骨构成。分为大、小骨盆，分界处为界线（小骨盆上口）。界线由骶骨岬、弓状线、耻骨梳、耻骨结节和耻骨联合的上缘围成；小骨盆下口由尾骨尖、骶结节韧带、坐骨结节、坐骨支、耻骨下支和耻骨联合的下缘围成。

2. 自由下肢骨的连结

(1) 髋关节：由髋臼和股骨头组成。髋臼窝深，股骨头有2/3容纳在窝内。髋关节的关节囊厚而坚韧，股骨颈的大部分都被包入囊内。髋关节的关节囊外有韧带加强，关节囊的后下壁薄弱，股骨头大多脱向后下方。关节囊内有股骨头韧带，连于髋臼与股骨头之间。髋关节能做屈、伸、收、展、旋内、旋外和环转运动。

(2) 膝关节：由股骨下端和胫骨上端及髌骨共同构成。关节囊宽阔而松弛，周围有韧带加强。前面是髌韧带，两侧有腓侧副韧带和胫侧副韧带。膝关节内有前后交叉韧带，前交叉韧带可限制胫骨向前移位，后交叉韧带可限制胫骨向后移位；膝关节囊内有半月板，内侧半月板呈"C"形，外侧半月板近似"O"形。膝关节能做屈、伸运动；当膝关节处于半屈位时，还可做轻度的旋外和旋内运动。

(3) 足关节：包括距小腿关节、跗骨间关节、跗跖关节、跖趾关节和趾骨间关节。踝关节由胫、腓骨的下端与距骨构成。关节囊的前、后壁松弛，两侧有韧带加强。踝关节能做屈（跖屈）、伸（背屈）运动。距小腿关节与跗骨间关节协同作用时，可使足内翻和外翻。

足弓：跗骨和跖骨借其连结形成凸向上的弓。

### （五）颅骨的连结

颅骨之间多数是以致密结缔组织或软骨直接相连的，只有下颌骨与颞骨之间构成颞下颌关节。颞下颌关节由下颌骨的下颌头与颞骨的下颌窝和关节结节构成。关节囊内有关节盘。两侧颞下颌关节联合运动，可使下颌骨上提（闭口）、下降（开口）、前移、后退及侧方运动。由于关节囊较松弛，当张口过大时，下颌头和关节盘可向前滑到关节结节的前方，形成颞下颌关节前脱位。

## 三、实 验 指 导

### 【实验目的】

1. 掌握关节的基本结构。
2. 掌握脊柱的组成、连结和整体观。
3. 掌握胸廓的组成、形态。
4. 掌握肩关节、肘关节、桡腕关节、拇指腕掌关节的组成和结构特点。
5. 掌握骨盆的组成；髋关节、膝关节和距小腿关节的组成和结构特点。
6. 掌握颞下颌关节的组成和构造特点。
7. 了解肋的连结；足弓的组成和临床意义。

### 【实验材料】

1. 人体骨架标本。
2. 脊柱标本；椎骨连结及椎间盘标本。
3. 肩关节、肘关节、前臂骨间连结、腕关节及手的连结标本。
4. 男、女骨盆标本及模型。
5. 髋关节、膝关节、小腿骨连结及足骨。
6. 颞下颌关节标本。

### 【实验内容】

1. 观察椎骨之间的椎间盘和颅骨之间的缝，了解直接连结的特点。
2. 观察关节的基本结构，查看关节囊的构造特点和附着部位；关节面与关节软骨的关系，关节软骨的性状；关节腔的构成。
3. 观察关节的辅助结构韧带和位于膝关节的半月板、颞下颌关节腔内的关节盘，以及与关节囊的关系（周缘附着于关节囊，把关节腔分为上、下两部分）。
4. 在骨架标本上观察脊柱的位置和组成。①椎骨的连结：观察椎间盘的位置、外形和纤维环、髓核；前纵韧带、后纵韧带的位置；棘上韧带、棘间韧带和黄韧带的附着部位；

关节突关节。②脊柱整体观：从前方观察椎体大小的变化。从后方观察棘突排列的方向，以及棘突之间距离大小的差别。从侧面观察 4 个生理性弯曲的部位和方向。

5. 在人体骨架标本上观察胸廓的组成，以及各肋前、后端的连结关系。取肋的连结标本，查看肋后端与胸椎的连结部位，包括肋头关节和肋横突关节；肋前端与胸骨的连结形式以及肋弓的形成；胸骨下角的构成；胸廓上、下口的组成。观察颞下颌关节的组成、关节囊的结构特点和关节盘的形态。

6. 观察上肢骨的连结

（1）观察肩关节的组成，关节囊的结构特点，以及喙肩韧带、肱二头肌长头肌腱的位置。

（2）肘关节：标本观察肱桡关节、肱尺关节和桡尺近侧关节的组成，关节囊与上述 3 个关节的关系；尺侧副韧带和桡侧副韧带的位置；环状韧带的位置及功能。肘关节运动时，肱骨内、外上髁和鹰嘴三点的位置关系及其变化。

（3）观察前臂各骨连结的方式（桡尺近侧关节、前臂骨间膜、桡尺远侧关节）；前臂骨连结的运动。

（4）观察桡腕关节组成及关节盘的位置。

7. 观察下肢骨的连结

（1）观察骶髂关节的组成；辨认骶结节韧带和骶棘韧带；坐骨大、小孔的围成；查看耻骨联合的位置。

（2）观察骨盆的组成，大、小骨盆的分界，界线的构成，小骨盆下口的围成，耻骨弓的构成。男、女性骨盆标本比较其差别：骨盆上、下口形状，骨盆腔的形状，耻骨下角的大小等。

（3）观察髋关节的组成，关节面的形态，关节囊在股骨颈前、后面上的附着部位；股骨头韧带的附着部位。

（4）观察膝关节的组成；髌韧带的位置和形成；前、后交叉韧带的位置和附着点；内、外侧半月板的位置和形态。

（5）观察小腿骨连结的组成，并与前臂骨连结比较；观察距小腿关节的组成和内、外侧韧带；观察足弓的形态和维持足弓的韧带。

（6）在足骨和踝关节的标本上，观察足的内、外侧纵弓和横弓的组成，思考足弓的作用。

## 四、强化训练

### （一）名词解释

1. 椎间盘

2. 胸廓

3. 骨盆

4. 足弓

## （二）选择题

### A 型题

1. 关节的基本结构包括
　　A. 呈负压的关节腔　　　　　　　　B. 骨与骨直接接触的关节面
　　C. 位于关节面之间的关节盘　　　　D. 连结关节诸骨的韧带
　　E. 软骨构成的关节唇

2. 椎间盘
　　A. 存在于脊柱各椎骨之间　　　　　B. 属椎骨之间的间接连结
　　C. 由纤维环和髓核构成　　　　　　D. 纤维环的前外侧部较为薄弱
　　E. 椎间盘易向前突出

3. 脊柱的弯曲
　　A. 颈曲前凸，胸曲前凸　　　　　　B. 颈曲后凸，胸曲后凸
　　C. 颈曲前凸，胸曲后凸　　　　　　D. 颈曲后凸，胸曲前凸
　　E. 腰曲后凸，骶曲前凸

4. 胸廓上口的围成不包括
　　A. 第 1 胸椎　　　　B. 第 1 肋骨　　　C. 第 1 肋软骨　　　D. 锁骨
　　E. 胸骨上缘

5. 前纵韧带
　　A. 防止脊柱过度前屈　　　　　　　B. 防止脊柱过度后伸
　　C. 狭窄而薄弱　　　　　　　　　　D. 位于椎体后面
　　E. 起自第 2 颈椎

6. 后纵韧带
　　A. 防止脊柱过度前屈　　　　　　　B. 防止脊柱过度后伸
　　C. 宽而坚韧　　　　　　　　　　　D. 位于椎体前面
　　E. 起自枕外隆突

7. 运动幅度最大的关节是
　　A. 膝关节　　　　　　B. 肩关节　　　　C. 肘关节　　　　　　D. 髋关节
　　E. 踝关节

8. 桡腕关节
　　A. 关节头由腕骨构成　　　　　　　B. 由桡、尺骨下端和腕骨共同组成
　　C. 包括桡、尺远侧关节　　　　　　D. 可作屈伸、收展和旋转运动
　　E. 关节内有关节盘

9. 骨盆
　　A. 由两块髋骨和一块骶骨连结而成
　　B. 两侧坐骨围成坐骨大孔
　　C. 下口由骶骨、坐骨结节和耻骨弓围成
　　D. 由界线分为大骨盆和小骨盆
　　E. 尾骨不参与组成骨盆

10. 髋关节
    A. 关节囊薄弱，韧带少
    B. 关节囊内有关节盘
    C. 囊内有股骨头韧带加固
    D. 能做旋前、旋后运动
    E. 收展是沿着冠状轴做的运动

11. 踝关节
    A. 由胫、腓骨下端和跟骨组成
    B. 又称距小腿关节
    C. 关节囊松弛，前后有韧带加强
    D. 能做背屈、跖屈和环转运动
    E. 内有关节盘

12. 下列关于颞下颌关节的描述错误的是
    A. 是颅骨连结中唯一的一对间接连结
    B. 由下颌骨髁突和颞骨下颌窝构成
    C. 关节囊较松弛
    D. 两侧必须联合运动
    E. 能做上提、下移、侧方和前后运动

13. 下列关于肩关节的描述错误的是
    A. 由肩峰、关节盂和肱骨头构成
    B. 关节盂小，肱骨头大
    C. 关节囊松弛，易向下脱位
    D. 囊内有肱二头肌长头腱通过
    E. 关节的稳定性差，灵活性好

14. 下列对女性骨盆的描述错误的是
    A. 骨盆宽而短
    B. 骨盆上口近似圆形
    C. 骨盆下口较宽大
    D. 耻骨下角 70°～80°
    E. 骶骨的岬突起不明显

15. 不参与骨盆界线组成的是
    A. 骶岬          B. 弓状线          C. 髂嵴          D. 耻骨联合的上缘
    E. 耻骨梳

16. 对膝关节的描述错误的是
    A. 由股骨下端及胫、腓骨上端组成
    B. 关节囊内有半月板和交叉韧带
    C. 内侧半月板呈"C"形
    D. 前交叉韧带防止膝关节过度前移
    E. 后交叉韧带防止膝关节过度后伸

B 型题

（1～3 题共用备选答案）
    A. 位于椎体的前面
    B. 位于椎体的后面，椎管的前面
    C. 相邻的椎弓板之间
    D. 相邻的棘突之间
    E. 所有棘突尖相连

1. 棘间韧带

2. 黄韧带

3. 棘上韧带

（4～6 题共用备选答案）
    A. 肱骨滑车与尺骨的滑车切迹构成
    B. 肱骨小头与桡骨头凹构成
    C. 桡骨环状关节面与尺切迹构成
    D. 桡骨环状关节面与桡切迹构成
    E. 尺骨环状关节面与尺切迹构成

4. 肱尺关节

5. 肱桡关节

6. 桡尺近侧关节

(7~9 题共用备选答案)

    A. 肱骨头与肩胛骨的关节盂        B. 肱骨小头与肩胛骨的关节盂

    C. 髋臼与股骨头                    D. 胫骨、腓骨的下端与距骨滑车

    E. 胫骨的下端与距骨滑车

7. 肩关节的组成

8. 髋关节的组成

9. 踝关节的组成

**C 型题**

(1~2 题共用备选答案)

    A. 屈伸          B. 旋转          C. 两者均是        D. 两者均否

1. 肩关节

2. 髋关节

(3~4 题共用备选答案)

    A. 内收与外展    B. 内翻与外翻    C. 两者均是    D. 两者均否

3. 腕关节

4. 踝关节

(5~6 题共用备选答案)

    A. 12 块胸椎、12 对肋与 1 块胸骨    B. 两侧的髋骨、骶骨与尾骨

    C. 两者均是                    D. 两者均否

5. 胸廓的构成

6. 骨盆的构成

**X 型题**

1. 有关节盘的关节有

    A. 胸锁关节     B. 颞下颌关节     C. 腕关节       D. 膝关节

    E. 踝关节

2. 有关节唇的关节有

    A. 胸锁关节     B. 肩关节       C. 腕关节       D. 膝关节

    E. 髋关节

3. 关节囊内有韧带的关节是

    A. 肩关节      B. 肘关节      C. 腕关节       D. 膝关节

    E. 髋关节

4. 腰椎穿刺通过的韧带是

    A. 棘上韧带     B. 棘间韧带     C. 黄韧带       D. 项韧带

    E. 后纵韧带

5. 椎体间的连结包括
   A. 棘上韧带　　　　B. 棘间韧带　　　　C. 黄韧带　　　　D. 前纵韧带
   E. 后纵韧带

6. 椎弓间的连结包括
   A. 棘上韧带　　　　B. 棘间韧带　　　　C. 黄韧带　　　　D. 项韧带
   E. 后纵韧带

7. 关于钩椎关节描述正确的是
   A. 是椎体间的连结　　　　　　　　　B. 是椎弓间的连结
   C. 是第 3~7 颈椎间的连结　　　　　D. 此关节增生可压迫椎间孔
   E. 属于微动关节

8. 关于黄韧带的描述正确的是
   A. 位于相邻的椎弓板之间　　　　　　B. 参与围成椎管后壁
   C. 内含黄色脂肪　　　　　　　　　　D. 防止脊柱过度后伸
   E. 位于棘突之间

9. 椎骨与肋骨的连结包括
   A. 肋头关节　　　　B. 肋横突关节　　　　C. 胸肋关节　　　　D. 棘间韧带
   E. 棘上韧带

10. 肩关节
   A. 肱骨头大　　　　　　　　　　　　B. 关节囊薄而松弛
   C. 关节囊内有肌腱穿过　　　　　　　D. 易向前下方脱位
   E. 能做环转、旋转运动

11. 肘关节的运动
   A. 内收、外展　　　　　　　　　　　B. 前屈、后伸
   C. 旋内、旋外　　　　　　　　　　　D. 旋前、旋后
   E．环转

12. 膝关节的运动形式有
   A. 屈　　　　　　B. 伸　　　　　　C. 旋前　　　　　　D. 旋后
   E. 环转

13. 参与前臂旋前、旋后运动的关节有
   A. 肱尺关节　　　　B. 肱桡关节　　　　C. 桡腕关节　　　　D. 桡尺近侧关节
   E. 桡尺远侧关节

14. 参与围成骨盆下口的是
   A. 尾骨　　　　　　B. 坐骨结节　　　　C. 骶结节韧带　　　　D. 耻骨弓
   E. 耻骨联合上缘

15. 女性骨盆的形态特点是
   A. 小骨盆上口近似心形　　　　　　　B. 小骨盆上口近似圆形
   C. 小骨盆下口较宽大　　　　　　　　D. 骨盆腔呈圆桶形
   E. 耻骨下角呈 90°~100°

16. 髋关节
    A. 由髋臼和股骨头构成      B. 关节囊厚而坚韧
    C. 囊的周围有韧带加强      D. 囊内有股骨头韧带
    E. 其运动形式与肩关节相同
17. 膝关节
    A. 关节囊内有交叉韧带和半月板      B. 内侧半月板呈"C"形
    C. 外侧半月板呈"O"形      D. 前交叉韧带可限制胫骨向后移位
    E. 后交叉韧带可限制胫骨向前移位

## （三）填空题

1. 肋分为_____、_____和_____。
2. 椎弓间的韧带连接包括_____、_____、_____和_____。
3. 颅骨形成的唯一关节为_____。
4. 肘关节的组成为_____、_____和_____。
5. 肘关节的辅助韧带有_____、_____和_____。
6. 腕关节的构成为_____、_____和_____。
7. 人类的拇指腕掌关节特有的运动是_____。
8. 坐骨大孔由_____和_____围成。
9. 坐骨小孔由_____、_____和_____围成。
10. 小骨盆上口由_____、_____、_____、_____和_____围成。
11. 小骨盆下口由_____、_____、_____、_____、_____和_____围成。
12. 髋关节由_____和_____构成。
13. 膝关节的囊内韧带是_____和_____。
14. 踝关节的运动包括_____和_____。

## （四）简答题

1. 试述颞下颌关节的构造、特点与运动。

2. 描述脊柱的构成。

3. 描述膝关节的构造、特点及运动。

4. 为什么踝关节的扭伤多发生在跖屈时？

# 第三节　肌学

## 一、学习目的与要求

1. 掌握：肌的构造；肌的起止点；肌的命名原则；躯干肌的组成、起止点和收缩产生的运动；四肢肌的组成、起止点和收缩产生的运动。
2. 熟悉：头肌和颈肌的组成。
3. 了解：关节的辅助结构；足弓的构成。

## 二、学习指导

### （一）概述

肌由肌腹和肌腱构成，肌腹有收缩功能，肌腱附着在骨上，没有收缩功能。

### （二）头肌

头肌分面肌和咀嚼肌两部分。面肌又称表情肌，包括枕额肌、眼轮匝肌、口轮匝肌和颊肌；咀嚼肌包括咬肌、翼内肌、翼外肌和颞肌。

### （三）颈肌

1. 胸锁乳突肌　起自胸骨柄和锁骨的内侧端，肌束斜向后上，止于颞骨乳突。一侧胸锁乳突肌收缩，使头斜向同侧，面转向对侧；两侧同时收缩，使头后仰。

要点：当支配胸锁乳突肌的神经损伤，一侧胸锁乳突肌瘫痪时，可导致斜颈。

2. 舌骨上、下肌群

（1）舌骨上肌群：每侧有 4 块肌，分别是二腹肌、下颌舌骨肌、颏舌骨肌和茎突舌骨肌。它们收缩时，可上提舌骨；若舌骨固定，则可下降下颌骨。

（2）舌骨下肌群：位于舌骨和胸骨柄之间。每侧有 4 块肌，分别是胸骨舌骨肌、肩胛舌骨肌、胸骨甲状肌和甲状舌骨肌。它们收缩时，可下降舌骨，使喉向上、下活动，协助完成吞咽运动。

3. 前斜角肌、中斜角肌和后斜角肌　它们均起自颈椎横突，前、中斜角肌止于第 1 肋，后斜角肌止于第 2 肋。收缩时可上提第 1、2 肋，助深吸气。前、中斜角肌与第 1 肋之间，形成三角形裂隙，称斜角肌间隙。

要点：斜角肌间隙有锁骨下动脉和臂丛神经通过，临床上将麻醉药注入斜角肌间隙，可进行臂丛神经阻滞麻醉。

### （四）躯干肌

1. 背肌　主要有斜方肌、背阔肌和竖脊肌。斜方肌起自枕外隆凸、项韧带、全部胸椎棘突，止于锁骨外侧段、肩峰和肩胛冈。上部肌束收缩可上提肩胛骨；下部肌束收缩可下降肩胛骨；两侧同时收缩，可使肩胛骨向脊柱靠拢。背阔肌起自下 6 个胸椎和全部腰椎棘突、骶正中嵴和髂嵴，肌束向外上方集中，止于肱骨小结节嵴。背阔肌收缩时，可使臂内收、旋内和后伸。如上肢上举固定，可上提躯干。竖脊肌起自骶骨背面和髂嵴的后部，向上分出许多肌束，分别止于椎骨、肋骨和枕骨。收缩时使脊柱后伸。

要点：破伤风患者，竖脊肌可痉挛性收缩，形成特有的"角弓反张"体征。

2. 胸肌　胸大肌起自锁骨的内侧半、胸骨和第 1～6 肋软骨，止于肱骨大结节的下方。收缩可使肩关节内收、旋内和前屈。如上肢固定也可上提躯干，还可提肋助吸气。胸小肌起自第 3～5 肋，止于肩胛骨的喙突，收缩可牵拉肩胛骨向前下方。前锯肌以锯齿状的肌束起自上 8 位肋的外面，止于肩胛骨的内侧缘及下角。收缩时，拉肩胛骨向前，并使肩胛骨的下角旋外，协助上肢上举。当肩胛骨固定时，可提肋助吸气。

要点：前锯肌瘫痪，可使肩胛骨向后内上移位，体征表现为"翼状肩"。

3. 膈肌　起自胸廓下口的周缘和上 2～3 个腰椎前面，肌束向中央集中移行为腱膜，称中心腱。膈上有三个裂孔，即主动脉裂孔、食管裂孔和腔静脉孔。分别有主动脉、食管和下腔静脉通过。膈收缩时，胸腔容积扩大，吸气；舒张时，膈顶上升，呼气。

4. 腹肌　腹外斜肌肌束从后外上方斜向前内下方，近腹直肌外缘时移行为腱膜，腱膜向内侧参与腹直肌鞘前层的组成，腱膜的下缘卷曲增厚，附着于髂前上棘与耻骨结节之间，形成腹股沟韧带。在耻骨结节外上方，腹外斜肌腱膜形成一略呈三角形的裂孔，称腹股沟管浅环。腹内斜肌肌束从外下方斜向前上方，近腹直肌外侧缘时移行为腱膜，分前后两层包裹腹直肌。腹内斜肌下部肌纤维呈拱形，向内侧跨过精索后延续为腱膜，在此处同腹横肌腱膜融合为腹股沟镰。腹横肌肌束横行向内侧，近腹直肌外侧缘时移行为腱膜，腱膜参与组成腹直肌鞘后层。

要点：腹内斜肌和腹横肌的下部肌束有少量随精索入阴囊，包绕精索和阴囊，形成提睾肌，收缩时可上提睾丸。

### （五）上肢肌

上肢肌分为上肢带肌、臂肌、前臂肌和手肌。

1. 上肢带肌　主要有三角肌、肩胛下肌、冈上肌、冈下肌、小圆肌、大圆肌等。三角肌起自锁骨的外侧份、肩峰和肩胛冈，肌束从前面、外侧面和后面三面包围肩关节，集中止于肱骨的三角肌粗隆。收缩，可使肩关节外展、前屈、后伸、旋内和旋外。

要点：腋神经损伤，三角肌萎缩，变成"方肩"；此外，三角肌是肌内注射的部位之一。

2. 臂肌分前、后两群 前群主要有肱二头肌，长头起自肩胛骨关节盂，短头起自肩胛骨喙突，下端以肌腱止于桡骨粗隆；主要作用是屈肘关节。后群是肱三头肌，长头起自肩胛骨关节盂的下方，内侧头和外侧头起自肱骨的后面，三头会合后以扁腱止于尺骨鹰嘴。主要作用是伸肘关节。

3. 前臂肌 分前、后两群。前群主要是屈肌和旋前肌；后群主要是伸肌和旋后肌。前臂前群浅层肌除肱桡肌起自肱骨外上髁外，其他都起自肱骨内上髁；深层肌多起自尺骨和桡骨的前面。它们向下分别止于桡骨、腕骨、掌骨和指骨的前面。前臂后群浅层肌多起自肱骨外上髁，深层肌多起自桡、尺骨的后面。它们分别向下止于腕骨、掌骨、指骨的背面。

### （六）下肢肌

下肢肌分为下肢带肌、大腿肌、小腿肌和足肌。

1. 下肢带肌 分前、后两群。前群主要有髂腰肌，收缩能使髋关节前屈和旋外；下肢固定时，可使躯干前屈，如仰卧起坐。后群主要有臀大肌、臀中肌、臀小肌和梨状肌。臀大肌起自髂骨和骶骨的后面，肌束斜向外下，止于股骨的臀肌粗隆。臀大肌收缩，可使髋关节后伸并旋外；下肢固定时，则可制止骨盆前倾，对维持人体的直立有重要作用。

要点：臀大肌位置表浅，肌质厚实，其外上部无重要的血管和神经，为肌内注射的常用部位。

2. 大腿肌 可分前群、内侧群和后群。前群主要有缝匠肌和股四头肌。股四头肌有4个头，其中股直肌起自髂前下棘，其他均起自股骨，4个头合并向下形成一个肌腱，包绕髌骨的前面和两侧，继而下延为髌韧带，止于胫骨粗隆。主要作用是伸膝关节和屈髋关节的作用。

要点：当膝关节屈曲，小腿自然下垂时，叩击髌韧带，可引出膝跳反射（小腿前伸）。

3. 小腿肌 分为前群、外侧群和后群。小腿后群肌主要有小腿三头肌，由浅层的腓肠肌和深层的比目鱼肌合成。腓肠肌以内、外侧头起自股骨内、外侧髁的后面，比目鱼肌起自胫、腓骨上端的后面，三个头会合后，向下续为跟腱，止于跟骨结节。主要作用是上提足跟使足跖屈。在站立时，能固定踝关节和膝关节，以防止身体向前倾斜。

## 三、实验指导

### 【实验目的】

1. 掌握斜方肌、背阔肌、竖脊肌、胸锁乳突肌、胸大肌、前锯肌的位置和起止点。

2. 膈的位置、形态特点、3个裂孔名称及通过的结构。

3. 腹前外侧壁各肌的位置及形态特点；腹直肌鞘和白线的位置及构成；腹股沟管的位置、形态结构及其内容物。

4. 三角肌、肱二头肌和肱三头肌的位置与起止点。

5. 臀大肌的位置、起止点；股三角的境界和内容；缝匠肌、股四头肌以及长收肌的位置和起止点。

6. 熟悉舌骨上、下肌群的位置以及斜角肌间隙的组成。

7. 熟悉前臂肌各肌的分群和位置。

8. 熟悉股二头肌、半腱肌、半膜肌、小腿三头肌的位置及起止点。

9. 了解肌的分类、构造及辅助结构；躯干肌、头颈肌的名称和位置。

10. 了解枕额肌的位置及构造特点；口、眼轮匝肌以及咬肌、颞肌的位置。

11. 了解肋间肌的位置、分层和名称。

12. 了解手肌的位置与名称。

13. 了解臀中肌、臀小肌以及梨状肌的位置。

14. 了解小腿肌各群肌分群和诸肌的位置。

## 【实验材料】

1. 头肌标本和模型；颅顶层次标本。

2. 颈肌标本。

3. 躯干肌标本。

4. 膈标本或模型。

5. 腹壁横切面标本或模型。

6. 上肢肌标本；手的腱鞘标本或模型。

7. 下肢肌标本。

## 【实验内容】

1. 观察长肌、短肌、扁肌和轮匝肌的形态，辨认肌腹、肌腱和腱膜，观察腱鞘的位置和结构。

2. 观察躯干肌

（1）观察斜方肌和背阔肌的起止点，注意背阔肌肌束的方向和止点。在活体上摸认背阔肌的下缘。

（2）竖脊肌：观察它与棘突的位置关系，结合活体观察竖脊肌形成的纵行隆起。

（3）胸肌：确认胸大肌的起止点，观察肌束的方向和止点；观察胸小肌的位置；观察前锯肌的附着部位，检查其与肩胛骨的位置关系，理解其作用；观察肋间内、外肌肌纤维走行方向。

（4）腹肌：观察腹外斜肌肌束的方向；腱膜与腹直肌鞘的关系；腱膜与腹股沟韧带的关系；腹股沟管浅环的位置及其通过的结构。观察腹内斜肌肌束的方向；腱膜与腹直肌鞘的关系；腹股沟镰的位置和形成；提睾肌的形成。观察腹横肌肌束的方向；腱膜与腹直肌鞘的关系。观察腹直肌腱划的位置、形态及数目；腹直肌鞘后层的形态，弓状线的位置；在弓状线以下，腹直肌的后面与腹横筋膜的关系。

3. 观察腹股沟管的内、外口的位置、形成和内容物。

4. 观察膈的位置及形态，确认主动脉裂孔、食管裂孔和腔静脉孔的位置及通过的结构。

5. 在模型上观察肛提肌、会阴深横肌和尿道括约肌的形态、位置，检查穿过盆膈和尿生殖膈的结构。

6. 在头肌标本上观察：①枕额肌的枕腹、额腹和帽状腱膜。②眼轮匝肌和口轮匝肌的位置和形态。③在咀嚼肌标本上，观察咬肌、颞肌、翼内肌和翼外肌的位置。当上、下颌牙紧咬时，在自己头部触摸咬肌和颞肌的轮廓。

7. 观察颈肌：①观察胸锁乳突肌起止点并理解作用，在活体上辨认其轮廓。②确认舌骨上、下肌群附着的位置，检查舌骨下肌群所覆盖的器官。③观察斜角肌间隙的构成。

8. 观察上肢肌

（1）肩肌：观察三角肌的位置及起止点，在体表确认其轮廓。

（2）臂肌：观察肱二头肌形态、位置及起止点，在活体上确认肱二头肌腱；观察喙肱肌和肱肌的位置；肱三头肌的位置及起止点。

（3）前臂肌：观察辨认前臂各肌及前臂肌的起止概况；对照标本在体表辨认掌长肌腱、桡侧腕屈肌腱和尺侧腕屈肌腱的轮廓；在手背观察各指伸肌和拇长展肌等肌腱的轮廓。

（4）手肌：观察鱼际和小鱼际的形成，辨认蚓状肌和掌骨之间的骨间肌。

9. 观察下肢肌

（1）髋肌：观察髂腰肌的组成。观察臀大肌的形态、起止点，臀中肌与臀小肌的位置以及与臀大肌的位置关系。观察梨状肌的位置及梨状肌上、下孔的形成。

（2）大腿肌：观察缝匠肌和股四头肌的起止点、股四头肌腱以及髌韧带的位置。并在活体上寻认髌韧带。观察股二头肌、半腱肌和半膜肌的形态、位置及起止点。观察股三角的境界，自外侧向内侧依次寻认股神经、股动脉、股静脉及股管。在下肢的筋膜标本上，观察阔筋膜与股三角的位置关系以及隐静脉裂孔的位置和形态。

（3）小腿肌：观察胫骨前肌、趾长伸肌和跨长伸肌的位置，上述各肌的腱与距小腿关节的位置关系。观察腓骨长肌腱和腓骨短肌腱与外踝的位置关系。辨认构成小腿三头肌的腓肠肌和比目鱼肌；并观察腓肠肌内、外侧头的起点；查看跟腱的形成及抵止部位。

# 四、强化训练

## （一）名词解释

1. 胸腰筋膜

2. 腹直肌鞘

3. 弓状线

4. 腹股沟管

5. 海氏三角

6. 斜角肌间隙

## （二）选择题

### A 型题

1. 斜方肌
   A. 为背部深层肌
   B. 起于锁骨和肩胛冈等处
   C. 止于枕骨、项韧带和全部胸椎棘突
   D. 肩胛骨固定，两侧同时收缩，头后仰
   E. 位于后背下方

2. 背阔肌
   A. 是全身最大的扁肌
   B. 起于上位胸椎和腰椎棘突
   C. 止于肱骨的大结节
   D. 收缩时可以使臂旋外和后伸
   E. 位于后背上方

3. 胸锁乳突肌
   A. 一侧收缩面向对侧，头向同侧
   B. 一侧收缩头向对侧，面向同侧
   C. 起点乳突，止点胸骨锁骨
   D. 双侧同时收缩可低头
   E. 一侧瘫痪，颈僵直

4. 胸大肌可使臂
   A. 内收
   B. 外展
   C. 后伸
   D. 旋外
   E. 环转

5. 腹内斜肌参与构成
   A. 腹股沟管深环
   B. 腹股沟管浅环
   C. 腹股沟镰
   D. 腹股沟韧带
   E. 腔隙韧带

6. 肱二头肌
   A. 属于下肢肌
   B. 起于桡骨粗隆
   C. 止于关节盂和喙突
   D. 具有屈肘和使前臂旋后的功能
   E. 止于鹰嘴

7. 使拇指做对掌运动的肌是
   A. 拇短展肌
   B. 拇短屈肌
   C. 拇对掌肌
   D. 拇收肌
   E. 拇长伸肌

8. 既能屈髋关节，又能屈膝关节的肌是
   A. 股二头肌
   B. 股四头肌
   C. 髂腰肌
   D. 缝匠肌
   E. 半腱肌

9. 下述各肌中，何肌能伸髋屈膝
   A. 股二头肌
   B. 股四头肌
   C. 缝匠肌
   D. 小腿三头肌
   E. 耻骨肌

10. 关于骨骼肌的描述错误的是
    A. 属于运动系统
    B. 由肌腹和肌腱构成
    C. 肌腹主要由骨骼肌纤维构成
    D. 肌腱无舒缩功能
    E. 肌腹呈白色

11. 肌按外形分类没有
    A. 长肌        B. 短肌        C. 轮匝肌        D. 不规则肌
    E. 扁肌

12. 运动肩关节的肌不包括
    A. 胸大肌        B. 三角肌        C. 斜方肌        D. 背阔肌
    E. 肩胛下肌

13. 关于膈的描述错误的是
    A. 分隔胸腔和腹腔        B. 可分为中央部和周围部
    C. 中央部叫中心腱，内有三个裂孔        D. 为重要的呼吸肌
    E. 属于扁肌

**B 型题**

（1～3 题共用备选答案）
    A. 肱二头肌        B. 肱三头肌        C. 肱桡肌        D. 旋前圆肌
    E. 旋后肌

1. 屈肘关节和前臂旋前的肌肉是
2. 屈肘关节和前臂旋后的肌肉是
3. 屈肘关节的肌肉是

（4～6 题共用备选答案）
    A. 三角肌        B. 桡侧腕屈肌        C. 尺侧腕屈肌        D. 肱二头肌
    E. 肱三头肌

4. 可使肩关节外展的是
5. 可屈腕并使腕关节外展的是
6. 可屈腕并使腕关节内收的是

（7～9 题共用备选答案）
    A. 股四头肌        B. 股二头肌        C. 缝匠肌        D. 臀大肌
    E. 小腿三头肌

7. 屈髋、伸膝关节的肌是
8. 屈髋、屈膝关节的肌是
9. 伸髋、屈膝关节的肌是

（10～12 题共用备选答案）
    A. 腓肠肌        B. 胫骨前肌        C. 胫骨后肌        D. 腓骨长肌
    E. 比目鱼肌

10. 使足跖屈和外翻的是
11. 使足背屈和内翻的是
12. 使足跖屈和内翻的是

**C 型题**

（1～2 题共用备选答案）
    A. 屈肘关节        B. 伸肘关节        C. 两者均是        D. 两者均否

1. 肱二头肌
2. 肱三头肌

（3～4 题共用备选答案）

    A. 屈肩关节        B. 屈肘关节        C. 两者均是        D. 两者均否

3. 喙肱肌
4. 肱肌

（5～6 题共用备选答案）

    A. 肱骨大结节    B. 肱骨小结节    C. 两者均是        D. 两者均否

5. 大圆肌止于
6. 小圆肌止于

（7～8 题共用备选答案）

    A. 腹股沟韧带    B. 腹股沟镰      C. 两者均是        D. 两者均否

7. 腹内斜肌形成
8. 腹外斜肌形成

（9～10 题共用备选答案）

    A. 腹股沟镰      B. 腹股沟管深环   C. 两者均是        D. 两者均否

9. 腹横肌
10. 腹横筋膜

**X 型题**

1. 关于肌的起止与配布的描述错误的是
    A. 肌在固定骨上的附着点，称为起点或定点
    B. 肌在移动骨上的附着点，称为止点或动点
    C. 肌的配布与关节的运动类型密切相关
    D. 要完成某种运动两组肌必须同时收缩
    E. 一个关节一般有四组肌

2. 可使头后仰的肌有
    A. 胸锁乳突肌    B. 斜方肌       C. 背阔肌        D. 胸大肌
    E. 竖脊肌

3. 属于舌骨上肌群的是
    A. 二腹肌       B. 下颌舌骨肌    C. 茎突舌骨肌   D. 颏舌骨肌
    E. 肩胛舌骨肌

4. 属于表情肌的是
    A. 眼轮匝肌    B. 口轮匝肌     C. 枕额肌        D. 颊肌
    E. 颞肌

5. 以下关于腹肌的描述正确的是
    A. 腹直肌位于腹前壁正中线两侧      B. 腹内斜肌位于腹外斜肌深面
    C. 腹横肌位于腹内斜肌深面       D. 腹横肌深面有腹横筋膜
    E. 有支持保护内脏的作用

6. 以下关于腹外斜肌腱膜的描述正确的是
    A. 参与构成腹直肌鞘的前层　　　　　　B. 参与构成腹直肌鞘的后层
    C. 参与构成联合腱　　　　　　　　　　D. 构成腹股沟韧带
    E. 构成腹股沟管浅环

7. 腹内斜肌参与形成的结构有
    A. 提睾肌　　　　B. 腹股沟镰　　　　C. 腹股沟韧带　　　　D. 腹股沟管浅环
    E. 腹股沟管深环

8. 以下关于三角肌的描述正确的是
    A. 止于肱骨三角肌粗隆　　　　　　　　B. 使肩关节后伸
    C. 使肩关节旋外　　　　　　　　　　　D. 使肩关节旋内
    E. 使肩关节外展

9. 起自肱骨内上髁前臂肌的是
    A. 旋前圆肌　　　　B. 桡侧腕屈肌　　　　C. 掌长肌　　　　D. 尺侧腕屈肌
    E. 肱桡肌

10. 既能屈腕关节又能屈肘关节的肌是
    A. 旋前圆肌　　　　B. 桡侧腕屈肌　　　　C. 掌长肌　　　　D. 指浅屈肌
    E. 肱桡肌

11. 使前臂旋前的肌有
    A. 旋前圆肌　　　　B. 桡侧腕屈肌　　　　C. 掌长肌　　　　D. 指浅屈肌
    E. 旋前方肌

12. 构成股三角边界的结构有
    A. 腹股沟韧带　　　B. 长收肌内侧缘　　　C. 缝匠肌内侧缘　　　D. 股四头肌内侧缘
    E. 股二头肌内侧缘

13. 下列何韧带为肌腱形成的结构
    A. 股骨头韧带　　　B. 腹股沟韧带　　　　C. 髌韧带　　　　D. 前交叉韧带
    E. 后交叉韧带

14. 运动肩关节的肌有
    A. 三角肌　　　　B. 肱二头肌　　　　C. 肱三头肌　　　　D. 肱肌
    E. 肱桡肌

15. 使肩关节内收的肌有
    A. 胸大肌　　　　B. 大圆肌　　　　C. 肩胛下肌　　　　D. 肱肌
    E. 喙肱肌

16. 以下关于臀大肌的描述正确的是
    A. 位于臀部，略呈四边形　　　　　　　B. 起于髂骨和骶骨的背面
    C. 止于股骨上端的后面　　　　　　　　D. 作用使髋关节后伸
    E. 与臀部肌注无关

17. 能使足内翻的肌是
    A. 拇长伸肌　　　　B. 拇长屈肌　　　　C. 趾长屈肌　　　　D. 胫骨后肌
    E. 胫骨前肌

## （三）填空题

1. 咀嚼肌包括_____、_____、_____和_____。
2. 躯干肌包括_____、_____、_____、_____和_____。
3. 膈上的三个裂孔分别是_____、_____和_____。
4. 腹股沟管的内口称_____，腹股沟管的外口称_____。
5. 肱二头肌长头起于_____，短头起于_____，止于_____。
6. 股四头肌包括_____、_____、_____和_____。
7. 股直肌起于_____，股内、外侧肌起于_____，股中间肌起于_____，四个头形成髌韧带，止于_____。
8. 小腿三头肌包括_____和_____。
9. 腓肠肌内侧头起于_____、外侧头起于_____，比目鱼肌起于_____，三头会合向下移行为_____，止于_____。
10. 使足内翻的肌是_____和_____，使足外翻的肌是_____和_____。

## （四）简答题

1. 试述胸腰筋膜的特点。


2. 叙述膈肌的形态特点与作用。


3. 描述腹股沟管和海氏三角的围成。

# 第三章 消化系统

## 一、学习目的与要求

1. 掌握：口腔的分部；咽的分部、各部形态结构；扁桃体的位置、形态；食管的位置、分部；胃的形态、分部及位置、毗邻；十二指肠的形态、分部及各部的位置、特征；大肠的分部、各部位置、分界，盲肠、结肠的共同结构特征；直肠、肛管的结构，齿状线及肛管直肠环的概念；肝的形态、位置，肝外胆管组成；胆汁的排泄途径。

2. 熟悉：空、回肠的位置、形态及二者的结构差异；胆囊的形态、位置。

3. 了解：胰的形态、位置及结构特点。

## 二、学习指导

消化系统由消化管和消化腺组成。消化管包括口腔、咽、食管、胃、小肠（十二指肠、空肠和回肠）和大肠（盲肠、阑尾、结肠、直肠和肛管）。消化腺可分为大消化腺和小消化腺，大消化腺如肝、胰等；小消化腺如胃腺、肠腺等。

### （一）口腔

口腔是消化管的起始部，前借口裂通外界，向后经咽峡通口咽，其前壁为口唇，侧壁为颊，上壁为腭，下壁为口腔底。口腔内有牙、舌等器官。

要点：口腔的分部；咽峡；舌黏膜；牙的种类和排列方式。

### （二）咽

咽位于第1～6颈椎前方，上附于颅底，下至第6颈椎体下缘续为食管，是消化道与呼吸道的共同通道。自上而下可分为鼻咽、口咽和喉咽三部分。

要点：咽的分部及各部的结构。

### （三）食管

食管上端在环状软骨或第6颈椎体下缘平面续于咽，下行穿过膈的食管裂孔至腹腔，于第11胸椎体左侧与胃的贲门相连，是消化管中最狭窄的部分。按其行程可分为颈部、胸部和腹部三部分。

要点：食管的生理性狭窄。

### （四）胃

胃是消化管最膨大的部分，上接食管，下续十二指肠，具有两口、两壁和两缘，可分为贲门部、胃底、胃体和幽门部四部分。

要点：胃的分部和位置。

### （五）十二指肠

十二指肠为小肠的起始部，介于胃与空肠之间，是小肠中位置较深、长度最短、管径最大且最为固定的部分，全长可分为上部、降部、水平部和升部四部分。

要点：十二指肠大乳头；十二指肠悬韧带。

### （六）空肠和回肠

空肠与回肠之间无明显的界线。空肠起自十二指肠空肠曲，占空、回肠全长近侧的 2/5；回肠约占全长远侧的 3/5，末端连于盲肠。

要点：空肠与回肠的比较。

### （七）大肠

大肠在右髂窝处起自回肠末端，终止于肛门，整体上形成一门框形围绕在小肠的周围，全长可分为盲肠、阑尾、结肠、直肠和肛管五部分。

要点：盲肠与结肠的特殊性结构；阑尾根部的体表投影；结肠的分部；直肠的两个生理性弯曲；直肠壶腹；齿状线。

### （八）肝

肝脏是人体最大的消化腺，呈不规则的楔形，可分为前、后、左、右四缘和上、下两面。

要点：肝"H"形沟；肝的位置；肝脏是产生胆汁的器官；肝外胆管组成和胆汁的排泄途径。

### （九）胰

胰位于胃的后方，在第 1~3 腰椎水平横行于腹后壁，分头、体、尾三部分。

要点：了解胰的形态结构特点。

## 三、实验指导

### 【实验目的】

1. 掌握口腔的分部及界域。
2. 掌握咽的分部、各部形态结构。
3. 掌握食管的位置、分部。

4. 掌握胃的形态、分部及位置、毗邻。
5. 掌握十二指肠的形态、分部及各部的位置、特征。
6. 熟悉空、回肠的位置、形态及二者的结构差异。
7. 掌握大肠的分部、各部位置、分界，盲肠、结肠的共同结构特征。
8. 掌握直肠、肛管的结构，齿状线及肛管直肠环的概念。
9. 掌握肝的形态、位置，肝外胆管组成及结构特点，了解肝的血管。
10. 掌握胆汁排泄途径，熟悉胆囊的形态、位置。
11. 熟悉胰的形态、位置及结构特点。

【实验材料】

1. 消化系统全貌标本。
2. 离体胃、肝、胰标本。
3. 去胸、腹前壁显示腹脏器的标本。
4. 牙、胃、肝、胰、十二指肠模型。
5. 半身模型。

【实验内容】

（一）口腔（在活体观察，配合模型）

1. 观察口腔的境界。
2. 分部　口腔可分为口腔前庭和固有口腔两部分，以上、下牙槽弓为界。
3. 内部结构　包括舌头、牙齿和口腔腺。
（1）舌：分舌体和舌根两部分，之间为界沟，舌体前端为舌尖，界沟前方有 7～11 个轮廓乳头，呈圆形隆起，其余部分舌背有许多细小的丝状乳头及散在分布的菌状乳头。舌根部黏膜内有许多大小不等的泡状突起称舌扁桃体。
在头部正中矢状切面、舌的冠状切面上观察舌肌，颏舌肌起于下颌骨颏棘，止于舌体和舌根的中线。
（2）牙：在活体、模型及标本上观察。
（3）大唾液腺：包括腮腺、下颌下腺和舌下腺。注意它们的位置和腺管开口。

（二）咽

1. 位置　颈前部正中，自颅底至第 6 颈椎下缘。
2. 分部　分鼻咽、口咽和喉咽三部分。分别通鼻、口和喉。注意三部分之间的分界。
3. 结构　鼻咽部有咽隐窝、咽鼓管咽口、咽鼓管圆枕；口咽部有腭扁桃体窝；喉咽部有梨状隐窝。仔细观察咽淋巴环。

（三）食管

1. 在完整尸体上观察食管各部，注意其行程和各部的毗邻关系。
2. 食管的 3 个狭窄除穿膈肌处较明显外，其余都不明显，需结合 X 线片观察。

### （四）胃

观察胃的位置、形态及分部。

1. 在完整尸体上观察胃的位置　大部分位于左季肋区，小部分位于腹上区。仅胃前壁小部分与腹前壁相邻，胃小弯邻肝左叶，胃大弯邻膈、脾，胃后壁邻胰。

2. 在游离胃标本上观察胃的形态与分部　两口、两壁、两缘；分为贲门部、胃底部、胃体部和幽门部。角切迹是胃体部与幽门部的分界。

### （五）小肠

1. 十二指肠

（1）在模型、标本上观察十二指肠的分部以及与胰腺的关系，在完整尸体上观察其位置、毗邻及十二指肠悬肌。

（2）在剖开的十二指肠标本上观察降部内的十二指肠大、小乳头及其黏膜皱襞。

2. 空肠与回肠

（1）在完整尸体上观察空、回肠的位置、起止点。

（2）在游离标本上观察空、回肠壁的厚薄、黏膜皱襞稀疏及高度。

### （六）大肠

1. 盲肠与阑尾

（1）回肠进入大肠水平以下的一小段肠管为盲肠，呈盲囊状，位于右髂窝内。盲肠内下方伸出的小突起为阑尾，呈转曲状。阑尾与盲肠的位置关系变化多端，因人而异。学会如何在完整尸体的腹壁上确定阑尾的体表投影。

（2）利用游离标本剪开观察回盲瓣的构造。

2. 结肠

（1）辨认结肠带、结肠袋和肠脂垂，并与回肠进行比较。

（2）在完整尸体上向盲肠方向追踪盲端 3 条结肠带，找到它们在盲肠盲端的会合点，注意与阑尾的关系。

（3）结肠分四部分：升结肠、横结肠、降结肠和乙状结肠，围在空、回肠周围，乙状结肠在左髂窝内呈弯曲状于第 3 骶椎前方移行为直肠。注意结肠左曲、结肠右曲的位置和毗邻关系。

3. 直肠

（1）在下正中矢状切面的盆腔标本上观察直肠的位置和前后弯曲，骶曲凸向后，尾曲（会阴曲）凸向前。注意观察男女性直肠前面的毗邻关系。

（2）在游离标本上观察剖开的直肠，注意直肠壶腹的 3 个横襞是否完整。

4. 肛管　在剖开的游离标本上观察内面的 6～10 条纵行的黏膜皱襞即肛柱，相邻肛柱间下端的肛瓣，肛柱下端的齿状线、肛梳和肛白线等结构。

### （七）肝、胰

1. 肝脏

（1）用离体的肝脏标本、肝模型配合观察肝的外形。注意肝门的位置和结构特点。

（2）在完整尸体标本上观察肝的位置与毗邻。

（3）掌握正常肝脏触诊的位置与意义。

2. 肝外胆管　观察胆囊的位置、形态、大小及与肝脏的关系，观察胆总管的行程、与胰管的关系及其开口位置。掌握正常胆汁的排出途径。

3. 胰　观察胰及十二指肠模型，并结合完整尸体标本观察。胰大部分位于腹上部，可分为头、体、尾三部分，胰头被十二指肠包绕，胰体横跨脊柱前方，胰尾较细、脾相接。

## 四、强化训练

### （一）名词解释

1. 咽峡

2. 麦氏点

3. 齿状线

4. 上消化道

5. 肝门

### （二）选择题

**A 型题**

1. 上消化道是指
   A. 口腔至咽　　　　B. 口腔至胃　　　　C. 口腔到空肠　　　　D. 口腔至十二指肠
   E. 口腔至结肠
2. 左侧上颌第一前磨牙记为
   A. $\overline{\phantom{|}4\phantom{|}}$　　　　B. $\overline{\phantom{|}5\phantom{|}}$　　　　C. $\overline{\phantom{|}V\phantom{|}}$　　　　D. $\overline{\phantom{|}IV\phantom{|}}$
   E. $\overline{\phantom{|}6\phantom{|}}$
3. 牙露于口腔的部分称
   A. 牙冠　　　　B. 牙根　　　　C. 牙颈　　　　D. 牙槽骨
   E. 牙周膜
4. 腭扁桃体位于
   A. 口腔　　　　B. 咽的鼻部　　　　C. 咽的口部　　　　D. 咽的喉部
   E. 梨状隐窝
5. 梨状隐窝位于
   A. 鼻咽　　　　B. 口咽　　　　C. 喉咽　　　　D. 喉腔
   E. 咽鼓管圆枕

6. 胃大部分位于
   A. 腹上区　　　　　B. 右季肋区　　　　C. 左季肋区　　　　D. 脐区
   E. 左腹外侧区

7. 十二指肠大乳头位于
   A. 上部　　　　　　B. 降部　　　　　　C. 水平部　　　　　D. 升部
   E. 十二指肠空肠曲

8. 空肠大部分位于
   A. 左上腹　　　　　B. 右上腹　　　　　C. 左下腹　　　　　D. 右下腹
   E. 腹腔右下 3/5

9. 位于直肠盆部的结构是
   A. 齿状线　　　　　B. 肛瓣　　　　　　C. 直肠横襞　　　　D. 肛梳
   E. 肛窦

10. 人类乳牙有
    A. 16 个　　　　　B. 20 个　　　　　C. 28 个　　　　　D. 32 个
    E. 34 个

11. 临床上判断空肠起点的标志是
    A. 十二指肠悬肌　　　　　　　　　B. 有系膜的小肠
    C. 血液供应充分　　　　　　　　　D. 空肠粗而厚
    E. 空肠动脉分级较多

12. 腮腺管开口处平对
    A. 上颌第二前磨牙　　　　　　　　B. 上颌第二磨牙
    C. 下颌第二前磨牙　　　　　　　　D. 下颌第二磨牙
    E. 上颌第三磨牙

13. 区分内外痔的标志是
    A. 齿状线　　　　　B. 白线　　　　　　C. 肛窦　　　　　　D. 肛瓣
    E. 肛梳

14. 肝大部分位于
    A. 右季肋区　　　　B. 左季肋区　　　　C. 腹上区　　　　　D. 脐区
    E. 右腹股沟区

15. 不属于肝门结构的是
    A. 肝固有动脉　　　B. 肝门静脉　　　　C. 肝静脉　　　　　D. 肝左管
    E. 肝右管

16. 肝左侧纵沟前部容纳
    A. 下腔静脉　　　　B. 肝圆韧带　　　　C. 门静脉　　　　　D. 静脉韧带
    E. 肝静脉

17. 肝下界在腹上区可达剑突下
    A. 1 cm　　　　　　B. 2 cm　　　　　　C. 3~5 cm　　　　　D. 5~6 cm
    E. 6~7 cm

**X 型题**

1. 消化腺包括
   A. 腮腺　　　　　B. 舌下腺　　　　C. 肝脏　　　　D. 胰腺
   E. 下颌下腺
2. 通过肝门的结构有
   A. 肝门静脉　　　B. 肝固有动脉　　C. 肝管　　　　D. 肝静脉
   E. 神经
3. 胆汁由
   A. 胆囊产生　　　B. 胆囊贮存　　　C. 肝细胞分泌　D. 胆囊浓缩
   E. 经输胆管道进入十二指肠
4. 大网膜附着于
   A. 胃小弯　　　　B. 胃大弯　　　　C. 肝门　　　　D. 横结肠
   E. 十二指肠
5. 参与围成咽峡的结构有
   A. 腭垂　　　　　B. 舌根　　　　　C. 腭咽弓　　　D. 腭舌弓
   E. 腭扁桃体
6. 与盲肠相通的器官是
   A. 阑尾　　　　　B. 升结肠　　　　C. 空肠　　　　D. 回肠
   E. 十二指肠
7. 具有系膜的器官是
   A. 横结肠　　　　B. 十二指肠　　　C. 空肠　　　　D. 乙状结肠
   E. 阑尾
8. 具有肠脂垂和结肠带的器官是
   A. 盲肠　　　　　B. 回肠　　　　　C. 直肠　　　　D. 十二指肠
   E. 结肠
9. 属于腹膜内位器官的有
   A. 横结肠　　　　B. 肝　　　　　　C. 脾　　　　　D. 阑尾
   E. 胃
10. 胰可分为
    A. 头部　　　　　B. 颈部　　　　　C. 体部　　　　D. 尾部
    E. 底部

## （三）填空题

1. 消化系统由＿＿＿＿＿＿和＿＿＿＿＿＿两部分组成，前者包括＿＿＿＿＿、＿＿＿＿＿、＿＿＿＿＿、＿＿＿＿＿、＿＿＿＿＿和＿＿＿＿＿，后者主要有＿＿＿＿＿、＿＿＿＿＿和＿＿＿＿＿。
2. 咽峡由＿＿＿＿＿、＿＿＿＿＿和＿＿＿＿＿围成。
3. 牙由＿＿＿＿＿、＿＿＿＿＿和＿＿＿＿＿构成。
4. 咽分为＿＿＿＿＿、＿＿＿＿＿和＿＿＿＿＿三部分。

5. 盲肠和结肠的三大结构特点是_____、_____和_____。

6. 食管全长约_____ cm，三个狭窄分别位于_____、_____和_____。

7. 口腔中的三大唾液腺为_____、_____和_____。

8. 胃的入口称_____，与_____相接；出口为_____，与_____相续；上缘叫_____，下缘叫_____。

9. 胃可分为四部，即_____、_____、_____和_____。

10. 十二指肠可分为_____、_____、_____和_____四部。

11. 大肠可分为_____、_____、_____和_____四部分。

12. 结肠可分为_____、_____、_____和_____四部分。

13. 直肠以_____为界分为_____和_____两部分。

14. 阑尾的体表投影位于_____，胆囊的体表投影位于_____。

15. 腮腺导管开口于_____，舌下腺和下颌下腺导管开口于_____。

16. 胆总管由_____和_____合成，在_____内下降。

17. 胰可分为_____、_____和_____三部分。

18. 肝的脏面横沟处称_____，有_____、_____、_____和神经、淋巴管等出入。

19. 胆囊内的胆汁经_____、_____和_____，开口于_____。

20. 肝十二指肠韧带内有_____、_____和_____通过。

21. 舌以_____为界，分为前 2/3 的_____和后 1/3 的_____。舌背面的黏膜内主要有_____、_____和_____三种乳头，其中感受味觉的是_____和_____。

## (四) 简答题

1. 简述咽的分部和交通。

2. 试述食管 3 个狭窄部位及距切牙的距离。

3. 试述胃的形态和分部。

4. 描述胆汁的产生与排出途径。

# 第四章　呼吸系统

## 一、学习目的与要求

1. 掌握：鼻腔的分部及各部的形态结构；鼻旁窦的组成和开口部位；喉的位置、喉腔的分部及各部的形态结构；气管的位置、支气管形态学上的区别及临床意义；肺的形态、位置和分叶；胸膜、胸膜腔及胸膜隐窝的概念。

2. 熟悉：纵隔的概念及分部。

3. 了解：外鼻的形态结构；喉的软骨、连结、喉肌及其机能；肺段的概念。

## 二、学习指导

呼吸系统由呼吸道和肺两部分组成。呼吸道包括鼻、咽、喉、气管和各级支气管；肺是实质性器官，主要由肺内各级支气管及肺泡组成。

### (一) 鼻

鼻是呼吸道的起始部，能净化吸入的空气，并调节其温度和湿度，同时也是重要的嗅觉器官，并能辅助发音。鼻可分为外鼻、鼻腔和鼻旁窦三部分。

要点：鼻黏膜分区。

### (二) 喉

喉以软骨为基础，由韧带、关节和肌肉等构成，既是呼吸道，也是发音器官。

要点：喉软骨的组成和喉腔的分部。

### (三) 气管

气管位于颈前面正中，食管的前方，上接环状软骨，向下入胸腔，至胸骨角平面（约平第 4 胸椎椎体下缘）分为左、右主支气管。

要点：气管切开术。

### (四) 主支气管

主支气管是气管的一级分支，左、右各一，各自经肺门入左、右肺。

要点：左、右主支气管的特点。

## （五）肺

肺位于胸腔内，纵隔的两侧，膈肌的上方，左、右各一，右肺宽而短，左肺狭而长，是气体交换的器官，具有一尖、一底、两面、三缘。

要点：肺尖的位置；肺门的结构特点。

## （六）胸膜

胸膜为一层薄而光滑的浆膜，被覆于肺表面和胸腔各壁的内面，可分为脏胸膜和壁胸膜两部分。胸膜腔是由脏、壁胸膜在肺根处相互移行所构成的密闭的潜在性腔隙。壁胸膜按覆盖部位不同可分为膈胸膜、肋胸膜、纵隔胸膜和胸膜顶四部分。位于左、右肋胸膜与膈胸膜转折处的半环形间隙称肋膈隐窝，肋膈隐窝是胸膜腔的最低部位，胸膜腔积液首先积聚于此，也是胸膜炎易发生粘连的部位。

要点：胸膜腔与肋膈隐窝的概念；肺与胸膜的体表投影。

## （七）纵隔

纵隔是两侧纵隔胸膜之间所有器官、结构和组织的总称。其前界为胸骨，后界为脊柱胸段，上界是胸廓上口，下界为膈，两侧为纵隔胸膜。通常以四分法将纵隔分为上纵隔、前纵隔、中纵隔及后纵隔四部分。

要点：纵隔的概念、境界与区分。

# 三、实验指导

## 【实验目的】

1. 掌握鼻腔的分部及各部的形态结构。
2. 掌握鼻旁窦的位置及开口。
3. 了解外鼻的形态结构。
4. 掌握喉的位置、喉腔的分部及各部的形态结构。
5. 了解喉的软骨、连结、喉肌及其机能。
6. 掌握气管的位置、支气管形态学上的区别及临床意义。
7. 掌握胸膜、胸膜腔及胸膜隐窝的概念。
8. 掌握肺的形态、位置和分叶；了解肺段的概念。
9. 熟悉纵隔的概念及分部。

## 【实验材料】

1. 离体呼吸系统概观标本。
2. 头颈部正中矢状切面标本和模型。
3. **鼻旁窦标本和模型。**
4. 喉软骨、气管、主支气管标本和模型。

## 【实验内容】

### (一) 鼻

1. 取头部正中矢状切面标本观察鼻中隔、鼻前庭、固有鼻腔。重点观察外侧壁上的三对鼻甲及其下方的三对鼻道。
2. 在活体的鼻腔内观察固有鼻腔的黏膜特点。

### (二) 喉

1. 喉的软骨　在模型或标本上观察甲状软骨、环状软骨、杓状软骨和会厌软骨的形态特点。
2. 喉的连结　在喉标本上观察以下结构：弹性圆锥、方形膜、甲状舌骨膜、环状软骨气管韧带。
3. 喉肌　取喉肌标本观察开大声门肌和紧张声带肌。
4. 喉腔　在喉腔标本上观察喉口、喉腔的界域（前庭襞、声襞）和分部（喉前庭、喉中间腔和声门下腔）。

### (三) 气管、支气管

在游离的气管、支气管肺标本上观察气管，为一软骨膜性管道，后面扁平与食管相邻；在胸腔脏器整体标本上观察气管与支气管的位置、走行方向及其与周围脏器的关系。

### (四) 肺

1. 在取下的肺标本上观察肺的形态（一尖、一底、二面、三缘）、分叶，并区别左、右肺的不同。重点注意肺门与肺根。
2. 在胸腔脏器的整体标本上观察肺的位置及毗邻。

### (五) 胸膜与纵隔

1. 胸膜　是一层浆膜，紧贴胸腔内壁及胸腔脏器表面，分脏胸膜和壁胸膜两部分，相互移行形成胸膜腔（左右各一，密闭，负压，互不相通）。壁胸膜依次可分为胸膜顶、肋胸膜、膈胸膜和纵隔胸膜等部分。
2. 纵隔　为两侧纵隔胸膜间脏器和结缔组织的总称，主要包括心脏、心包、大血管、气管、支气管和食管等。

## 四、强 化 训 练

### (一) 名词解释

1. 上呼吸道

2. 声门裂

3. 肺门

4. 肋膈隐窝

5. 胸膜腔

## （二）选择题

### A 型题

1. 喉炎时易引起水肿的黏膜是
   A. 喉室　　　　　　　B. 喉前庭　　　　　　C. 声门下腔　　　　　　D. 喉中间腔
   E. 整个喉腔
2. 右肺的特点是
   A. 窄而长　　　　　　　　　　　　　B. 宽而长
   C. 分上、中、下三叶　　　　　　　　D. 有一斜面裂，无水平裂
   E. 前缘有心切迹
3. 站立时窦腔内分泌物最不易流出的是
   A. 额窦　　　　　　　B. 蝶窦　　　　　　C. 筛窦前组　　　　　　D. 上颌窦
   E. 筛窦后组
4. 喉腔中最狭窄的部位在
   A. 喉口　　　　　　　B. 前庭裂　　　　　　C. 声门裂　　　　　　D. 喉下腔
   E. 喉室
5. 会厌软骨的作用是
   A. 振动发音　　　　　B. 阻挡灰尘　　　　　C. 阻止异物入喉　　　D. 颈部的重要标志
   E. 帮助呼吸
6. 中纵隔内有
   A. 食管　　　　　　　B. 气管　　　　　　　C. 心包　　　　　　　D. 胸导管
   E. 迷走神经
7. 鼻旁窦中最大的一对是
   A. 额窦　　　　　　　B. 蝶窦　　　　　　C. 筛窦前组　　　　　　D. 上颌窦
   E. 筛窦前组
8. 开口于上鼻道的鼻旁窦是
   A. 额窦　　　　　　　B. 蝶窦　　　　　　C. 筛窦后组　　　　　　D. 上颌窦
   E. 筛窦前组
9. 鼻出血的常见部位在
   A. 上鼻甲　　　　　　B. 中鼻甲　　　　　　C. 下鼻甲　　　　　　D. 鼻中隔前下部
   E. 下鼻道

10. 最大的喉软骨是
    A. 甲状软骨　　　B. 环状软骨　　　C. 杓状软骨　　　D. 会厌软骨
    E. 纤维软骨
11. 肺根内不包括
    A. 主支气管　　　B. 气管杈　　　C. 肺动脉　　　D. 肺静脉
    E. 支气管动脉
12. 肺下缘的体表投影在腋中线处交于
    A. 第 7 肋　　　B. 第 6 肋　　　C. 第 8 肋　　　D. 第 10 肋
    E. 第 12 肋
13. 两侧胸膜腔
    A. 借呼吸道与外界相通　　　　　B. 借肺根互相连通
    C. 互不相通　　　　　　　　　D. 分别与腹腔相通
    E. 压力与大气压一致
14. 左肺的特点是
    A. 略粗短　　　　　　　　　　B. 可分为上、中、下三叶
    C. 前缘有心切迹　　　　　　　D. 有一条水平裂
    E. 比右肺长而宽
15. 气管杈平对
    A. 颈静脉切迹　　　B. 胸骨柄　　　C. 胸骨角　　　D. 剑突
    E. 肋弓

**X 型题**

1. 开口于中鼻道的鼻旁窦有
   A. 蝶窦　　　B. 上颌窦　　　C. 额窦　　　D. 筛窦前群
   E. 筛窦后群
2. 肺
   A. 右肺狭长　　　B. 右肺分三叶　　　C. 左肺粗短　　　D. 左肺分两叶
   E. 左肺前缘有心切迹
3. 鼻旁窦存在于
   A. 额骨　　　B. 颞骨　　　C. 上颌骨　　　D. 筛骨
   E. 蝶骨
4. 上纵隔内有
   A. 食管　　　B. 气管　　　C. 迷走神经　　　D. 胸导管
   E. 心包
5. 壁胸膜包括
   A. 肋胸膜　　　B. 纵隔胸膜　　　C. 胸膜顶　　　D. 膈胸膜
   E. 胸膜底

**(三) 填空题**

1. 上呼吸道包括_____、_____和_____。

2. 鼻腔黏膜分为_____和_____两区，其中嗅区位于_____。

3. 喉软骨包括单块的_____、_____、_____和成对的_____。

4. 壁胸膜依其所在部位可分为_____、_____、_____和_____四部分。

5. 喉腔被_____和_____分隔成_____、_____和_____三部分，最狭窄处在_____。

6. 纵隔的前界为_____，后界为_____，两侧界为_____。

## （四）简答题

1. 喉软骨有哪几种？

2. 鼻旁窦有哪几对？各开口于何处？

3. 喉腔的分部是怎样的？

4. 气管异物为何易落入右主支气管？

# 第五章　泌尿系统

## 一、学习目的与要求

1. 掌握：肾的形态及位置；输尿管的分部及狭窄；膀胱的形态；膀胱三角的位置和临床意义；膀胱的位置及重要毗邻；女性尿道的形态特点。
2. 熟悉：肾的额状切面上结构；输尿管的长度及行径；膀胱壁的构造。
3. 了解：肾的三层被膜；肾段的概念；女性尿道的开口部位。

## 二、学习指导

### (一) 学习重点

1. **肾的形态**　概括为上、下两端，前、后两面及内、外侧两缘。
2. **肾的位置**　肾位于腰部两侧，在腰椎之前，左肾位置比右肾略高（高出 1.5 cm）。通常的高度相当于第 12 胸椎至第 3 腰椎之间。
3. **输尿管的分部及狭窄**　输尿管全长分为腹部、盆部和壁内部 3 部分。输尿管有三处生理性狭窄：第 1 处为输尿管起始处；第 2 处在小骨盆入口处（或跨髂血管处）；第 3 处为穿膀胱处。这些狭窄处常为结石滞留部位。
4. **膀胱的形态**　空虚的膀胱为三菱锥形，可分为尖、体、底、颈四部。
5. **膀胱三角的位置和临床意义**　膀胱三角即左、右输尿管管口与尿道内口之间形成的一个三角形区域，缺少黏膜下层，始终保持平滑，无黏膜皱襞，是炎症和肿瘤的好发部位。
6. **膀胱的位置**　膀胱空虚时位于盆腔内，尖部与耻骨联合上缘平齐；充盈时，其上部可膨胀入腹腔，并与腹前壁相贴。
7. **膀胱的毗邻**　膀胱后方，男性为精囊、输精管壶腹和直肠；女性为子宫和阴道。膀胱下方，男性邻前列腺，女性邻尿生殖膈。
8. **女性尿道的形态特点**　女性尿道较男性尿道短、宽、直。

### (二) 学习难点

1. 肾门、肾蒂、肾窦的概念

肾门：肾的内侧缘中部凹陷称肾门，为肾的血管、神经、淋巴管和肾盂出入的部位。
肾蒂：肾门处的结构被结缔组织包绕，称为肾蒂。
肾窦：肾门向肾实质凹陷形成的腔隙，称为肾窦，其主要内容包括肾小盏、肾大盏、肾盂、肾动脉及其分支和肾静脉及其属支。

2. 肾的额状切面上结构　在肾的冠状切面上，肾实质可分为肾皮质和肾髓质；肾实质形成的一些结构有：肾柱、肾锥体及肾乳头；肾窦内的结构有：肾小盏、肾大盏及肾盂。

3. 肾的三层被膜　由浅入深依次为肾筋膜、脂肪囊和纤维囊。

4. 女性尿道与子宫动脉的关系　女性两侧输尿管达到膀胱后壁前经子宫颈和阴道穹隆两侧，在子宫颈外侧约 2.5 cm 处，从子宫动脉下方绕过，直至膀胱。结扎子宫动脉时，应紧贴膀胱颈，防止误损输尿管。

5. 膀胱壁的构造　膀胱壁分为 3 层，由内向外依次是黏膜、肌层和外膜。

## 三、实验指导

### 【实验目的】

1. 掌握肾的形态、位置。
2. 掌握输尿管的分段及 3 个狭窄的部位。
3. 掌握膀胱的形态、膀胱三角的构成和特点。
4. 掌握女性尿道的特点。
5. 熟悉肾的内部结构。
6. 熟悉膀胱的位置。
7. 熟悉肾的被膜。
8. 了解肾段的概念。
9. 了解女性尿道的开口部位。

### 【实验材料】

1. 男、女性泌尿生殖系统标本。
2. 离体肾及肾的冠状切面标本。
3. 通过肾中部横切的腹膜后间隙标本。
4. 离体膀胱标本及膀胱的冠状切面标本。
5. 男、女性盆腔正中矢状切面标本。
6. 腹膜后隙器官标本。

### 【实验内容】

教学方法：首先在泌尿系统概观上观察泌尿系统的组成、各器官的位置及毗邻关系，然后逐一观察各器官的形态结构特点。

#### （一）肾

1. 在腹膜后隙器官标本上，观察肾的位置、形态。注意左、右肾的位置差异及各自与第 12 肋之间的关系。观察肾门的位置、形态，出入肾门的结构及排列关系。比较左、右肾蒂的长短。

2. 在通过肾中部横切的腹膜后间隙标本上，观察肾的被膜，注意 3 层被膜之间的位置关系，查看肾筋膜前后层与周围器官筋膜之间的延续情况。

3. 在肾的冠状切面标本上，观察肾的剖面结构。

### （二）输尿管、膀胱和尿道

1. 输尿管　在腹膜后隙器官标本上观察输尿管的形态、行程、分部及 3 个狭窄所在的位置。在女性盆腔正中矢状切面标本上，观察输尿管的行程，尤其注意输尿管和子宫动脉交叉的情况。

2. 膀胱　在男、女性盆腔正中矢状切面标本上，观察膀胱的位置及毗邻关系，注意男、女性膀胱毗邻的差异。在膀胱的冠状切面标本上，观察膀胱黏膜的形态及膀胱三角的位置，辨认输尿管口和输尿管间襞。

3. 尿道　在女性盆腔正中矢状切面标本上，观察女性尿道的行程及尿道外口的位置，注意与毗邻器官之间的关系。

## 四、强化训练

### （一）名词解释

1. 肾门

2. 肾窦

3. 肾区

4. 膀胱三角

### （二）选择题

**A 型题**

1. 属于肾皮质的结构是
   A. 肾小盏　　　　B. 肾盂　　　　　C. 肾锥体　　　　D. 肾柱
   E. 肾大盏

2. 肾窦
   A. 是肾门向肾内延续的腔隙　　　　B. 内有肾筋膜
   C. 内有输尿管的上端　　　　　　　D. 内有肾皮质
   E. 内含肾柱

3. 肾的被膜自外向内依次为
   A. 脂肪囊、纤维囊、肾筋膜　　　　B. 纤维囊、脂肪囊、肾筋膜
   C. 肾筋膜、脂肪囊、纤维囊　　　　D. 肾筋膜、纤维囊、脂肪囊
   E. 肾筋膜、肾血管鞘、纤维囊

4. 关于肾的位置描述，错误的是
   A. 左肾比右肾高半个椎体高度　　　　B. 左肾上端平第 11 胸椎下缘
   C. 右肾上端平第 12 胸椎　　　　　　D. 右侧第 12 肋斜过右肾后面中部
   E. 肾的位置因性别、年龄和个体差异而不同

5. 关于肾锥体的描述，错误的是
   A. 底部朝向肾皮质　　　　　　　　　B. 尖朝向肾窦
   C. 肾乳头被肾大盏包绕　　　　　　　D. 肾乳头有肾小盏围绕
   E. 肾乳头的顶端有乳头孔

6. 肾乳头
   A. 为肾柱的尖　　　　　　　　　　　B. 朝向肾皮质
   C. 顶端有乳头孔　　　　　　　　　　D. 每肾有 7~8 个
   E. 被肾大盏围绕

7. 不属于肾门的结构是
   A. 输尿管　　　　　B. 肾动脉　　　　　C. 肾静脉　　　　　D. 神经
   E. 淋巴管

8. 肾门约平齐
   A. 第 11 胸椎体　　　　　　　　　　B. 第 12 胸椎体
   C. 第 1 腰椎体　　　　　　　　　　　D. 第 2 腰椎体
   E. 第 10 胸椎体

9. 以下关于输尿管的描述，错误的是
   A. 为腹膜外位器官　　　　　　　　　B. 在肾门处接肾盂
   C. 腹段与盆段以骨盆上口为界　　　　D. 壁内段为其斜穿膀胱壁处
   E. 输尿管开口于膀胱三角

10. 男性膀胱底的毗邻不包括
    A. 前列腺　　　　　B. 精囊　　　　　C. 直肠　　　　　D. 输精管壶腹
    E. 尿道球腺

11. 女性尿道
    A. 位于阴道外侧　　　　　　　　　　B. 开口于阴道前庭
    C. 较男性尿道直而窄　　　　　　　　D. 不易感染
    E. 位于阴道口后方

12. 膀胱
    A. 属于腹膜内位器官　　　　　　　　B. 空虚时全部位于小骨盆腔内
    C. 膀胱颈后方有前列腺　　　　　　　D. 男性膀胱的下方邻接尿生殖膈
    E. 膀胱三角具有很多皱襞

13. 关于膀胱三角的描述，错误的是
    A. 在膀胱底的内面　　　　　　　　　B. 位于两输尿管口与尿道内口连线之间
    C. 缺少黏膜下层组织　　　　　　　　D. 黏膜与肌层紧密相连
    E. 充盈时黏膜光滑，收缩时黏膜有皱襞

**B 型题**

（1～5 题共用备选答案）

  A. 肾门    B. 肾窦    C. 肾皮质    D. 脂肪囊

  E. 肾段

1. 每一肾段动脉分布的肾实质区域称为

2. 肾实质的外周部，新鲜标本呈红褐色，富含血管的结构称为

3. 临床上作肾囊封闭，是将药物注入

4. 肾内侧缘中部凹陷，并有肾的血管、神经、淋巴管及肾盂出入的部位称为

5. 肾实质内凹陷形成的腔隙称为（　　　），其内容纳有肾小盏 . 肾大盏、肾盂、肾动脉、肾静脉等结构。

**X 型题**

1. 肾实质包括

  A. 肾窦    B. 肾皮质    C. 肾锥体    D. 肾柱

  E. 纤维囊

2. 膀胱三角

  A. 此处无黏膜组织      B. 此处无黏膜下组织

  C. 是结核好发部位      D. 表面较光滑

  E. 用膀胱镜观察时可见到输尿管间壁

3. 维持肾正常位置的结构包括

  A. 纤维囊    B. 脂肪囊    C. 肾筋膜    D. 肾血管

  E. 腹膜

4. 肾的构造

  A. 髓质由肾柱构成      B. 肾锥体的尖称肾乳头

  C. 每个肾有 7～8 个肾大盏    D. 每个肾乳头上有 10～30 个乳头孔

  E. 肾实质分为皮质和髓质

5. 输尿管的狭窄位于

  A. 肾盂与输尿管移行处    B. 越过小骨盆入口处

  C. 穿膀胱壁内段      D. 膀胱壁外段

  E. 肾大盏与输尿管移行处

## （三）填空题

1. 肾实质分＿＿＿＿＿＿和＿＿＿＿＿＿，肾窦内有＿＿＿＿＿＿、＿＿＿＿＿＿、＿＿＿＿＿＿、＿＿＿＿＿＿、＿＿＿＿＿＿、＿＿＿＿＿＿和＿＿＿＿＿＿。

2. 肾的被膜自内向外为＿＿＿＿＿＿、＿＿＿＿＿＿和＿＿＿＿＿＿。

3. 输尿管可区分为＿＿＿＿＿＿、＿＿＿＿＿＿和＿＿＿＿＿＿三部，其三处狭窄分别位于＿＿＿＿＿＿、＿＿＿＿＿＿和＿＿＿＿＿＿。

4. 膀胱可分为＿＿＿＿＿＿、＿＿＿＿＿＿、＿＿＿＿＿＿和＿＿＿＿＿＿四部。

5. 在成人，空虚的膀胱全部位于＿＿＿＿＿＿内。

6. 两输尿管口之间的横行黏膜皱襞称_____。

7. 膀胱三角的下角是_____。

8. 约在距子宫颈外 2.5 cm 处，_____越过输尿管的前方至其内侧。

## (四) 简答题

1. 简述输尿管的分段及 3 个狭窄的部位。

2. 简述膀胱的位置和形态。

3. 男、女性膀胱的毗邻与区别。

4. 简述女性尿道的毗邻、特点及临床意义。

# 第六章　生殖系统

## 第一节　男性生殖系统

### 一、学习目的与要求

1. 掌握：睾丸和附睾的形态、位置及功能；睾丸的构造；输精管的行程及分部、射精管的合成和开口；前列腺的形态、分叶、位置；男性尿道的分部，各部的形态、结构特点，三个狭窄、三个扩大和两个弯曲的临床意义。

2. 熟悉：精索的组成及位置；阴茎的形态结构。

3. 了解：精囊腺的形态、位置及功能；尿道球腺的位置及腺管的开口；阴囊的形态结构；海绵体的构造和阴茎皮肤的特点及其临床意义。

### 二、学习指导

男性生殖器可分为内生殖器和外生殖器两部分。内生殖器包括生殖腺、输精管道和附属腺体，外生殖器包括阴囊、阴茎。

#### (一) 睾丸与附睾

1. 睾丸　位于阴囊内，左右各一，表面光滑，呈白色，可分为上下两端、内外两面、前后两缘。

要点：精子由精曲小管产生。

2. 附睾　呈新月形，紧贴睾丸的上端和后缘，分头、体、尾三部。尾部急转向上弯曲移行于输精管。

#### (二) 输精管

行程长且复杂，依其局部关系可分为四部分：睾丸部、精索部、腹股沟部和盆部。

要点：输精管结扎术常在精索部进行。

#### (三) 精索

精索是由腹股沟管腹环开始，经腹股沟管，出皮下环，终于睾丸上端的圆索状结构。

要点：输精管是精索的重要结构，位于精索的后内侧，触之呈圆索状。

### (四) 附属腺体

1. 精囊　位于膀胱底后方，输精管壶腹的外侧，是一对长椭圆形的囊状器官。

2. 前列腺　位于骨盆腔内，呈前后稍扁的栗子形，尿道从腺底的前部穿入，贯通腺实质，由腺尖穿出。前列腺可分为 5 叶，即前、中、后和两侧叶。

要点：前列腺肥大时，常侵犯中叶和侧叶，可压迫尿道引起排尿困难。

3. 尿道球腺　是一对豌豆大的球形的腺体，位于尿道膜部的后外侧。

### (五) 阴囊、睾丸及精索的被膜

阴囊壁由皮肤和肉膜组成，其深面为包绕睾丸和精索的被膜。

### (六) 男性尿道

全长约 20 cm。

分部：前列腺部、膜部和海绵体部。

两弯曲：耻骨下弯及耻骨前弯。

三狭窄：尿道内口、膜部和尿道外口。

三扩大：前列腺部、尿道球部和尿道舟状窝。

要点：临床上将前列腺部和膜部称后尿道，海绵体部称前尿道。

## 三、实验指导

### 【实验目的】

1. 掌握男性内、外生殖器的组成。睾丸的位置、形态、结构，附睾的形态、位置和功能。

2. 掌握输精管的形态特点及分部。射精管的形成、穿经结构及开口部位。精索的概念、位置及组成。

3. 掌握男性尿道的分部、扩大、狭窄和弯曲。

4. 熟悉前列腺的形态、位置及穿入结构，了解精囊腺和尿道球腺的位置。

5. 了解阴囊的位置、层次，了解阴茎的组成和分部。

### 【实验材料】

1. 男性生殖器概观标本。

2. 男性生殖器离体标本及模型。

3. 男性盆腔正中矢状面标本、模型。

4. 睾丸、附睾标本及睾丸削开标本。

5. 阴囊层次翻开示结构（横切和整体）标本。

## 【实验内容】

### （一）男性生殖器

1. 观察睾丸和附睾的位置、形态，辨认附睾的各部分，附睾尾移行为输精管。

2. 观察输精管的形态、行程和分部，辨认精索部的位置，输精管结扎部常用部位，射精管穿入前列腺，开口于尿道前列腺部。观察精索的形态、位置和内容（输精管、睾丸动脉、蔓状静脉丛等）。

3. 观察前列腺的位置、形态和毗邻，精囊、尿道球腺的位置和形态；观察输精管壶腹、精囊及前列腺与直肠前壁的位置关系。

### （二）男性尿道

在男性盆腔正中矢状面标本、模型上观察男性尿道的走行、穿经的结构、分部、扩大、狭窄和弯曲。

## 四、强化训练

### （一）名词解释

1. 精索
2. 前列腺沟
3. 鞘膜腔
4. 后尿道

### （二）选择题

**A 型题**

1. 不属于男性内生殖器的是
   A. 附睾　　　　　　B. 睾丸　　　　　　C. 输精管　　　　　　D. 阴囊
   E. 射精管

2. 男性的生殖腺是
   A. 睾丸　　　　　　B. 附睾　　　　　　C. 精囊腺　　　　　　D. 前列腺
   E. 尿道球腺

3. 精子产生于
   A. 精直小管　　　　B. 睾丸白膜　　　　C. 睾丸小隔　　　　　D. 睾丸网
   E. 精曲小管

4. 储存精子的结构是
   A. 精曲小管　　　　B. 精直小管　　　　C. 睾丸　　　　　　　D. 输精管
   E. 附睾

5. 关于输精管的描述正确的是
    A. 腹股沟管部是结扎输精管的良好部位    B. 开口于尿道内口
    C. 末端膨大形成射精管           D. 是附睾管的直接延续
    E. 睾丸部位于睾丸前缘

6. 输精管壶腹
    A. 位于膀胱尖后方           B. 为长椭圆形囊状器官
    C. 在精囊腺的内侧           D. 有储存精子的功能
    E. 排泄管开口于尿道膜部

7. 前列腺
    A. 呈前后稍扁的倒置栗子形       B. 是成对的实质性器官
    C. 位于膀胱和盆膈之间         D. 内有尿道膜部
    E. 正常情况下,直肠指诊不能触及

8. 精索的内容包括
    A. 睾丸动脉      B. 输尿管静脉      C. 输尿管动脉      D. 输精管壶腹
    E. 射精管

9. 腹外斜肌腱膜形成
    A. 阴囊         B. 精索外筋膜      C. 提睾肌      D. 精索内筋膜
    E. 睾丸鞘膜

10. 关于男性尿道的叙述正确的是
    A. 起自输尿管口,止于尿道外口    B. 前列腺部是最短的一段
    C. 膜部最宽             D. 兼有排尿和排精功能
    E. 尿道球腺开口于舟状窝

11. 引起排尿困难的原因是前列腺
    A. 前叶肥大      B. 后叶肥大      C. 侧叶肥大      D. 中叶肥大
    E. 侧叶肥大和前叶肥大

12. 有关精索被膜叙述正确的是
    A. 腹部浅筋膜形成精索外筋膜      B. 腹外斜肌腱膜形成精索内筋膜
    C. 腹横肌参与组成提睾肌        D. 壁腹膜形成精索内筋膜
    E. 腹内斜肌腱膜形成精索内筋膜

13. 射精管
    A. 开口于尿道内口         B. 开口于尿道外口
    C. 开口于尿道前列腺部      D. 开口于尿道膜部
    E. 开口于尿道球部

14. 关于精索的叙述,下列哪项是错误的
    A. 是一对柔软的圆索状结构
    B. 由腹股沟管腹环延至腹股沟管皮下环
    C. 主要内容是输精管、睾丸动脉和蔓状静脉丛
    D. 还包括输精管动、静脉及神经丛、淋巴管和腹膜鞘突的残余等
    E. 自皮下环以下精索被膜从内向外为精索内筋膜、提睾肌、精索外筋膜

15. 关于男性尿道膜部的叙述，下列哪项是错误的
    A. 为尿道穿过盆膈的部分
    B. 其周围有尿道括约肌环绕
    C. 管腔狭窄
    D. 为尿道三部中最短的一段
    E. 位置比较固定

16. 关于前列腺位置的叙述，下列哪项是错误的
    A. 位于膀胱与尿生殖膈之间
    B. 前列腺底上方邻接膀胱颈，并与精囊、输精管壶腹相邻
    C. 前方为耻骨联合
    D. 后方为直肠壶腹
    E. 前列腺尖的下方邻盆膈

17. 关于输精管盆部的叙述，下列哪项是错误的
    A. 为输精管最长的一段
    B. 由腹股沟管腹环向下沿盆部侧壁行向后下
    C. 经输精管末端后方至膀胱底的后面
    D. 在膀胱底的后面输精管扩大成输精管壶腹
    E. 末端变细，与精囊的排泄管汇合成射精管

18. 关于精曲小管的叙述，下列哪项是错误的
    A. 位于睾丸小叶内
    B. 为盘曲的小管
    C. 管壁含有睾丸间质细胞
    D. 能产生精子
    E. 结合成精直小管

19. 关于前列腺形态的叙述，下列哪项是错误的
    A. 呈前后稍扁的栗子形
    B. 下端宽大的尖部位于前列腺尖
    C. 栗子形的尖部位于前列腺尖
    D. 底与尖之间的部分称前列腺体
    E. 体的后面较平坦，在正中线有一纵形浅沟，称前列腺沟

20. 关于阴囊的叙述，下列哪项是错误的
    A. 为一筋膜囊袋
    B. 皮肤薄而柔软
    C. 色素沉着明显
    D. 肉膜是阴囊的浅筋膜，含有平滑肌
    E. 肉膜在正中线向深部发出阴囊中膈，将阴囊腔分为左、右两部

**B 型题**

（1～3 题共用备选答案）
    A. 由睾丸白膜沿睾丸后缘增厚凸入睾丸内形成
    B. 由睾丸纵隔发出许多结缔组织小隔，将睾丸实质分成许多部分
    C. 精直小管进入睾丸纵隔交织而成
    D. 从睾丸网发出的小管进入附睾而成
    E. 盘曲于睾丸小叶内的小管

1. 精曲小管
2. 睾丸纵隔
3. 睾丸小叶

（4～6 题共用备选答案）

    A. 为精曲小管盘曲而成　　　　　B. 为精直小管盘曲而成

    C. 为附睾盘曲而成　　　　　　　D. 为睾丸输出小管盘曲而成

    E. 为睾丸网盘曲而成

4. 附睾头

5. 附睾体

6. 附睾尾

（7～9 题共用备选答案）

    A. 尿道内口　　　B. 尿道外口　　　C. 尿道球部　　　D. 尿道前列腺部

    E. 尿道舟状窝

7. 尿道近侧的扩大部位于

8. 尿道远侧的扩大部位于

9. 尿道中间的扩大部位于

## C 型题

（1～2 题共用备选答案）

    A. 产生精子　　　　　　　　　　B. 产生男性激素

    C. 两者均是　　　　　　　　　　D. 两者均否

1. 精曲小管的上皮

2. 精曲小管之间的睾丸间质细胞

（3～4 题共用备选答案）

    A. 暂时储存精子　　　　　　　　B. 供给精子营养，并促进精子进一步成熟

    C. 两者均是　　　　　　　　　　D. 两者均否

3. 附睾

4. 精囊

（5～6 题共用备选答案）

    A. 输送精液　　　B. 输送精子　　　C. 两者均是　　　D. 两者均否

5. 输精管

6. 射精管

（7～8 题共用备选答案）

    A. 位于尿道与射精管之间　　　　B. 40 岁以后常可变肥大

    C. 两者均是　　　　　　　　　　D. 两者均否

7. 前列腺前叶

8. 前列腺中叶

## X 型题

1. 男性生殖系统中附属腺体包括

    A. 附睾　　　　　　B. 睾丸　　　　　　C. 前列腺　　　　　　D. 精囊

    E. 尿道球腺

2. 关于附睾叙述正确的是
    A. 位于睾丸后缘                B. 分头、体、尾三部分
    C. 附睾头由附睾管弯曲盘绕而成     D. 有储存精子的功能
    E. 附睾尾向内下移行为输精管

3. 输精管分
    A. 腹股沟管部      B. 睾丸部          C. 精索部          D. 前列腺部
    E. 盆部

4. 精索内含有
    A. 输精管                    B. 射精管
    C. 睾丸动脉                D. 蔓状静脉丛
    E. 神经和淋巴

5. 精索的被膜有
    A. 肉膜                       B. 提睾肌
    C. 精索内筋膜             D. 精索外筋膜
    E. 睾丸鞘膜

6. 前列腺
    A. 呈前后稍扁的倒置栗子形       B. 有前、中、后和两侧叶
    C. 分泌物参与精液的构成          D. 男性尿道穿过其中
    E. 表面的筋膜鞘为前列腺鞘

7. 男性尿道的狭窄部有
    A. 膜部        B. 尿道球部      C. 尿道外口      D. 尿道舟状窝
    E. 尿道内口

8. 男性尿道的弯曲有
    A. 耻骨上弯      B. 耻骨下弯      C. 耻骨前弯      D. 耻骨后弯
    E. 会阴曲

## （三）填空题

1. 男性内生殖器包括＿＿＿＿＿、＿＿＿＿＿和＿＿＿＿＿，外生殖器包括＿＿＿＿＿和＿＿＿＿＿。

2. 输精管包括＿＿＿＿＿、＿＿＿＿＿、＿＿＿＿＿、＿＿＿＿＿四部分。

3. 输精管末端膨大称＿＿＿＿＿，其与＿＿＿＿＿的排泄管汇合形成＿＿＿＿＿，开口于＿＿＿＿＿。

4. 前列腺分＿＿＿＿＿、＿＿＿＿＿、＿＿＿＿＿和＿＿＿＿＿五叶，＿＿＿＿＿肥大压迫尿道引起排尿困难。

5. 男性直肠指诊可触及＿＿＿＿＿、＿＿＿＿＿和＿＿＿＿＿。

6. 精索的主要结构是＿＿＿＿＿、＿＿＿＿＿和＿＿＿＿＿。

7. 阴囊由外向内的层次分别是＿＿＿＿＿、＿＿＿＿＿、＿＿＿＿＿、＿＿＿＿＿和＿＿＿＿＿。

## （四）简答题

1. 简述男性生殖系统的组成。

2. 简述睾丸的形态结构。

3. 试述精子的产生及排出途径。

4. 简述男性尿道的分部、狭窄、扩大及其弯曲。

## （五）案例题

一老年男性出现进行性排尿困难，无其他症状，怀疑为良性前列腺增生症。请问：

1. 前列腺的位置与毗邻如何？

2. 前列腺分哪几叶？排尿困难由哪叶增生引起的？

3. 对患者进行肛门指诊，在肛门前壁可触及哪些结构？

# 第二节　女性生殖系统

## 一、学习目的与要求

1. 掌握：卵巢的形态、位置及固定装置；输卵管的位置、分部及各部的形态结构；子宫的形态、分部、位置和固定装置。

2. 熟悉：阴道的形态、位置，阴道穹的组成与毗邻；乳房的形态、位置和结构特点；会阴广义和狭义的概念；肛门外括约肌的位置和作用；盆膈和尿生殖膈的位置、组成及其通过的内容。

3. 了解：子宫壁的构造和子宫的年龄变化；阴道口和尿道外口的位置；肛提肌和尾骨肌的形态、位置和作用；坐骨直肠窝的位置和内容；尿生殖三角区的肌肉筋膜的分层、名称、位置和作用。

## 二、学习指导

### （一）卵巢

卵巢位于髂血管分叉处的卵巢窝内，呈扁卵圆形。固定装置：卵巢固有韧带（卵巢子宫索）、卵巢悬韧带。

要点：卵巢有两缘、两面、两端。

### （二）输卵管

输卵管位于子宫两侧，自内向外分为四部分：子宫部、输卵管峡部、输卵管壶腹和输卵管漏斗。借输卵管腹腔口，女性腹膜腔与外界相通。

要点：输卵管峡部为女性绝育手术的结扎处。

### （三）子宫

1. 子宫的形态　成人的子宫略似倒置的梨形。子宫可分三部：子宫底、子宫体和子宫颈。子宫内腔分为子宫腔和子宫颈管两部分。

要点：子宫颈阴道上部与子宫体相接处的狭窄部分，称子宫峡，产科剖宫术经常在此部切开子宫。

2. 子宫的位置　子宫位于盆腔内，膀胱与直肠之间，成人子宫呈轻度前倾、前屈位。

3. 子宫的固定装置　子宫阔韧带可限制子宫向两侧移动。子宫圆韧带是维持子宫前倾的主要韧带，起到维持子宫前倾的作用。子宫主韧带是维持子宫正常位置和防止子宫脱垂的主要结构。骶子宫韧带维持子宫的前屈位。

4. 子宫的构造　子宫壁由外向内可分为浆膜（脏腹膜）、肌层和黏膜三层。

### （四）阴道

阴道是由黏膜、肌层和外膜形成的肌性管道，是女性的交接器官。

### （五）女外阴

女外阴包括阴阜、大阴唇、小阴唇、阴蒂、阴道前庭。

### （六）女性乳房

1. 位置　乳房位于胸前部，胸大肌和胸肌筋膜浅面。上界平2~3肋，下界平6~7肋，内侧界至胸骨旁线，外侧界达腋中线，乳头平第4肋间隙或第5肋。

2. 形态　成年女性未产妇呈半球形，中央有乳头，其顶端有输乳管的开口，乳头周围有乳晕。

3. 结构　乳房由皮肤、纤维组织、脂肪组织和乳腺构成，每个乳房有10~20个乳腺叶，每个腺叶有一条输乳管开口于乳头，输乳管在近乳头处膨大，称输乳管窦，乳腺叶和输乳管是以乳头为中心呈放射状排列。乳房皮肤与乳腺深面胸筋膜之间，连有许多结缔组织小束，称乳房悬韧带或 Cooper 韧带，对乳房起支持作用。乳腺癌时悬韧带受侵犯而缩短，牵拉表面皮肤产生凹陷，呈"橘皮样变"。

要点：输乳管以乳头为中心呈放射状排列，故乳房手术切口应取放射状切口为宜。

## （七）会阴

会阴有狭义和广义之分。狭义的会阴即产科会阴，指肛门与外生殖器之间狭小区域的软组织。在产科有重要意义。广义会阴指封闭小骨盆下口的所有软组织，呈菱形，其前界为耻骨联合下缘；后界为尾骨尖；两侧为耻骨下支、坐骨支、坐骨结节和骶结节韧带。

会阴以两侧坐骨结节连线为界，广义会阴分为前后两个三角形的区域。前方的尿生殖三角，男性有尿道通过，女性有尿道和阴道通过；后方的是肛三角，其中央有肛管通过。

# 三、实 验 指 导

## 【实验目的】

1. 掌握女性内、外生殖器的组成；卵巢的形态、位置，了解其固定装置；输卵管的位置、形态、分部。
2. 掌握子宫的形态、分部、位置及固定装置。
3. 了解乳房的形态和构造。
4. 熟悉会阴的概念及分区。

## 【实验材料】

1. 女性生殖器概观标本。
2. 女性生殖器离体标本及模型。
3. 女性盆腔正中矢状面标本、模型。
4. 显示子宫内腔及输卵管子宫部内腔的标本、模型。
5. 乳房标本或模型。
6. 男女会阴部解剖标本、模型。

## 【实验内容】

## （一）女性生殖器

1. 观察卵巢的位置、表面形态。寻找固定装置卵巢悬韧带、卵巢固有韧带及卵巢系膜，卵巢与子宫阔韧带的关系。
2. 观察输卵管的位置、形态及分部（子宫部、峡部、壶腹部、漏斗部），识别输卵管的标志——输卵管伞。
3. 观察子宫的形态、内腔、位置及固定装置，并确认峡部的位置。观察子宫与膀胱和直肠的毗邻关系。寻找子宫阔韧带、子宫圆韧带、子宫主韧带和骶子宫韧带。
4. 观察阴道的形态、位置、开口及阴道穹，注意后穹与直肠子宫陷凹的关系。

5. 观察阴阜、大阴唇、小阴唇、阴道前庭、阴蒂、前庭球和前庭大腺，注意尿道口和阴道口的位置关系。

### （二）女性乳房

观察女性乳房的位置、形态和构造，注意乳房悬韧带和输乳管的排列走向。

### （三）会阴

观察广义和狭义会阴的范围和分区。确认尿生殖区内男性有尿道通过，女性有尿道和阴道通过。肛区内男、女性均有肛管通过。

# 四、强 化 训 练

## （一）名词解释

1. 阴道后穹

2. 输卵管峡

3. 子宫附件

4. 子宫峡

5. 子宫前倾

6. 子宫前屈

7. 乳房悬韧带

## （二）选择题

**A 型题**

1. 女性内生殖器不包括
   A. 卵巢　　　　　　B. 前庭大腺　　　　C. 输卵管　　　　　D. 子宫
   E. 阴道
2. 产生卵子的器官是
   A. 卵巢　　　　　　B. 前庭大腺　　　　C. 乳腺　　　　　　D. 子宫
   E. 输卵管

3. 关于卵巢叙述正确的是
   A. 是女性生殖腺　　　　　　　　　　B. 借卵巢固有韧带吊于骨盆侧壁上
   C. 后缘为卵巢门　　　　　　　　　　D. 呈扁蚕豆形
   E. 以破溃的方式将卵细胞直接排入输卵管

4. 输卵管结扎多在
   A. 输卵管子宫部　　　　　　　　　　B. 输卵管峡部
   C. 输卵管壶腹部　　　　　　　　　　D. 输卵管漏斗部
   E. 输卵管伞

5. 受精部位在
   A. 子宫　　　　　　B. 阴道　　　　　　C. 输卵管子宫部　　　　D. 输卵管壶腹部
   E. 输卵管漏斗部

6. 子宫颈下端平
   A. 骶骨岬　　　　　　　　　　　　　B. 耻骨联合上缘
   C. 坐骨棘平面的稍上方　　　　　　　D. 坐骨结节平面
   E. 耻骨联合下缘平面

7. 子宫阔韧带不包裹
   A. 卵巢　　　　　　　　　　　　　　B. 输卵管峡部
   C. 输卵管壶腹部　　　　　　　　　　D. 子宫圆韧带
   E. 子宫主韧带

8. 维持子宫不向两侧移位的主要结构是
   A. 子宫阔韧带　　　　　　　　　　　B. 子宫圆韧带
   C. 子宫主韧带　　　　　　　　　　　D. 骶子宫韧带
   E. 盆底肌

9. 关于子宫叙述正确的是
   A. 属腹膜内位器官　　　　　　　　　B. 体与阴道间呈前屈位
   C. 体与颈间呈前倾位　　　　　　　　D. 子宫圆韧带维持其前倾位
   E. 子宫主韧带维持其前屈位

10. 包绕输卵管的结构是
    A. 直肠子宫襞　　　　　　　　　　　B. 卵巢固有韧带
    C. 子宫主韧带　　　　　　　　　　　D. 卵巢悬韧带
    E. 子宫阔韧带

11. 使子宫不向下脱垂的韧带是
    A. 子宫主韧带　　　　　　　　　　　B. 子宫阔韧带
    C. 骶子宫韧带　　　　　　　　　　　D. 子宫圆韧带
    E. 卵巢子宫韧带

12. 关于阴道的叙述，下列哪项是正确的
    A. 上端包绕子宫颈全部　　　　　　　B. 后方与尿道毗邻
    C. 开口于阴道前庭前部　　　　　　　D. 阴道后穹最深
    E. 阴道上端较窄，下端较宽

13. 乳房悬韧带是
    A. 乳腺表面发出的纤维束，连于胸小肌
    B. 乳腺表面发出的纤维束，连于皮肤及乳头
    C. 乳腺表面发出的纤维束，连于胸大肌
    D. 乳腺表面发出的纤维束，连于胸廓
    E. 乳腺表面发出的纤维束，连于第 2～4 肋

14. 关于会阴的叙述，下列哪项是正确的
    A. 前方为耻骨联合上缘          B. 后方为骶尾联合
    C. 两侧界前部为耻骨上、下支      D. 两侧界后部为坐骨支和坐骨结节
    E. 呈菱形

15. 关于卵巢的构造，下列哪项是错误的
    A. 表面的上皮在胚胎时是立方上皮，是卵细胞发生处
    B. 成年后上皮变为扁平上皮
    C. 上皮深面的结缔组织膜称为卵巢系膜
    D. 实质分为浅层的皮质和深层的髓质
    E. 皮质内含有大小不等的卵泡

16. 关于卵巢的叙述，下列哪项是错误的
    A. 位于盆腔内                B. 为成对的实质性器官
    C. 扁卵圆形                  D. 白色
    E. 分内外面，前后缘，上下端

17. 关于输卵管的叙述，下列哪项是错误的
    A. 是输送卵子的管道
    B. 长 10～12 cm
    C. 连于子宫的两侧
    D. 由内向外分为子宫部、峡部、壶腹部和漏斗部
    E. 漏斗末端开口于腹腔

18. 关于输卵管峡的叙述，下列哪项是错误的
    A. 短而狭窄                  B. 壁较薄
    C. 血管分布较少              D. 水平走行
    E. 输卵管结扎常在此进行

19. 关于成年人的子宫，下列哪项是错误的
    A. 前后稍扁                  B. 呈倒置梨形
    C. 长 7～8 cm                D. 最宽径 8 cm
    E. 分为子宫底、子宫体、子宫颈

20. 关于阴道的叙述，下列哪项是错误的
    A. 为一肌性管道              B. 由黏膜、肌层和外膜组成
    C. 弹性较差                  D. 属女性内生殖器输送管道的一部分
    E. 排出月经血和娩出胎儿

**B 型题**

（1～3 题共用备选答案）

    A. 贴靠盆侧壁的卵巢窝        B. 游离

    C. 邻小肠                      D. 与输卵管的末端相接触

    E. 借系膜连于阔韧带

1. 卵巢前缘

2. 卵巢后缘

3. 卵巢外侧面

（4～6 题共用备选答案）

    A. 直径最细                 B. 短而直，管腔狭窄

    C. 较粗而长               D. 细而长

    E. 短而粗

4. 输卵管峡

5. 输卵管壶腹

6. 输卵管子宫部

（7～9 题共用备选答案）

    A. 黏膜下层     B. 黏膜        C. 肌层         D. 浆膜

    E. 纤维结缔组织

7. 子宫外层

8. 子宫中层

9. 子宫内层

**C 型题**

（1～2 题共用备选答案）

    A. 表面盖有腹膜           B. 内含血管、神经丛、淋巴管等

    C. 两者均是               D. 两者均否

1. 卵巢悬韧带

2. 卵巢固有韧带

（3～4 题共用备选答案）

    A. 管腔狭窄              B. 管壁较厚

    C. 两者均是               D. 两者均否

3. 输卵管子宫部

4. 输卵管峡

（5～6 题共用备选答案）

    A. 为黏膜                B. 随着月经周期有增生和脱落的变化

    C. 两者均是               D. 两者均否

5. 子宫底内膜

6. 子宫颈内膜

（7～8题共用备选答案）
  A. 属于子宫阔韧带的一部分   B. 内含血管
  C. 两者均是        D. 两者均否
7. 卵巢系膜
8. 子宫系膜

**X 型题**

1. 关于卵巢的叙述正确的是
  A. 位于卵巢窝内      B. 为腹膜内位器官
  C. 下端与子宫之间有子宫系膜 D. 前缘有卵巢门
  E. 上端与盆壁之间有卵巢悬韧带
2. 关于输卵管的叙述正确的是
  A. 是输送卵子的管道    B. 输卵管峡是输卵管结扎部位
  C. 受精卵在输卵管内发育称宫外孕 D. 输卵管漏斗部约占全长的2/3
  E. 女性腹膜腔借输卵管腹腔口与外界相通
3. 关于子宫的叙述正确的是
  A. 位于盆腔前方     B. 分为底、体、颈三部分
  C. 两侧有输卵管和卵巢   D. 子宫颈的下端在坐骨棘平面的下方
  E. 正常姿势是后倾前屈位
4. 卵巢的固定结构有
  A. 卵巢悬韧带  B. 卵巢固有韧带  C. 子宫圆韧带  D. 子宫主韧带
  E. 盆底肌
5. 关于乳房的叙述正确的是
  A. 位于胸大肌和胸部深筋膜的表面 B. 内侧至胸骨旁线
  C. 由皮肤和乳腺构成    D. 输乳管以乳头为中心呈放射状排列
  E. 乳腺癌淋巴回流受阻皮肤出现橘皮样外观
6. 关于会阴的叙述正确的是
  A. 前界为耻骨联合下缘
  B. 后界为尾骨尖
  C. 两侧为耻骨下支、坐骨支、坐骨结节和骶结节韧带
  D. 以坐骨结节连线分为前方的肛区和后方的尿生殖区
  E. 男性有尿道通过尿生殖区

## （三）填空题

1. 女性内生殖器包括_____、_____、_____和_____，女性外生殖器包括_____、_____、_____、_____、_____、_____和_____。
2. 输卵管由外侧至内侧分四部分，即_____、_____、_____和_____，输卵管结扎术在_____进行，卵子在_____处受精。
3. 子宫分_____、_____和_____三部分，子宫内腔分_____和

_____两部分。

4. 乳房由_____、_____、_____和_____构成。

5. 会阴的两侧界有_____、_____、_____和_____。

6. 阴道的上端较宽，围绕_____，二者之间的环状腔隙称为_____，以_____为最深。

## （四）简答题

1. 简述卵巢的位置、形态和固定装置。

2. 简述子宫的形态、位置和毗邻。

3. 简述子宫峡的位置及其临床意义。

4. 子宫的正常姿势是什么？固定装置有哪些？各起什么作用？

# 第七章　腹膜

## 一、学习目的与要求

1. 掌握：腹膜的功能；腹膜与腹盆腔脏器的关系；腹膜形成的网膜、系膜及陷凹。
2. 熟悉：腹膜襞及腹膜的隐窝，腹膜形成的韧带。
3. 了解：腹膜与腹盆腔脏器的关系以及在临床手术入路中的应用。

## 二、学习指导

### （一）腹膜概述

1. 腹膜是覆盖于腹、盆腔壁和腹、盆腔脏器表面的一层浆膜，可分为脏腹膜和壁腹膜。脏腹膜和壁腹膜相互延续、相互移行，构成不规则的潜在性腔隙，称腹膜腔。注意男、女性腹膜腔的区别。
2. 腹膜的功能：分泌、吸收、保护、支持、防御和修复。

### （二）腹膜与腹、盆腔脏器的关系

1. 腹膜内位器官　表面几乎完全被腹膜所覆盖的器官。
包括：胃、十二指肠上部、空肠、回肠、盲肠、阑尾、乙状结肠、脾、卵巢和输卵管。
2. 腹膜间位器官　表面大部分被腹膜所覆盖的器官。
包括：肝、胆囊、升结肠、降结肠、子宫、充盈的膀胱和直肠上段。
3. 腹膜间外器官　仅一面被腹膜所覆盖的器官。
包括：肾，肾上腺，输尿管，空虚的膀胱，十二指肠降部、下部、升部，直肠中、下段及胰。

### （三）腹膜形成的结构

1. 网膜　上连于胃小弯和胃大弯之间的双层腹膜皱襞。
小网膜：是从肝门向下移行至胃小弯和十二指肠的双层腹膜结构。其内包括肝胃韧带和肝十二指肠韧带。
大网膜：由四层腹膜组成，形似围裙覆盖于空、回肠和横结肠的前方，其左缘与胃脾韧带相连续，其内包括胃结肠韧带。
网膜囊：是小网膜胃后方的扁窄间隙，又称小腹膜腔。

网膜孔：是网膜囊与大腹膜腔的通道。成人网膜孔可容纳 1～2 指，手术时常经此孔探查胆道。

2. 系膜　将器官系连固定于腹、盆壁的双层腹膜结构。

肠系膜：又称小肠系膜，是将空肠、回肠固定于腹后壁的双层腹膜结构。

阑尾系膜：是阑尾与肠系膜下端之间的三角形双层腹膜结构，内有阑尾动、静脉。

横结肠系膜：是系连横结肠于腹后壁的双层腹膜结构。

乙状结肠系膜：是固定乙状结肠于右下腹的双层腹膜结构。

3. 韧带　连接腹、盆壁与脏器之间或连接相邻脏器之间的腹膜结构。

镰状韧带：矢状位，上腹前壁和膈下面连于肝上面的双层腹膜结构，内含肝圆韧带。

冠状韧带：冠状位，由膈下面返折至肝膈面所形成的前、后两层腹膜结构。

胃脾韧带：是胃底和胃大弯上份至脾门之间的双层腹膜结构。

脾肾韧带：是脾门至左肾前面的双层腹膜结构。

4. 腹膜隐窝和陷凹　腹膜襞之间或腹膜襞与腹、盆壁之间形成的凹陷，小的称腹膜隐窝，大的称陷凹。

肝肾隐窝：位于肝右叶与右肾之间，仰卧位时，是腹膜腔的最低部位。

直肠膀胱陷凹：位于膀胱与直肠之间。

膀胱子宫陷凹：位于膀胱与子宫之间，凹底约在子宫峡水平。

直肠子宫陷凹：又称 Douglas 腔，在女性的子宫与直肠之间，立位或坐位时是女性腹膜腔最低部位。

# 三、实验指导

## 【实验目的】

1. 掌握腹膜的功能。
2. 掌握腹膜与腹盆腔脏器的关系。
3. 掌握腹膜形成的网膜、系膜及陷凹。
4. 熟悉腹膜襞及腹膜的隐窝、腹膜形成的韧带。
5. 了解腹膜与腹盆腔脏器的关系以及在临床手术入路的应用。

## 【实验材料】

1. 腹膜模型。
2. 胸腹腔切开示腹膜及腹盆腔脏器标本。
3. 腹、盆腔正中矢状切面标本。

## 【实验内容】

### （一）观察理解腹膜腔与腹腔的概念与境界

打开腹壁后，可见肝左叶、胃前壁及盖于肠袢表面的大网膜。观察腹腔脏器的配布和位置。用手探查腹膜及腹膜腔时，动作要轻柔，不要撕破腹膜。观察完毕后将内脏恢复原位。将手伸于肝与膈之间，向上可触及膈穹隆，为腹腔及腹膜腔的上界。把大网膜及小肠祥翻向上方，可见小骨盆上口，为腹腔的下界。将腹腔、腹膜腔的境界与腹壁的境界作一比较。

### （二）观察腹膜形成的结构

1. 网膜

（1）大网膜：系胃背部肠系膜（胃系膜）从胃与肠之间向前膨出，在肠的前方下垂形成皱襞。由两层腹膜相合的前叶与后叶形成。两叶在下端相连，由此而生成的囊状部称为网膜囊，并通过网膜孔与腹腔相通。

（2）小网膜：是连系于肝门与胃小弯、十二指肠上部之间的双层腹膜结构，呈冠状位，含脂肪组织处较厚，其余部分薄而稀疏，呈网眼状。

（3）网膜囊：是位于小网膜和胃后方的扁窄间隙，又称小腹膜腔。是一前后扁狭的囊，其前壁自上向下依次为小网膜、胃、十二指肠上部和大网膜的前两层；后壁为覆盖于胰、左肾上腺、左肾的腹膜和横结肠、横结肠系膜及大网膜后两层；上壁是肝尾状叶和膈的壁腹膜；下壁为大网膜前后两层返折处；左壁为脾、胃脾韧带和脾肾韧带；网膜囊的右侧为网膜孔，网膜孔是网膜囊与大腹膜腔的唯一通道，成人网膜孔可容 1～2 指。

2. 韧带 有镰状韧带、胃脾韧带、胃结肠韧带、肝胃韧带和肝十二指肠韧带等。

3. 系膜 有肠系膜、阑尾系膜、横结肠系膜和乙状结肠系膜等。

4. 腹膜皱襞、腹膜隐窝和陷凹

（1）肝肾隐窝：在肝右叶脏面和右肾及结肠肝曲之间，称肝肾隐窝。为仰卧位时腹膜腔的最低处，是腹膜腔内积液易积聚之处。

（2）直肠膀胱陷凹：为男性的腹膜在直肠与膀胱之间形成的深窝。

（3）膀胱子宫陷凹：位于女性膀胱子宫之间腹膜腔形成的陷凹。

（4）直肠子宫陷凹：是腹膜在直肠与子宫之间移行形成的陷凹，又称 Douglas 腔，是立位和半卧位时女性腹膜腔的最低部位，与阴道穹后部仅隔阴道后壁和一层腹膜。腹膜腔的积液常积于此，可经阴道穹后部穿刺或引流。

## 四、强化训练

### （一）名词解释

1. 腹膜腔

2. 小网膜

3. 大网膜

4. 肝十二指肠韧带

5. 直肠子宫陷凹


## （二）选择题

**A 型题**

1. 关于腹膜腔，错误的说法是
   A. 男性是封闭的
   B. 女性可借输卵管、子宫、阴道等与外界相通
   C. 腔内含有少量浆液
   D. 腔内含有胃、肠等器官
   E. 腔内不含有任何器官

2. 有关腹膜和腹膜腔，正确的描述是
   A. 腹膜腔为完全封闭的浆膜腔　　　　B. 腹膜有保护、支持脏器及分泌、吸收功能
   C. 仰卧时最低处为直肠子宫陷凹　　　D. 下腹部腹膜的吸收力较上部强
   E. 腹膜内含有平滑肌纤维

3. 属于腹膜内位器官的是
   A. 子宫　　　　　B. 肾上腺　　　　C. 卵巢　　　　D. 肝
   E. 膀胱

4. 腹膜内位器官有
   A. 盲肠、肝　　　　　　　　　　　　B. 脾、卵巢
   C. 空、回肠及乙状结肠　　　　　　　D. 输尿管、子宫
   E. 胆囊、阑尾

5. 腹膜间位器官有
   A. 肾　　　　　　B. 胰　　　　　　C. 膀胱　　　　D. 直肠中段
   E. 十二指肠下部

6. 腹膜外位器官有
   A. 胆囊　　　　　B. 直肠　　　　　C. 输尿管　　　D. 十二指肠上部
   E. 胃

7. 小网膜包括
   A. 肝胃韧带和肝圆韧带　　　　　　　B. 肝胃韧带和胃结肠韧带
   C. 肝胃韧带和肝十二指肠韧带　　　　D. 肝十二指肠韧带和胃脾韧带
   E. 肝胃韧带和胃脾韧带

8. 小网膜
   A. 附于胃小弯和十二指肠降部
   B. 游离缘内有肝门静脉、肝固有动脉和胆总管
   C. 网膜孔位于其左侧
   D. 由肝肾韧带和肝胃韧带组成
   E. 前方为网膜囊

9. 肝十二指肠韧带内含
    A. 肝总动脉        B. 胆囊动脉        C. 肝静脉        D. 下腔静脉
    E. 肝门静脉

10. 大网膜
    A. 位于肝门与胃小弯之间        B. 由 4 层腹膜构成
    C. 左侧界的游离缘称肝十二指肠韧带        D. 有横结肠系膜参与构成
    E. 含胃左、右血管

11. 关于网膜囊的正确说法是
    A. 前壁是大网膜和胃的后壁        B. 后壁为覆盖在大、小肠表面的腹膜
    C. 不与腹膜腔相通        D. 前壁是小网膜、胃后壁和胃结肠韧带
    E. 囊内有胰、左肾和左肾上腺等

12. 关于网膜孔的正确描述是
    A. 是小网膜与腹腔相通的孔        B. 上界为肝方叶
    C. 下界为十二指肠降部        D. 后界是下腔静脉表面的腹膜
    E. 前界为肝圆韧带

13. 网膜囊
    A. 前壁为肝        B. 后壁为肠
    C. 下壁为横结肠系膜        D. 左侧壁为胰
    E. 借网膜孔与腹膜腔相通

14. 网膜孔
    A. 位于小网膜前方        B. 上界为肝方叶
    C. 下界为胃幽门窦        D. 后界为下腔静脉表面的腹膜
    E. 前界为大网膜

15. 有肠系膜的肠管是
    A. 升结肠和横结肠        B. 乙状结肠和直肠
    C. 十二指肠、空肠、回肠        D. 阑尾、盲肠、结肠
    E. 空肠、回肠、横结肠

**X 型题**

1. 腹膜形成的结构包括
    A. 大网膜        B. 小网膜        C. 网膜囊        D. 冠状韧带
    E. 胃脾韧带

2. 下列属于腹膜内位器官的是
    A. 肾        B. 胃        C. 阑尾        D. 卵巢
    E. 充盈的膀胱

3. 下列属于腹膜外位器官的是
    A. 肾        B. 十二指肠降部        C. 输尿管        D. 脾
    E. 空虚的膀胱

## (三) 填空题

1. 小网膜包括_____和_____两部分，后者的两层腹膜间穿行着_____、_____和_____三大结构。

2. 小网膜右侧的游离缘后方有_____，它通_____。

3. 肝的韧带主要有_____、_____、_____和_____。

4. 平卧时，腹膜腔的最低点部位是_____；而站立或坐位时，腹膜腔的最低部位，男性为_____，女性为_____。

## (四) 简答题

描述大网膜形成及其功能。

# 第八章　脉管系统

## 第一节　概述

### 一、学习目的与要求

1. 掌握：脉管系统的组成。
2. 熟悉：脉管系统的作用。
3. 了解：心血管系统与淋巴系统的关系。

### 二、学习指导

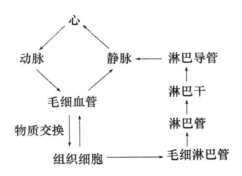

## 第二节　心血管系统总论

### 一、学习目的与要求

1. 掌握：心血管系统的组成；动脉、静脉、动脉血、静脉血、毛细血管、血液循环的概念；体循环、肺循环的过程及其意义。
2. 熟悉：血管吻合及其功能意义。
3. 了解：血管的变异和异常。

## 二、学习指导

### (一) 心血管系统组成

1. 心　心血管系统的动力器官，并具内分泌功能。
2. 动脉　运送血出心的管道，管壁厚，弹性好，逐渐分支。
3. 静脉　引导血回心的管道，管壁薄，弹性差，容量大，逐渐接受属支。
4. 毛细血管　连接动、静脉末梢之间的管道，彼此吻合成网，数量多，管壁薄，血流缓慢。

### (二) 血液循环途径

1. 大循环（体循环）　左心室（动脉血）→主动脉→全身动脉各级分支→全身毛细血管（通过产物代谢、气体交换后动脉血转为静脉血）→全身各级静脉→上、下腔静脉→右心房。

2. 小循环（肺循环）　右心房→右心室→肺动脉干→肺动脉及其分支→肺泡毛细血管（通过气体交换后静脉血转为动脉血）→肺内各级静脉→肺静脉→左心房。

### (三) 血管吻合及其功能意义

1. 动脉间吻合　交通支（如脑底动脉 Willis 环）、动脉网（如肩关节网，肘、膝关节网）、动脉弓（如掌浅弓、掌深弓），缩短循环时间和调节血流量。

2. 静脉间吻合　除与动脉相似的吻合形式外，还有静脉丛（如食管丛、直肠丛、子宫阴道丛），保证在脏器扩大或腔壁受压时血流通畅。

3. 动静脉吻合　小动、静脉间借血管支直接通连，缩短循环途径，调节局部血流量和体温。

4. 侧支吻合　发自主干不同高度的侧副管，彼此吻合，称侧支吻合，当主干阻塞时通过侧支建立的循环叫侧支循环，保证器官病理状态下的血供。

5. 终动脉　动脉与相邻动脉间无吻合，如视网膜中央动脉，阑尾动脉较典型。

## 三、强 化 训 练

### (一) 名词解释

1. 侧支循环

2. 血液循环

3. 体循环

4. 肺循环

## （二）选择题

### A 型题

1. 脉管系
    A. 由心和血管系组成　　　　　　　B. 淋巴液汇入静脉
    C. 动脉内含动脉血　　　　　　　　D. 静脉内含静脉血
    E. 由血管和淋巴系组成

2. 心血管系
    A. 动脉是由心房发出的血管　　　　B. 静脉是由心室发出的血管
    C. 毛细血管起于盲端　　　　　　　D. 组织静息时许多毛细血管闭锁
    E. 动脉输送血液回到心脏，静脉输送血液离开心脏

3. 血液循环
    A. 大循环始于右心室
    B. 小循环的主要功能是将静脉血转为动脉血
    C. 大循环内流动的是动脉血
    D. 小循环内流动的是动脉血
    E. 大、小循环互不相联系

4. 心
    A. 左半心称为动脉心　　　　　　　B. 左半心含静脉血
    C. 右半心含动脉血　　　　　　　　D. 体循环起于右半心
    E. 肺循环起于左半心

5. 血管
    A. 动、静脉间不能直接连通　　　　B. 动脉分为深动脉、浅动脉两组
    C. 肺动脉内含静脉血　　　　　　　D. 门静脉内含营养丰富的动脉血
    E. 所有的静脉都与动脉伴行

6. 属于终动脉的是
    A. 上颌动脉　　　　　　　　　　　B. 脑膜中动脉
    C. 直肠上动脉　　　　　　　　　　D. 视网膜中央动脉
    E. 面动脉

## （三）填空题

1. 脉管系统包括_____和_____。
2. 心血管系统由_____、_____、_____和_____组成。

# 第三节　心

## 一、学习目的与要求

1. 掌握：心的位置、外形和毗邻及各腔的结构；左、右冠状动脉的分布范围及其主要分支的名称。

2. 熟悉：心传导系的概念、组成及功能；心包的构成，浆膜性心包的分部和心包腔的概念。

3. 了解：心壁的微细结构，心的体表投影。

## 二、学习指导

1. 心的位置和外形

心〔位置　胸腔中纵隔内，2/3 在正中线左侧，1/3 在正中线右侧

形态〔近似倒置圆锥形
一尖　心尖：朝向左前下方，由左心室构成
一底　心底：朝向右后上方
两面〔胸肋面：又称前面／膈面：又称下面
三缘〔右缘：主要由右心房构成／左缘：主要由左心室构成／下缘：由右心室和左心室构成
三沟〔冠状沟：心房与心室在心表面的分界／前室间沟：位于心的胸肋面／后室间沟：位于心的膈面〕左右心室表面分界

心内注射位置：胸骨左缘第 4 肋间隙旁开 2 cm（可避免损伤胸膜）。

2. 心各腔的形态结构

| 心腔 | 右心房 | 右心室 | 左心房 | 左心室 |
|---|---|---|---|---|
| 位置 | 壁薄腔大，构成心的右上部 | 右心房右前下方，构成心胸肋面的大部 | 构成心底的大部分 | 位于右心室的左后方 |
| 入口 | 上腔静脉口 下腔静脉口 冠状窦口 | 右房室口 | 4 个肺静脉口 | 左房室口 |
| 出口 | 右房室口 | 肺动脉口 | 左房室口 | 主动脉口 |
| 瓣膜 | | 三尖瓣 肺动脉瓣 | | 二尖瓣 主动脉瓣 |

三尖瓣复合体：由三尖瓣环、三尖瓣、腱索、乳头肌结构与机能密切关联。

二尖瓣复合体：由功能结构密切关联的二尖瓣环、二尖瓣、腱索、乳头肌构成。

3. 心壁的结构

心壁
- 心内膜
  - 内皮：单层扁平上皮
  - 内皮下层：结缔组织
  - 心内膜下层：结缔组织内含血管、神经及心传导系统分支
- 心肌层
  - 心房肌
  - 心室肌
- 心外膜　浆膜，为心包脏层

4. 心传导系统

心传导系统
- 窦房结：产生节律性兴奋，是心的正常起搏点
  ↓
- 房室结：将窦房结的冲动传向心室
  ↓
- 房室束：室间隔内传导束
  ↓
- Purkinje 纤维网：传导冲动到整个心室

5. 心的血管

心的血管
- 动脉
  - 左冠状动脉
    - 前室间支　分布于左室前壁、右室前壁部分和室间隔前上
    - 旋支　分布于左房、左室侧壁和后壁等处
  - 右冠状动脉→后室间支　分布于右房、右室、室间隔后下、部分左室后壁、窦房结和房室结等处
- 静脉
  - 心大静脉
  - 心中静脉
  - 心小静脉
  冠状沟后部汇入冠状窦→右心房

6. 心包

心包
- 纤维性心包　最外层，致密结缔组织构成
- 浆膜性心包
  - 壁层：衬于纤维心包的内面
  - 脏层：即心外膜
  移行为心包腔

# 三、实 验 指 导

## 【实验目的】

1. 掌握心的位置、外形及各心腔形态，心壁构造。

2. 掌握心包构成与心包腔；心传导系的组成及位置。

3. 熟悉冠状动脉的起始、行程与分布；冠状窦的位置及主要属支。

**【实验材料】**

1. 胸腔解剖标本（切开心包）。
2. 离体心的解剖标本（切开心壁，暴露心腔）。
3. 心的血管标本。

**【实验内容】**

1. 心的位置、外形。
2. 观察心的位置、外形；心腔的形态。
3. 观察心的四个腔：左、右心房与左、右心室；房间隔和室间隔。
4. 传导系统诸结构在人心的解剖标本上不易辨认，可借助牛心标本进行观察。
5. 观察心的血管：左右冠状动脉。
6. 观察心包。

# 四、强 化 训 练

## （一）名词解释

1. 心包

2. 动脉韧带

3. 心包横窦

4. 心包斜窦

## （二）选择题

**A 型题**

1. 心位于
   A. 胸腔上纵隔内　　B. 胸腔前纵隔内　　C. 胸腔中纵隔内　　D. 胸腔后纵隔内
   E. 占据下纵隔的所有部位
2. 心尖朝向
   A. 左前下方　　　　B. 右前下方　　　　C. 左后上方　　　　D. 右后上方
   E. 右前上方
3. 关于心尖的说法，以下哪种是正确的
   A. 由左心室构成　　　　　　　　　B. 由左、右心室构成
   C. 在剑突左侧可摸到其搏动　　　　D. 在剑突下方可摸到其搏动
   E. 由左、右心房构成

4. 心房与心室在心表面的分界线是
  A. 前室间沟   B. 后室间沟   C. 室间沟    D. 冠状沟
  E. 后房间沟

5. 右心房的入口不包括
  A. 上腔静脉口  B. 下腔静脉口  C. 冠状窦口   D. 右房室口
  E. 肺动脉口

6. 卵圆窝位于
  A. 房间隔左心房侧下部    B. 房间隔右心房侧下部
  C. 室间隔左心室侧上部    D. 室间隔右心室侧上部
  E. 房间隔右心房侧上部

7. 右心室内没有
  A. 三尖瓣       B. 肺动脉瓣
  C. 卵圆窝       D. 乳头肌
  E. 腱索

8. 三尖瓣位于
  A. 主动脉口       B. 肺动脉口
  C. 左房室口       D. 右房室口
  E. 上腔静脉口

9. 心腔内没有瓣膜开口的是
  A. 肺动脉口   B. 肺静脉口   C. 左房室口   D. 右房室口
  E. 主动脉口

10. 左心室内没有
  A. 左房室口   B. 主动脉口   C. 二尖瓣    D. 三尖瓣
  E. 二尖瓣复合体

11. 二尖瓣位于
  A. 左房室口   B. 右房室口   C. 主动脉口   D. 肺动脉口
  E. 下腔静脉口

12. 心室收缩时
  A. 二尖瓣开放和主动脉瓣关闭   B. 二尖瓣关闭和主动脉瓣开放
  C. 二尖瓣关闭和三尖瓣开放   D. 主动脉关闭和肺动脉瓣开放
  E. 二尖瓣和三尖瓣都开放

13. 心室舒张时，防止血液逆流的装置有
  A. 二尖瓣、三尖瓣     B. 主动脉瓣、肺动脉瓣
  C. 主动脉瓣、二尖瓣     D. 肺动脉瓣、三尖瓣
  E. 二尖瓣、肺动脉瓣

14. 关于室间隔的描述，错误的是
  A. 主要由心肌构成     B. 上部称膜部，下部称肌部
  C. 分隔左、右心室     D. 肌部是室间隔缺损的常见部位
  E. 分隔心房与心室

15. 构成心瓣膜的是
   A. 心内膜　　　　B. 心肌　　　　　C. 心外膜　　　　D. 纤维环
   E. 特殊分化的心肌细胞

16. 关于心壁构造的说法，错误的是
   A. 分为心内膜、心肌膜（心肌层）和心外膜三层
   B. 心房肌与心室肌直接相连
   C. 心内膜折叠形成心瓣膜
   D. 心外膜即浆膜性心包的脏层
   E. 心纤维支架主要包括 4 个心纤维环和左、右 2 个心纤维三角

17. 心的传导系
   A. 窦房结位于下腔静脉根部　　　　　B. 房室结位于冠状窦口后上方
   C. 房室束在室间隔肌部上缘分三支　　D. 窦房结可发出节律性兴奋
   E. 窦房结位于心内膜的深面

18. 下列对心传导系的描述，不正确的是
   A. 由特殊分化的心肌纤维构成
   B. 窦房结位于上腔静脉与右心房交界处前方心内膜的深面
   C. 房室结位于冠状窦口前上方心内膜深面
   D. 冲动在房室结内传导延搁，导致心房肌、心室肌收缩不同步
   E. 房室束在室间隔肌部上缘分为左、右束支

19. 心肌正常收缩的起搏点是
   A. 窦房结　　　B. 房室结　　　　C. 结间束　　　　D. 房室束
   E. 浦肯野纤维网

20. 位于心外膜深面的是
   A. 窦房结　　　B. 房室结　　　　C. 结间束　　　　D. 房室束
   E. Purkinje 纤维网

21. 冠状动脉起自
   A. 胸主动脉　　B. 升主动脉　　　C. 主动脉弓　　　D. 冠状窦
   E. 腹主动脉

22. 供应室间隔大部的动脉是
   A. 右冠状动脉主干　　　　　　B. 右冠状动脉后室间支
   C. 左冠状动脉前室间支　　　　D. 左冠状动脉旋支
   E. 右冠状动脉左室后支

23. 关于心的血管的描述，错误的是
   A. 前室间支是左冠状动脉的分支　　B. 后室间支是右冠状动脉的延续
   C. 旋支沿冠状沟左行分布于右室　　D. 冠状窦位于冠状沟的后部
   E. 窦房结、房室结大部分由右冠状动脉分布

24. 冠状窦注入
   A. 右心房　　　B. 右心室　　　　C. 左心房　　　　D. 左心室
   E. 上腔静脉

25. 心的体表投影
    A. 左上点：左侧第 2 肋软骨下缘　　　B. 右上点：右侧第 3 肋软骨上缘
    C. 左下点：左侧第 5 肋间隙　　　　　D. 右下点：右侧第 6 胸肋关节处
    E. 四点以直线相连即为心的体表投影
26. 心包
    A. 是包在心外膜的单层扁平上皮　　　B. 分纤维性心包和浆膜心包
    C. 纤维性心包位于浆膜性心包内　　　D. 心包腔内什么也没有
    E. 纤维性心包和浆膜心包围成心包腔

**B 型题**

（1～2 题共用备选答案）
    A. 房间沟　　　　B. 冠状沟　　　　C. 界沟　　　　D. 前室间沟
    E. 前、后室间沟
1. 心房与心室在心表面的分界标志是
2. 左、右心室在心表面的分界标志是
（3～6 题共用备选答案）
    A. 左房室口　　　　　　　　　　　B. 右房室口
    C. 主动脉口　　　　　　　　　　　D. 肺动脉口
    E. 上腔静脉口
3. 左心房的出口是
4. 右心房的入口是
5. 左心室的出口是
6. 右心室的出口是
（7～11 题共用备选答案）
    A. 三尖瓣　　　　B. 二尖瓣　　　　C. 冠状窦口　　　　D. 主动脉瓣
    E. 腱索
7. 可阻止血液反流入右心房
8. 可阻止血液反流入左心房
9. 心室收缩时开放
10. 连于瓣膜和乳头肌之间的结构
11. 开口于右心房

**X 型题**

1. 心的位置
    A. 位于胸腔的中纵隔内
    B. 约 2/3 在正中线的右侧，1/3 在正中线的左侧
    C. 前面大部分被肺和胸膜所遮盖
    D. 心底与膈相对
    E. 后方有食管和胸主动脉

2. 右心房内可以见到
   A. 上、下腔静脉口　　　　　　　B. 右房室口
   C. 冠状窦口　　　　　　　　　　D. 卵圆窝
   E. 乳头肌
3. 右心室内可以见到
   A. 右房室口及三尖瓣　　　　　　B. 肺动脉口及肺动脉瓣
   C. 腱索　　　　　　　　　　　　D. 乳头肌
   E. 主动脉口及主动脉瓣
4. 左心房
   A. 构成心底的大部分　　　　　　B. 其向右前方突出的部分称左心耳
   C. 入口为四个肺静脉口　　　　　D. 出口为左房室口
   E. 内含动脉血
5. 左心室
   A. 入口为左房室口，附有三尖瓣　B. 出口为主动脉口，附有主动脉瓣
   C. 室壁较厚，约为右心室的 3 倍　D. 可见腱索和乳头肌
   E. 内含动脉血
6. 心的瓣膜
   A. 心室收缩时二、三尖瓣关闭，主、肺动脉瓣开放
   B. 心房收缩时瓣膜开放、关闭情况正好相反
   C. 二尖瓣可阻止血液反流入左心房
   D. 三尖瓣可阻止血液反流入右心房
   E. 房室瓣包括二、三尖瓣
7. 心的传导系统包括
   A. 窦房结　　　　B. 房室结　　　　C. 房室束　　　　D. 左右束支
   E. Purkinje 纤维网
8. 左冠状动脉的分支主要分布于
   A. 左心房　　　　　　　　　　　B. 左心室
   C. 室间隔的前上部（前上 2/3）　D. 窦房结
   E. 房室结
9. 心的体表投影
   A. 左上点：左侧第 2 肋软骨下缘，距胸骨左缘 1.2 cm 处
   B. 右上点：右侧第 3 肋软骨上缘，距胸骨右缘 1 cm 处
   C. 右下点：右侧第 6 胸肋关节处
   D. 左下点：左侧第 5 肋间隙，距前正中线 7~9 cm 处
   E. 用弧线连接上述 4 点，即为心在胸前壁的体表投影
10. 心包
   A. 包在心和大血管根部的外面　　B. 外层为纤维性心包，富于伸缩性
   C. 内层为浆膜性心包，分脏、壁两层　D. 脏、壁两层之间的潜在性腔隙叫心包腔
   E. 心包腔内含有滑液

## (三) 填空题

1. 心位于胸腔_____内，心底朝向_____方，心尖朝向_____方，在左侧第_____肋间隙，锁骨中线_____侧 1～2 cm 处可摸到心尖搏动。

2. 心房与心室表面的分界标志是_____，左、右心室表面的分界标志是_____和_____。

3. 右心房的入口有_____、_____和_____。右心房的出口是_____。

4. 右心室的入口为_____，其周缘附有_____瓣；右心室的出口为_____，其周缘附有_____瓣。

5. 左心室的入口称_____，口周缘附有_____，各借_____连于乳头肌。

6. 心传导系由_____构成，包括_____、_____、_____和_____及 Purkinje 纤维网。

7. 心的室间隔大部分称_____，小部分称_____。

8. 营养心的动脉有_____和_____，回心的血管有_____、_____、_____和冠状窦。

9. 心壁可分为三层，由内向外依次为_____、_____和_____。

10. 心包可分为_____和_____。

11. 浆膜性心包脏、壁两层之间的腔隙称_____。

12. 左冠状动脉起自_____，经_____和_____之间行向冠状沟，随即分为_____和_____两大分支。

13. 主动脉根据行程可分为_____、_____和_____三段。

## (四) 简答题

1. 心表面有哪几条沟？各走行哪些血管？

2. 右心室可以区分为哪几个部分？说明其位置及入口和出口。

3. 右心房有哪些主要结构？

4. 右心室有哪些主要结构？

5. 窦房结和房室结各位于什么部位？

6. 心的静脉由哪个途径回心？冠状窦主要属支有哪几条？

7. 出入心底的大血管有哪些？

8. 左心室腔内可见哪些结构？

9. 心传导系统包括哪些结构？

10. 营养右心室的动脉有哪些？它们分别起自何处？

11. 营养左心室的动脉有哪些？它们分别起自何处？

## （五）论述题

试述心脏的位置、各瓣膜的名称及作用。

# 第四节　肺循环的血管

## 一、学习目的与要求

1. 掌握：肺动脉干及其分支、分布；肺静脉的起始、注入部位。
2. 熟悉：动脉韧带的临床意义。
3. 了解：肺静脉的数量。

## 二、学习指导

### （一）肺循环的动脉

1. 肺动脉干　发自右心室，经主动脉前方行向左后上方，至主动脉弓下缘分为左肺动脉和右脉动脉。

（1）左肺动脉：较短，横行向左至左肺门，分两支入肺。

（2）右肺动脉：较长，经主动脉和上腔静脉后方向至右肺门分为三支入右肺。

2. 动脉韧带　连于主动脉弓下缘与肺动脉干分叉处稍左侧的纤维性结缔组织索（由胚胎时期动脉导管闭索的遗迹）。

### （二）肺循环静脉系

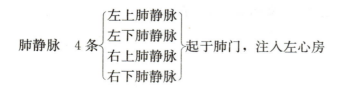

肺静脉　4条 ⎰左上肺静脉⎱
　　　　　　⎰左下肺静脉⎱ 起于肺门，注入左心房
　　　　　　⎰右上肺静脉⎱
　　　　　　⎰右下肺静脉⎱

## 三、实验指导

### 【实验目的】

掌握肺动脉干及左、右肺动脉形成。

### 【实验材料】

1. 胸腔解剖标本。
2. 心脏模型。

### 【实验内容】

1. 观察肺动脉干及肺动脉。
2. 观察动脉韧带。
3. 观察肺静脉。

## 四、强化训练

### (一) 名词解释

1. 动脉韧带

2. 动脉导管未闭

### (二) 选择题

**A 型题**

1. 关于肺动脉正确的说法是
   A. 发自左心室
   B. 左肺动脉横过胸主动脉后方
   C. 其末端与主动脉弓下缘之间有动脉韧带
   D. 是肺的营养性血管
   E. 内含动脉血
2. 其内流动的是静脉血的血管为
   A. 主动脉　　　　B. 肺动脉　　　　C. 头臂干　　　　D. 肺静脉
   E. 颈外动脉
3. 肺动脉
   A. 是右心室的入口　　　　　　　B. 附近有冠状动脉的开口
   C. 运送含氧量高的血液　　　　　D. 有三个半月形瓣
   E. 直接由右心室发出

## （三）填空题

1. 肺动脉干起自_____，向_____后上方斜行，至主动脉弓下方分为_____。

2. 肺静脉左右各两条，起自肺泡周围的_____，逐级汇合为左、右肺的上、下_____，导流动脉血液注入_____。

3. 肺循环的血管包括_____和_____。

## （四）简答题

试述若来自肺内一血块，经何途径最终栓塞于右侧大脑中动脉。（可用箭头表示）

# 第五节　体循环的血管

## 一、学习目的与要求

1. 掌握：主动脉的起止、行程和分部；主动脉升部、主动脉弓的分支；颈总动脉的起始、行程和位置；颈外动脉的行程和各分支的名称及分布；锁骨下动脉的起始、行程和分布范围；常用的动脉压迫止血点、临床上触摸脉搏、测量血压的部位。上腔静脉的组成、起止和收集范围；颈外静脉的起止、行程、收集范围及注入部位；头静脉、贵要静脉、肘正中静脉的行程和注入部位；静脉角的概念；下腔静脉的组成、起止、行程和收集范围；大、小隐静脉的起始部位、行程和注入部位；门静脉的组成和主要属支的名称及其收集范围；门静脉的行程和分支；门静脉的构造特点及其与上、下腔的交通部位和途径；面静脉与海绵窦的交通。

2. 熟悉：椎动脉、甲状颈干、胸廓内动脉的行程和分支及其分布范围；腋动脉的起止。腋动脉各分支的名称；肱动脉的起止、位置和分布；肱动脉的压迫止血点；掌浅弓和掌深弓的组成；腹腔干、肠系膜上动脉，肠系膜下动脉的起始、行程及其分支的行程和分布；股动脉和腘动脉的走行、分支和分部；股动脉的体表投影。肋间后动脉的行程和分布。颈内静脉的起始、行程、收集范围，面静脉、下颌后静脉的行程和注入部位。

3. 了解：支气管动脉、食管动脉的分布范围；腘动脉的位置；胫前动脉、胫后动脉的起止、行程和分布。颈外静脉的组成；上肢深静脉的行程和注流关系，锁骨下静脉的位置、注入部位。

## 二、学习指导

### （一）体循环的动脉

1. 体循环的动脉主干

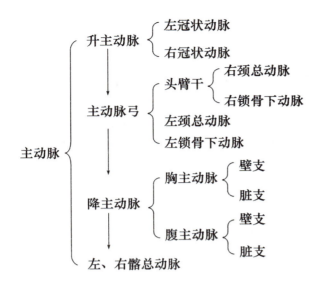

2. 头颈部的动脉

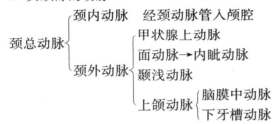

3. 锁骨下动脉和上肢的动脉

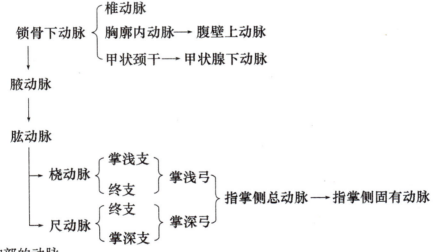

4. 胸部的动脉

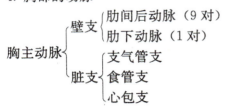

5. 腹部的动脉

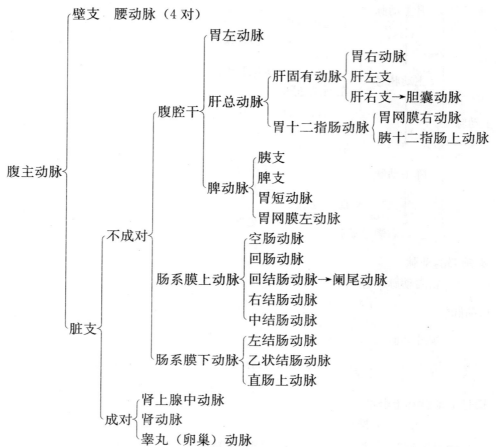

6. 盆部和下肢的动脉

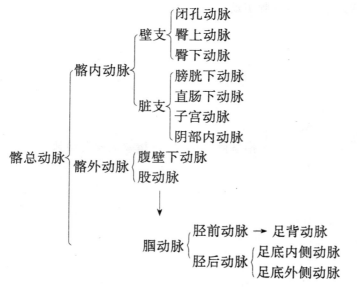

### （二）体循环静脉系

体循环静脉系 { 上腔静脉系
　　　　　　　 下腔静脉系（包括肝门静脉系）
　　　　　　　 心静脉系

1. 上腔静脉系　由上腔静脉及其属支组成，收集头颈上肢和胸部的静脉血。

（1）上腔静脉

1）组成：在右侧第1胸肋结合处后方由左、右头臂静脉合成，沿升主动脉右侧下行，至右侧第3胸肋关节下缘注入右心房。

2）属支

属支 { 左、右头臂静脉
　　　 奇静脉

3）收集范围：收集头颈部、上肢和胸部（心和肺除外）等上半身静脉血。

（2）头臂静脉：由颈内静脉和锁骨下静脉在胸锁关节的后方汇合而成，汇合处向外的夹角称静脉角，有淋巴导管注入。头臂静脉的其他属支有椎静脉、胸廓内静脉、甲状腺下静脉、肋间最上静脉（收集第1、2肋间静脉）。

（3）颈内静脉：于颈静脉孔处续于乙状窦，在颈动脉鞘内下行于颈内动脉和颈总动脉的外侧，至胸锁关节的后方于锁骨下静脉汇合。

1）颅内属支：硬脑膜窦收集脑膜、脑、颅骨、视器和前庭蜗器的静脉血。

2）颅外属支：面静脉，舌静脉，咽静脉，甲腺上、中静脉，收集同名器官的静脉血。

面静脉：起自内眦静脉，在面动脉的后方下行，在下颌角下方跨过颈内、外动脉表面注入颈内静脉。

下颌后静脉：由颞浅静脉和上颌静脉在腮腺内汇合而成，下行至腮腺下端分为前、后两支，前支汇入面静脉，后支续为颈外静脉。上颌静脉起自翼内、外肌之间的翼静脉丛。

颅内静脉与颅外静脉的交通：

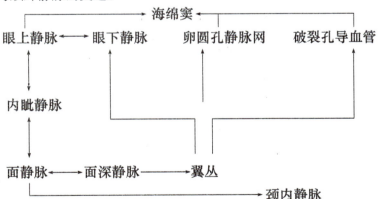

（4）锁骨下静脉：于第1肋的外缘续于腋静脉，向内行于同名动脉的前内侧，至胸锁关节的后方于颈内静脉汇合，其主要属支是颈外静脉。

颈外静脉：由下颌后静脉的后支与耳后静脉、枕静脉汇合而成，沿胸锁乳突肌的表面下行，在锁骨上方穿深筋膜注入锁骨下静脉。收集头皮和面部的静脉血。

（5）上肢静脉

1）浅静脉

头静脉：起自手背静脉网的桡侧，沿前臂的桡侧、肘部的前面、肱二头肌外侧沟上行，经三角肌和胸大肌间沟至锁骨下方穿深筋膜注入腋静脉或锁骨下静脉。

贵要静脉：起自手背静脉网的尺侧，沿前臂的尺侧上行，至肘部转至前面，经肱二头肌内侧沟上行至臂中点平面，穿深筋膜注入肱静脉或伴肱静脉上行注入腋静脉。

肘正中静脉：连于头静脉和贵要静脉之间。

前臂正中静脉：起自手掌静脉丛，沿前臂前面上行，注入肘正中静脉。

2）深静脉：腋静脉，在大圆肌下缘由两条肱静脉汇合而成，在第1肋的外缘续为锁骨下静脉，收集上肢的所有浅、深静脉血。

（6）胸部的静脉

奇静脉行程：起于右腰升静脉，沿胸椎体右侧上行至第4胸椎高度，向前勾绕右肺根上方注入上腔静脉。

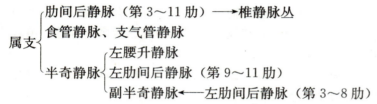

2. 下腔静脉系　由下腔静脉及其属支组成，收集下半身的静脉血。

（1）下腔静脉

1）组成及行程：由左、右髂总静脉平第4、5腰椎右前方合成，沿腹主动脉右侧脊柱右前方上行，经肝的腔静脉沟，穿膈腔静脉孔入胸腔，穿纤维心包注入右心房。

2）属支：壁支主要有膈下静脉、腰静脉。脏支主要有肾上腺静脉（左注入左肾静脉，右注入下腔静脉）、肾静脉、睾丸静脉/卵巢静脉（左侧注入左肾静脉，右侧注入下腔静脉）和肝静脉（3条，在腔静脉沟注入下腔静脉）。

（2）髂总静脉：在骶髂关节前方由髂内静脉和髂外静脉汇合而成。

（3）髂内静脉 {
壁支：a. 臀上静脉；b. 臀下静脉；c. 闭孔静脉；d. 骶外侧静脉
脏支 {
a. 直肠静脉 直肠静脉丛
b. 膀胱静脉 膀胱静脉丛
c. 子宫静脉 子宫阴道丛
}
}

（4）髂外静脉 ← 腹壁下静脉、旋髂深静脉

↑

（5）股静脉 ← 股深静脉

↑

（6）腘静脉 ← {
胫前静脉
胫后静脉
}

（7）下肢的浅静脉

1）大隐静脉

起始与走行：在足内侧缘起自足背静脉弓，经内踝前方，沿小腿内侧、膝关节内后方、大腿内侧面上行，至耻骨结节外下方3～4 cm处穿阔筋膜的隐静脉裂孔，注入股静脉。

其属支有腹壁浅静脉、旋髂浅静脉、阴部外静脉和股内侧浅静脉。

2）小隐静脉：在足外侧缘起自足背静脉弓，经外踝后方，沿小腿后面上行，至腘窝下角穿深筋膜注入腘静脉。

（8）肝门静脉系

1）肝门静脉：由脾静脉与肠系膜上静脉在胰颈后方合成，经胰颈和下腔静脉之间进入肝十二指肠韧带，在肝固有动脉和胆总管的后方上行至肝门，分为左、右两支入肝。其属支有：脾静脉、肠系膜上静脉、肠系膜下静脉、胃左静脉、胃右静脉、胆囊静脉、附脐静脉等。收集范围包括：自食管腹段至直肠的腹盆部消化管道及脾胰和胆囊的静脉血。

2）门静脉与上、下腔静脉的吻合。肝门静脉系与上、下腔静脉系间的吻合部位：①食管静脉丛。②直肠静脉丛。③脐周静脉网。④通过椎内、外静脉丛使贴近腹后壁的肠系膜上、下静脉和脾静脉的小属支与上、下腔静脉系的肋间后静脉、椎静脉、腰静脉的属支间相吻合。⑤通过肝裸区、胰、十二指肠、升、降结肠使肠系膜上、下静脉的小属支与腹后壁上、下腔静脉系中的肋间后静脉、膈下静脉、腰静脉、肾静脉等小属支相吻合。

肝门静脉与上、下腔静脉系的吻合和侧支循环路径：

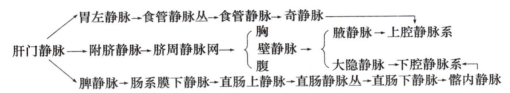

## 三、实验指导

【实验目的】

1. 掌握主动脉的起止、位置、分部及各部分支。

2. 掌握头颈、上肢、胸、腹部、盆部、下肢的动脉主干名称、行程、起止及其主要分支、分布。

3. 掌握上、下腔静脉的组成和属支；门静脉及其组成和属支；上、下肢浅静脉的位置及其注入部位。

4. 熟悉肺动脉干及左、右肺动脉形成；肺静脉。

【实验材料】

1. 胸腔解剖标本。

2. 躯干后壁的动脉标本。

3. 头颈、上肢动脉标本。

4. 胸、腹部动脉标本。

5. 盆部、下肢动脉标本。

6. 躯干后壁的静脉标本。

7. 头颈部、上肢的静脉标本。

8. 腹部的静脉标本，肝标本。

9. 盆部、下肢的静脉标本。

10. 门、腔静脉吻合模型。

## 【实验内容】

1. 观察主动脉分部。观察头颈部动脉主干及其分支分布。

2. 观察锁骨下动脉及上肢的动脉主干。观察掌深弓、掌浅弓的形成。

3. 观察胸部的动脉、腹部的动脉。

4. 观察盆部及下肢动脉主干。

5. 观察头颈部静脉。两条静脉主干：颈内静脉和颈外静脉。

6. 观察上肢的静脉：深静脉和浅静脉。

7. 观察胸部的静脉、盆部与下肢的静脉。

8. 观察腹部的静脉、门静脉。

9. 观察门-腔静脉吻合模型，辨认食管静脉丛、直肠静脉丛和脐周静脉网。

# 四、强化训练

## （一）名词解释

1. 浅静脉

2. 颈动脉窦

3. 掌浅弓

4. 掌深弓

5. 颈动脉小球

6. 静脉角

## （二）选择题

### A 型题

1. 颈外动脉的分支不包括

    A. 面动脉        B. 甲状腺下动脉    C. 上颌动脉        D. 颞浅动脉

    E. 舌动脉

2. 脑膜中动脉发自
    A. 颈内动脉        B. 颈外动脉        C. 上颌动脉        D. 颞浅动脉
    E. 面动脉

3. 椎动脉
    A. 是颈总动脉的分支                B. 是颈内动脉的分支
    C. 经枕骨大孔入颅                D. 分支布于脑膜和视器
    E. 是颈外动脉的分支

4. 肱动脉
    A. 为锁骨下动脉的直接延续        B. 沿肱二头肌的外侧下行
    C. 于肱二头肌腱外侧可摸到其搏动    D. 在肘窝处分为桡动脉和尺动脉
    E. 其全长都摸不到搏动

5. 肱动脉在肘窝的摸脉点是在
    A. 肱桡肌内侧                B. 肱桡肌外侧
    C. 肱二头肌腱内侧           D. 肱二头肌腱外侧
    E. 臂部前面中部

6. 手指出血的压迫止血部位在
    A. 出血处        B. 指根部掌面        C. 指根部背面        D. 指根部两侧
    E. 指腹

7. 下列有关胸主动脉的描述，错误的是
    A. 为主动脉弓的延续           B. 在膈的主动脉裂孔处改称为腹主动脉
    C. 脏支供应心脏、支气管和肺     D. 壁支主要有肋间后动脉和肋下动脉
    E. 发出的壁支肋间后动脉和肋下动脉共有 10 对

8. 对肺起营养作用的血管是
    A. 肺动脉        B. 肺静脉        C. 支气管动脉        D. 支气管静脉
    E. 肺动脉干

9. 腹主动脉不成对的脏支中没有
    A. 肠系膜上动脉    B. 肠系膜下动脉    C. 卵巢动脉        D. 腹腔干
    E. 以上均错

10. 腹腔干的分支中没有
    A. 胃左动脉        B. 胃右动脉        C. 肝总动脉        D. 脾动脉
    E. 以上均错

11. 全部由肠系膜下动脉供应的器官是
    A. 空肠和回肠                B. 升结肠和横结肠
    C. 降结肠和乙状结肠          D. 直肠和肛管
    E. 十二指肠

12. 直肠上动脉发自
    A. 腹腔干        B. 肠系膜上动脉    C. 肠系膜下动脉    D. 髂内动脉
    E. 髂外动脉

13. 关于子宫动脉的描述，错误的是
    A. 从髂外动脉发出
    B. 在子宫颈外侧约 2 cm 处
    C. 越过输尿管的前上方
    D. 布于子宫和输卵管
    E. 从髂内动脉发出

14. 髂内动脉的脏支不包括
    A. 子宫动脉
    B. 阴部内动脉
    C. 直肠上动脉
    D. 直肠下动脉
    E. 膀胱下动脉

15. 腹壁下动脉发自
    A. 髂内动脉
    B. 髂外动脉
    C. 股动脉
    D. 闭孔动脉
    E. 臀下动脉

16. 在体表最易摸到股动脉搏动的部位是
    A. 腹股沟韧带中、外 1/3 交点下方
    B. 腹股沟韧带中、内 1/3 交点下方
    C. 腹股沟韧带中点下方
    D. 腹股沟韧带中点上方
    E. 腹股沟韧带中点

17. 胫前动脉
    A. 直接延续于股动脉
    B. 在小腿后群肌中下行
    C. 经踝关节后方下降
    D. 到足背后改名为足背动脉
    E. 在小腿外侧群肌中下行

18. 主动脉的第一分支是
    A. 左、右冠状动脉
    B. 头臂干
    C. 左颈总动脉
    D. 左锁骨下动脉
    E. 右颈总动脉

19. 关于主动脉弓的描述，正确的是
    A. 呈弓形弯向左后方
    B. 发出左、右冠状动脉
    C. 发出左、右颈总动脉
    D. 发出左、右锁骨下动脉
    E. 发出头臂干、右颈总动脉及右锁骨下动脉

20. 自主动脉弓右侧发出的第一个分支是
    A. 左颈总动脉
    B. 右锁骨下动脉
    C. 头臂干
    D. 右颈总动脉
    E. 左锁骨下动脉

21. 颈内动脉
    A. 左侧起自头臂干
    B. 右侧起自主动脉弓
    C. 经枕骨大孔入颅
    D. 营养脑和视器
    E. 与颈外动脉伴行

22. 上腔静脉
    A. 是上腔静脉系的主干
    B. 由左、右颈内静脉汇合而成
    C. 由左、右锁骨下静脉汇合而成
    D. 注入右心房前有半奇静脉汇入
    E. 收集人体上半身（包括心脏）的静脉血

23. 上腔静脉收集范围不包括
   A. 头颈部　　　　B. 胸壁　　　　C. 心脏　　　　D. 上肢
   E. 肺

24. 关于上肢浅静脉的描述，不正确的是
   A. 头静脉起自手背静脉网的桡侧份　　B. 贵要静脉起自手背静脉网的尺侧份
   C. 肘正中静脉连接贵要静脉和头静脉　　D. 头静脉和贵要静脉均注入腋静脉
   E. 头静脉和贵要静脉都是由手背静脉网汇合而成

25. 关于下腔静脉的描述，错误的是
   A. 是全身最大的静脉　　　　　　　B. 为下腔静脉系的主干
   C. 由左、右髂总静脉汇合而成　　　D. 沿脊柱的左侧上行
   E. 收集人体下半身的静脉血

26. 下列静脉哪一个不是下腔静脉直接属支
   A. 肝静脉　　　　B. 肛门静脉　　　　C. 肾静脉　　　　D. 右睾丸静脉
   E. 右肾上腺静脉

27. 全身行程最长的浅静脉是
   A. 头静脉　　　　B. 贵要静脉　　　　C. 大隐静脉　　　　D. 小隐静脉
   E. 肘正中静脉

28. 关于大隐静脉的描述，以下哪项正确
   A. 起于足背静脉网　　　　　　B. 经内踝后方
   C. 上行于小腿及大腿内侧　　　D. 注入股静脉
   E. 穿过隐静脉裂孔

29. 睾丸静脉
   A. 在精索内彼此吻合成蔓状静脉丛　　B. 左睾丸静脉以直角注入下腔静脉
   C. 右睾丸静脉以锐角注入右肾静脉　　D. 精索静脉曲张以右侧多见
   E. 收集睾丸和附睾的静脉血

30. 肝门静脉
   A. 为一短而粗的静脉干　　　　　　B. 收集腹腔所有不成对器官的静脉血
   C. 通常由肠系膜上、下静脉汇合而成　　D. 直接注入下腔静脉
   E. 与上、下腔静脉系无交通

31. 下列静脉中哪一个不是直接注入肝门静脉
   A. 肠系膜上静脉　　　　　　　B. 肠系膜下静脉
   C. 脾静脉　　　　　　　　　　D. 胃左静脉
   E. 胃右静脉

**B 型题**

(1~2 题共用备选答案)
   A. 头臂干　　　　B. 颈总动脉　　　　C. 颈内动脉　　　　D. 颈外动脉
   E. 锁骨下动脉

1. 椎动脉起自

2. 颞浅动脉起自

（3~6 题共用备选答案）

    A. 下腔静脉       B. 腋静脉       C. 上腔静脉       D. 颈内静脉

    E. 肱静脉

3. 肝静脉注入

4. 贵要静脉汇入

5. 头静脉一般汇入

6. 奇静脉注入

（7~8 题共用备选答案）

    A. 肝门静脉       B. 股静脉       C. 左肾静脉       D. 腘静脉

    E. 脾静脉

7. 大隐静脉注入

8. 小隐静脉注入

9. 肠系膜下静脉注入

10. 左睾丸静脉注入

11. 胃左静脉直接注入

## X 型题

1. 主动脉弓发出

    A. 头臂干       B. 右颈总动脉       C. 左颈总动脉       D. 右锁骨下动脉

    E. 左锁骨下动脉

2. 关于颈总动脉的描述，正确的是

    A. 左颈总动脉起自主动脉弓       B. 右颈总动脉起自头臂干

    C. 均经过胸锁关节的后方       D. 于甲状软骨下缘平面分为颈内、外动脉

    E. 颈动脉窦是化学感受器

3. 颈外动脉的直接分支包括

    A. 甲状腺上动脉    B. 面动脉       C. 上颌动脉       D. 颞浅动脉

    E. 脑膜中动脉

4. 属于锁骨下动脉的直接分支是

    A. 椎动脉       B. 胸廓内动脉       C. 腹壁上动脉       D. 腹壁下动脉

    E. 甲状腺下动脉

5. 胸部的动脉

    A. 动脉主干是胸主动脉

    B. 其分支有脏支和壁支

    C. 脏支主要有支气管动脉（支气管支）和食管动脉（食管支）

    D. 壁支主要有肋间后动脉和肋下动脉

    E. 壁支还有胸廓内动脉

6. 腹主动脉不成对的脏支有

    A. 腹腔干       B. 肠系膜上动脉       C. 肠系膜下动脉       D. 肾动脉

    E. 睾丸动脉（或卵巢动脉）

7. 腹腔干的直接分支有

    A. 肝总动脉        B. 脾动脉        C. 胃左动脉        D. 胃右动脉

    E. 胃短动脉

8. 髂内动脉的脏支有

    A. 子宫动脉        B. 阴部内动脉        C. 直肠下动脉        D. 闭孔动脉

    E. 臀上、下动脉

9. 关于上腔静脉，正确的描述是

    A. 是上腔静脉系的主干        B. 壁薄腔大，无瓣膜

    C. 由左、右头臂静脉合成        D. 沿升主动脉右缘垂直下降

    E. 收纳奇静脉的血液

10. 面静脉与颅内海绵窦相交通的静脉是

    A. 颈内静脉        B. 颈外静脉        C. 颞浅静脉        D. 眼静脉

    E. 内眦静脉

11. 有关下腔静脉的描述，正确的是

    A. 是全身最大的静脉干        B. 位于腹后壁

    C. 由左、右髂总静脉汇合而成        D. 沿腹主动脉右侧上升

    E. 穿膈的腔静脉孔入胸腔

12. 何者不直接注入下腔静腔

    A. 肝静脉        B. 肝门静脉        C. 左睾丸静脉        D. 右睾丸静脉

    E. 肾静脉

13. 肝门静脉收集哪些腹腔脏器血液

    A. 肝        B. 脾        C. 胰        D. 胃

    E. 小肠

14. 肝门静脉的属支有

    A. 脾静脉        B. 肠系膜上静脉        C. 胃左静脉        D. 肠系膜下静脉

    E. 附脐静脉

## （三）填空题

1. 主动脉弓凸侧发出的分支自右向左依次为_____、_____和_____。

2. 上肢动脉的主干依次有_____、_____、_____和_____。

3. 掌浅弓由_____与_____构成；掌深弓由_____和_____构成。

4. 腹主动脉不成对的脏支有_____、_____和_____。

5. 腹腔干由_____发出，其分支有_____、_____和_____。

6. 肠系膜上动脉的主要分支有_____、_____和_____等，阑尾动脉起自_____。

7. 肠系膜下动脉的分支有_____、_____和_____。

8. 睾丸动脉起自_____，卵巢动脉起自_____，子宫动脉起自_____。

9. 下肢的动脉主干依次是_____、_____、_____和_____。

10. 营养胃的动脉有_____、_____、_____、_____和_____。

11. 上腔静脉由_____和_____汇合而成。在注入右心室之前有_____注入。
12. 上肢浅静脉较为恒定的主干有_____、_____和_____。
13. 下腔静脉由_____和_____汇合而成，注入_____。
14. 静脉角是指_____与_____汇行处的夹角。
15. 大隐静脉起自_____，经内踝_____方上行，注入_____。
16. 肝门静脉在胰头后方由_____与_____汇合而成。
17. 肝门静脉的属支主要有_____、_____、_____、_____、_____、_____和_____。

## (四) 简答题

1. 主动脉可区分为哪几部？升主动脉的分支有哪几条？降主动脉可分哪两部分？

2. 简述化学感受器和压力感受器的部位和功能。

3. 肋间（后）动脉来自哪几条动脉？

4. 腹主动脉有哪些壁支和脏支？

5. 说明闭孔动脉的起始、分布、分支的吻合及临床意义。

6. 颈外动脉有哪些主要分支？

7. 甲状腺有哪些血管分布？

8. 腹主动脉的脏支（一级分支）有哪些？

9. 胃有哪些动脉分布?

10. 肠系膜上动脉有哪些分支?

## (五) 论述题

1. 试述肝脓肿患者细菌经血行播散至右肺产生脓肿的途径。

2. 经手背静脉网进行静脉点滴,试述药物到达肺部的循环途径。

3. 试述癌细胞沿血行从肺转移至肾的途径。

4. 给二尖瓣狭窄患者行心导管术扩张二尖瓣时,常经股动脉插入导管。试述导管从股动脉逆行入左心室的途径。

# 第六节 淋巴系统

## 一、学习目的与要求

1. 掌握:淋巴系统的组成、功能;各种淋巴管道的结构特点,9 条淋巴干的名称、来源、收纳范围及注流关系;2 条淋巴导管;脾的形态、位置;胸腺的形态、位置。
2. 熟悉:人体各部的主要淋巴结的名称、配布特点及淋巴回流的因素。
3. 了解:淋巴系的结构、起源;脾的功能;胸腺的位置、形态及功能。

## 二、学习指导

### （一）概述

淋巴系统是脉管系的重要组成部分，由各级淋巴管道、淋巴器官和散在的淋巴组织构成。

### （二）淋巴系统的结构和配布特点

1. 淋巴管道　可分为毛细淋巴管、淋巴管、淋巴干和淋巴导管四级。

（1）毛细淋巴管：是淋巴管道的起始段，位于组织间隙内，以膨大的盲端起始，彼此吻合成网。管壁非常薄，仅由单层内皮细胞构成。没有基膜和周细胞，相邻的内皮细胞之间的连接间隙较大，因此毛细淋巴管比毛细血管通透性大，蛋白质、异物和细菌等大分子物质容易进入毛细淋巴管。

（2）淋巴管：由毛细淋巴管汇集而成，在全身各处分布广泛。根据走行位置可分为浅淋巴管和深淋巴管。

（3）淋巴干：淋巴管在向心回流途中逐渐汇合形成较粗大的淋巴干。全身共有 9 条淋巴干，它们是左、右颈干，左、右锁骨下干，左、右支气管纵隔干，左、右腰干和单一的肠干。

（4）淋巴导管：全身 9 条淋巴干最终分别汇合成两条淋巴导管，即胸导管和右淋巴导管。

1）胸导管：是全身最粗大的淋巴管道，长 30～40 cm。胸导管起始于第 1 腰椎前方的乳糜池，乳糜池由左、右腰干和肠干汇合而成。胸导管自乳糜池上行，经膈的主动脉裂孔入胸腔，沿脊柱前方、胸主动脉与奇静脉之间上行，至第 5 胸椎高度逐渐偏向左侧，沿脊柱左侧缘继续上行，出胸廓上口达颈根部，然后弯向前内下方注入左静脉角。在注入静脉角前，胸导管接收左颈干、左锁骨下干和左支气管纵隔干的淋巴。胸导管通过 6 条淋巴干和某些散在的淋巴管，收集了下半身和上半身左侧半（全身 3/4 区域）的淋巴。

2）右淋巴导管：由右颈干、右锁骨下干、右支气管纵隔干汇合而成，注入右静脉角。收纳上半身右侧半（约占全身 1/4 部位）的淋巴。

2. 淋巴器官　包括淋巴结、扁桃体、脾和胸腺等。

（1）淋巴结：为淋巴管向心回流途中的必经器官，为灰红色椭圆形或圆形小体，大小不等。淋巴结一侧隆凸，一侧凹陷，凹陷处称为淋巴结门，是淋巴结的血管神经出入之处。淋巴结的周围有淋巴管与之相连，与凸侧面相连的淋巴管称输入淋巴管，数目较多；从淋巴结门出来的淋巴管称输出淋巴管，将经淋巴结过滤后的淋巴运出淋巴结。淋巴结多聚集成群，以深筋膜为界可将淋巴结分为浅、深两种。淋巴结多沿血管排列，位于关节的屈侧和体腔的隐蔽部位。

局部淋巴结是指引流某个器官或某个部位淋巴的第一级淋巴结，了解局部淋巴结的位置、引流范围和引流去向，对某些疾病的诊断和治疗有重要的意义。

人体各部主要的局部淋巴结有枕淋巴结、下颌下淋巴结、颏下淋巴结、颈外侧浅淋巴结、颈外侧深淋巴结、腋淋巴结、支气管肺门淋巴结（肺门淋巴结）、腘窝淋巴结、腹股沟浅淋巴结、腰淋巴结、腹腔淋巴结、肠系膜上淋巴结、肠系膜下淋巴结等。

人体部分器官的淋巴引流如下：

1）食管的淋巴引流：一般可分为三段，即食管上 1/3 的淋巴管，一般向两侧注入气管旁淋巴结和颈外侧深淋巴结下群；中 1/3 的淋巴管，注入气管支气管上、下淋巴结和纵隔后淋巴结；下 1/3 的淋巴管，大部分向下至贲门周围淋巴结、胃左淋巴结，进而至腹腔淋巴结。此外，食管胸段的一些淋巴管也可直接注入胸导管。因此，食管癌患者有时未见明显的局部淋巴结受累，却已出现远处转移。

2）胃的淋巴引流：胃的淋巴管一般与胃的血管伴行，注入沿腹腔动脉各分支排列的淋巴结。经研究发现，胃的淋巴引流大致可分为四区：1 区为胃体小弯侧、贲门及胃底右侧部，此区的淋巴管汇入胃左淋巴结；2 区为胃体大弯侧左侧部及胃底左侧部，此区淋巴管注入胃网膜左淋巴结及胰、脾淋巴结；3 区为幽门部的小弯侧，淋巴管注入幽门上淋巴结；4 区为胃体大弯侧右侧半及幽门部大弯侧，淋巴管汇入胃网膜右淋巴结和幽门下淋巴结。上述各淋巴结均汇入腹腔淋巴结。

3）直肠和肛管的淋巴引流：以齿状线为界，齿状线以上的淋巴管的走行大致有 4 个方向：

①大部分的淋巴管沿直肠上血管上行，注入该血管附近的直肠上淋巴结，进而至肠系膜下淋巴结，直肠癌的转移以此途径最多见。

②直肠下部和肛管黏膜部的淋巴管多沿直肠下动脉至髂内淋巴结。

③部分淋巴管向后注入骶淋巴结。

④还有部分淋巴管穿肛提肌至坐骨直肠窝，沿肛血管和阴部内血管注入髂内淋巴结。

⑤齿状线以下的肛管淋巴管沿阴部外静脉注入腹股沟浅淋巴结。但直肠和肛管的淋巴管与乙状结肠、会阴部等处的淋巴管交通广泛，故直肠癌可广泛转移。

4）子宫的淋巴引流：子宫的淋巴回流比较广泛，淋巴管自子宫向四周分散走行。

①子宫底和子宫体上部的淋巴管与卵巢的淋巴管汇合，沿卵巢悬韧带上行注入腰淋巴结。部分淋巴管沿子宫圆韧带走行，穿腹股沟管注入腹股沟浅淋巴结。

②子宫体下部及子宫颈的淋巴管沿子宫动脉走行，向外注入髂内淋巴结和髂外淋巴结，进而注入髂总淋巴结。髂内、髂外淋巴结是子宫颈的主要局部淋巴结，子宫颈癌根治手术时，必须将其全部清除。

③子宫颈的一部分淋巴管沿子宫主韧带向外侧注入闭孔淋巴结，有的沿骶子宫韧带向后注入骶淋巴结或主动脉下淋巴结。

5）乳房的淋巴引流：乳房的淋巴回流主要有以下 4 条途径。

①乳房外侧部及中央部的淋巴，向外上注入腋淋巴结的胸肌淋巴结和中央淋巴结，这是乳房淋巴回流的主要途径。

②乳房上部的淋巴管穿胸大肌向上注入腋淋巴结群的尖淋巴结，或直接入锁骨上淋巴结。

③乳房内侧部的淋巴管向内穿第 1～5 肋间隙，注入胸骨旁淋巴。

④乳房内下部的淋巴管可向下通过腹壁和膈下的淋巴管与肝的淋巴管交通。

（2）脾：是最大的淋巴器官，具有储血、造血、清除衰老红细胞和进行免疫应答的功能。

1）脾的位置：脾位于左季肋区，胃底与膈之间，第9～11肋深面，其长轴与第10肋一致，前端可达腋中线。正常在肋弓下不应触及。其位置可随呼吸及体位的不同而有变化。

2）脾的形态：脾有膈、脏两面，前、后两端，上、下两缘。脾上缘锐利，有2～3个深陷的脾切迹，是触诊辨认脾的特征性标志。

（3）胸腺：是中枢淋巴器官又兼有内分泌功能。胸腺位于胸骨柄后方，上纵隔前部，心包前上方，有时可向上突入到颈根部。胸腺一般分为不对称的左、右两叶，质柔软，呈长扁条状，两叶间借结缔组织相连。胸腺有明显的年龄变化，新生儿及幼儿的胸腺相对较大，青春期后逐渐萎缩退化，被结缔组织代替。

# 三、强化训练

## （一）名词解释

1. 乳糜池

2. 脾切迹

## （二）选择题

### A 型题

1. 胸导管常注入
   A. 右静脉角　　　　　B. 左静脉角　　　　C. 上腔静脉　　　　D. 右颈内静脉
   E. 下腔静脉

2. 右淋巴导管
   A. 注入右静脉角　　　　　　　　　B. 注入左静脉角
   C. 收集右半身的淋巴　　　　　　　D. 收集左半身的淋巴
   E. 收集右下半身的淋巴

3. 脾
   A. 位于右季肋区　　　　　　　　　B. 与第9～11肋相对
   C. 其长轴与肋弓一致　　　　　　　D. 下缘有2～3个脾切迹
   E. 是人体第二大的淋巴器官

4. 淋巴干中无
   A. 左、右颈干　　　　　　　　　　B. 左、右肠干
   C. 左、右锁骨下干　　　　　　　　D. 左、右支气管纵隔干
   E. 左、右腰干

5. 胸导管收集淋巴的范围不包括
   A. 右上半身　　　　　　　　　　　B. 右下半身
   C. 左上半身　　　　　　　　　　　D. 左下半身
   E. 左上、下肢

6. 右淋巴导管汇入
　　A. 右颈内静脉　　B. 右颈外静脉　　C. 右锁骨下静脉　　D. 右静脉角
　　E. 左静脉角

**B 型题**

(1~3 题共用备选答案)
　　A. 乳糜池　　　　B. 右淋巴导管　　C. 胸导管　　　D. 颈干
　　E. 腰干

1. 收集下肢、腹盆部、左半胸、左上肢及左半头颈的淋巴
2. 收集右锁骨下干、右颈干及右支气管纵隔干来的淋巴
3. 胸导管起始部的膨大称

**X 型题**

1. 关于淋巴干的描述，正确的是
　　A. 左、右颈干　　　　　　　　　B. 左、右锁骨下干
　　C. 左、右支气管纵隔干　　　　　D. 左、右腰干
　　E. 左、右肠干
2. 胸导管
　　A. 是全身最大的淋巴管道　　　　B. 收集人体下半身和右上半身的淋巴
　　C. 起始处的膨大称乳糜池　　　　D. 经膈的主动脉裂孔入胸腔
　　E. 汇入右静脉角

## (三) 填空题

1. 淋巴系统由_____、_____和_____组成。
2. 胸导管收集人体_____和_____，即全身_____区域的淋巴，最后注入_____。
3. 下颌下淋巴结收受_____、_____和_____部位的淋巴管。
4. 腹股沟浅淋巴结下群收受除_____、_____以外的下肢浅淋巴管。
5. 脾位于_____，其长轴与第_____肋一致，脾肿大时临床触诊的标志是_____。

## (四) 简答题

1. 全身有哪几条淋巴干？

2. 简述胸导管的合成、注入部位和收集淋巴的范围。

3. 右淋巴导管收纳哪几条淋巴干的淋巴?

4. 简述胸腺的位置和形态。

# 第九章 感觉器

## 第一节 概述

### 一、学习目的与要求

1. 了解：感觉器官与感受器的概念。
2. 了解：感受器的分类。

### 二、学习指导

感受器是机体接受内、外环境各种不同刺激的结构，该结构将刺激转化为神经冲动或神经兴奋，经感觉神经传入中枢神经系统，最后到达大脑皮质，产生相应的感觉。感觉器官是由感受器及其附属结构共同构成，是机体感受刺激的装置。

感受器分类方法较多，一般根据感受器所在部位和所接受刺激的来源将其分为外感受器、内感受器及本体感受器等 3 类。

## 第二节 视器

### 一、学习目的与要求

1. 掌握：视器的组成和功能；眼球壁的构成，各部形态结构及其功能；眼球内容物的组成、形态结构，眼房的位置、分部，房水的产生和回流途径，眼的屈光系统的组成。
2. 熟悉：眼睑的形态结构；结膜的分部；泪器的组成、位置及开口；眼球外肌的名称、位置及作用。
3. 了解：眼的血管及神经。

## 二、学习指导

视器可分为眼球和眼副器两部分，眼球包括眼球壁和眼球内容物；眼副器包括眼睑、结膜、泪器和眼球外肌。

### （一）眼球壁

1. 外膜（纤维膜）

（1）角膜：占纤维膜的前 1/6，无色透明，略向前凸，有折光作用。角膜无血管，但有丰富的感觉神经末梢，感觉敏锐，当角膜发生病变时，疼痛剧烈。

（2）巩膜：占纤维膜的后 5/6，乳白色，不透明。在角膜与巩膜交界处的深部有一环形的巩膜静脉窦，是房水循环的通道。

2. 中膜（血管膜）

（1）虹膜：为中膜的最前部，位于角膜后方，呈圆盘状，中央有一圆孔，称瞳孔。

（2）睫状体：是中膜中部最厚的部分，有睫状突及睫状小带与晶状体相连。睫状体内有平滑肌，称睫状肌，该肌收缩与舒张，牵动睫状小带紧张或松弛，以调节晶状体的曲度。

（3）脉络膜：占中膜的后 2/3，衬于巩膜的内面，内有丰富的血管和色素细胞，具有营养眼球和吸收眼内分散的光线等作用。

3. 内膜（视网膜）　衬于中膜的内面，有盲部和视部。在视网膜后部有一呈白色的圆形隆起，为视神经起始处，称视神经盘，又称视神经乳头，此处无感光细胞，为生理性盲点。在视神经盘颞侧约 3.5 mm 处，有一黄色区域，称黄斑。黄斑中央凹陷处，称中央凹，是感光、视力、辨色最敏锐的部位。

### （二）眼球内容物

1. 房水　是无色透明的液体，充满在眼房内。除具有屈光作用外，还有营养眼球及维持眼内压的功能。

2. 晶状体　位于虹膜的后方，呈双凸透镜状，无色透明，具有弹性，不含血管和神经。

3. 玻璃体　为无色透明的胶状物质，充满于晶状体与视网膜之间，除具有屈光作用外，还有支撑视网膜的作用。

### （三）眼副器

1. 眼睑　位于眼球的前方，分上睑和下睑，有保护眼球的作用。

2. 结膜　是一层富有血管的透明黏膜，衬于上、下睑内面的，称睑结膜；衬于巩膜前面的，称球结膜。

3. 泪器　由泪腺和泪道组成。泪腺位于眶外上方的泪腺窝内，分泌泪液，泪液经泪点进入泪道。泪道包括泪小管、泪囊和鼻泪管。

4. 眼球外肌　共 7 块，位于眼球周围，均为骨骼肌。运动眼球的肌有 6 块，即上直肌和下直肌；内直肌和外直肌；上斜肌和下斜肌。运动上睑的肌有 1 块，称上睑提肌，作用为上提上睑。

### （四）眼的血管

1. 眼动脉　于颅腔内起自颈内动脉，经视神经管入眶，分布于眼球、眼球外肌、睑和泪腺等。

2. 眼静脉　眼静脉及属支与眼动脉和分支伴行，向前与内眦静脉相交通，向后经眶上裂入颅内的海绵窦。眼静脉无瓣膜，因此面部感染可经此途径侵入颅内。

## 三、实验指导

### 【实验目的】

1. 掌握视器的组成。
2. 掌握眼球壁的构成，各部形态结构及其功能。
3. 掌握眼球内容物的组成、形态结构，眼房的位置、分部，房水的产生和回流途径，眼的屈光系统的组成。
4. 掌握结膜的形态和分部。
5. 掌握泪器的组成、形态、位置和开口。
6. 掌握眼外肌的名称、作用和神经支配。
7. 熟悉眼球的外形、位置和组成。
8. 视网膜中央动脉的走行、分支和分布。
9. 了解眼睑的形态和构造、眶脂体和眶筋膜的形态特点。
10. 了解眼动脉的走行和分布、眼静脉的回流。

### 【实验材料】

1. 眼球标本和模型。
2. 牛或猪眼球冠状切面和水平切面标本。
3. 泪器的解剖标本。
4. 眼球外肌的解剖标本和模型。

### 【实验内容】

1. 眼球　六人一组，观察眼球标本和模型。

（1）在眼球标本和模型上，观察眼球的外形和结构。

（2）在牛或猪眼球冠状切面标本的前半部上，由后向前依次观察以下结构：①充满于眼球内的透明胶状物，即为玻璃体。②玻璃体前方透明的晶状体。③晶状体周围的黑色环形增厚部为睫状体，其前份的后面，呈放射状排列的皱襞即睫状突。④晶状体与睫状突之间有纤细的睫状小带。⑤去除晶状体，可见到位于其前方的虹膜，虹膜中央的孔称瞳孔。⑥角膜是眼球壁外层前部的透明薄膜。角膜与晶状体之间的间隙称眼房，被虹膜分为前房和后房。

（3）在牛或猪眼球冠状切面标本的后半部上，由前向后观察下列内容：①透过玻璃体可见到乳白色的视网膜，易从眼球壁剥离。②在视网膜上可见红色细线状的视网膜中央动脉的分支，各支都来自视神经盘。③去除玻璃体和视网膜，可见一层黑褐色的薄膜即脉络膜。④脉络膜外周的一层乳白色结构即巩膜。

（4）在猪眼球或牛眼球水平切面的标本上，观察眼球的前房、后房、晶状体与玻璃体以及眼球壁的三层膜，即眼球纤维膜、眼球血管膜和视网膜。

（5）两人一组，在活体上观察角膜、巩膜、虹膜和瞳孔。

2. 眼副器　两人一组，活体观察眼睑。

（1）在活体上，观察以下结构：①上、下睑缘和睑毛；②内眦和外眦；③上、下睑缘在近内眦处的泪点；④睑结膜和球结膜以及结膜上、下穹的位置。

（2）6人一组在泪器的解剖标本上，观察泪腺的形态和位置；泪囊、泪点、泪小管和鼻泪管的位置。

（3）在眼球外肌的解剖标本上，观察上睑提肌、上直肌、下直肌、内直肌、外直肌和上、下斜肌的位置。

# 四、强 化 训 练

## （一）名词解释

1. 视神经盘

2. 黄斑

3. 房水

## （二）选择题

### A 型题

1. 角膜内含有丰富的
   A. 动脉　　　　　　　B. 感觉神经末梢　　　C. 色素细胞　　　　　D. 淋巴管
   E. 静脉

2. 关于眼球的描述，以下哪项错误
   A. 位于眶内　　　　　　　　　　　　　B. 角膜内含有较丰富的血管
   C. 由眼球壁和内容物构成　　　　　　　D. 其后部借视神经与脑相连
   E. 眼球壁包括纤维膜、血管膜和视网膜

3. 沟通眼球前房和后房的是
   A. 虹膜角膜角　　　B. 巩膜静脉窦　　　C. 瞳孔　　　　　　D. 泪点
   E. 鼻泪管

4. 巩膜是下列何种结构的一部分
   A. 脉络膜　　　　　B. 视网膜　　　　　C. 眼球纤维膜　　　D. 巩膜静脉窦
   E. 眼球血管膜

5. 下述何者不属于视网膜的结构
    A. 脉络膜的色素细胞             B. 视锥细胞
    C. 节细胞                    D. 双极细胞
    E. 视杆细胞

6. 有关视网膜的描述，正确的是
    A. 视锥细胞能感受弱光，无辨色能力
    B. 内层为色素上皮层，有吸收光线的作用
    C. 视神经盘的中央略凹陷，称中央凹
    D. 神经层与色素上皮层连接疏松
    E. 视杆细胞能感受强光，具有辨色能力

7. 具有屈光作用的结构是
    A. 角膜          B. 虹膜          C. 睫状体          D. 视网膜
    E. 巩膜

8. 晶状体位于
    A. 角膜后方        B. 玻璃体后方        C. 视网膜前方        D. 虹膜后方
    E. 脉络膜后方

9. 能调节晶状体曲度的肌是
    A. 睫状肌         B. 上斜肌         C. 瞳孔括约肌         D. 眼轮匝肌
    E. 瞳孔开大肌

10. 下列哪种结构有维持眼内压的功能
    A. 睑板          B. 晶状体         C. 房水           D. 玻璃体
    E. 瞳孔

11. 填充于晶状体和视网膜之间的结构是
    A. 房水          B. 玻璃体         C. 睫状体          D. 泪液
    E. 脉络膜

12. 对结膜的描述，错误的是
    A. 为一层薄而富有血管的黏膜        B. 分睑结膜与球结膜两部分
    C. 球结膜贴于整个眼球的表面        D. 睑结膜贴在眼睑的内面
    E. 闭眼时，睑结膜和球结膜围成结膜囊

## （三）填空题

1. 视器又称眼，由_____和_____两部分组成。

2. 眼球壁从外向内由_____、_____和_____三层膜构成。

3. 眼球纤维膜分为前部的_____和后部的_____两部分，前者无色透明，无血管，富有_____。

4. 虹膜中央的圆孔称_____，虹膜内呈环形的平滑肌是_____，呈放射状的平滑肌是_____。

5. 眼球血管膜包括_____、_____和_____三部分。

6. 视网膜神经层由三种细胞构成，由外向内依次为_____、_____

和_____。

7. 眼球内容物包括_____、_____和_____。

8. 眼房位于_____和_____之间，被虹膜分为_____和_____，两者可经过_____相通。

9. 房水由_____产生，先进入_____，再经_____流入_____，然后经_____渗入_____，最后回流入_____。

10. 眼球的屈光物质包括_____、_____、_____和_____。

11. 眼副器包括_____、_____、_____和_____。

12. 眼睑从外向内由_____、_____、_____、_____和_____五层构成。

13. 结膜可分为_____和_____两部分，两者在移行处可形成_____和_____。

14. 泪器包括_____和_____。

15. 泪道包括_____、_____和_____。

16. 眼球外肌共 7 块，除 1 块上睑提肌之外，其余 6 块为_____、_____、_____、_____、_____和_____，分别使眼球转向上外和下外的为_____和_____。

## (四) 简答题

1. 光线需经过哪些结构才能成像于视网膜上？

2. 简述视近物时晶状体的调节。

# 第三节　前庭蜗器

## 一、学习目的与要求

1. 掌握：内耳的形态和结构。
2. 熟悉：中耳的形态和结构。
3. 了解：外耳的形态。

## 二、学习指导

前庭蜗器又称耳，包括外耳、中耳和内耳 3 部分。外耳和中耳是收集和传导声波的结构，内耳是接受声波和位觉刺激的感受器。

### （一）外耳

1. 耳郭　位于头部两侧，由弹性软骨作为支架，外覆皮肤。耳郭下部无软骨的部分，称耳垂。
2. 外耳道　为一条自外耳门至鼓膜的弯曲管道，外侧 1/3 为软骨部；内侧 2/3 为骨部。
3. 鼓膜　位于外耳道与中耳之间，为一椭圆形半透明的薄膜，其呈浅漏斗状，中央部略向内陷，称鼓膜脐。鼓膜上 1/4 为松弛部，下 3/4 为紧张部。在活体检查时，松弛部呈粉红色，紧张部呈灰白色。鼓膜脐的前下方有一个三角形的反光区，称光锥。

### （二）中耳

1. 鼓室　位于鼓膜与内耳之间，为颞骨岩部内不规则含气的小腔，内有 3 块听小骨。听小骨有 3 块，自外向内依次为锤骨、砧骨和镫骨，借关节相互连结，成为一条听骨链，使鼓膜与前庭窗相连接。
2. 咽鼓管　是连通咽与鼓室的管道，其作用是维持鼓室与外界大气压的平衡，保持鼓膜正常振动。
3. 乳突小房　是颞骨乳突内许多彼此相通的含气小腔，向前借乳突窦与鼓室相通。

### （三）内耳

1. 骨迷路　由后向前分为骨半规管、前庭和耳蜗 3 部分。
（1）骨半规管：为骨迷路的后部，由前、后和外侧 3 个互相垂直的半环形骨半规管构成。
（2）前庭：为骨迷路的中部，近似椭圆形的腔，外侧壁即鼓室内侧壁，有前庭窗和蜗窗。
（3）耳蜗：为骨迷路的前部，形如蜗牛壳。其尖端朝向前外方，称蜗顶，其底朝向后内侧，称蜗底。耳蜗由蜗螺旋管环绕蜗轴旋转约 2 圈半而成。自蜗轴伸出骨螺旋板突入蜗螺旋管内，骨螺旋板的外缘连膜迷路（蜗管），并将蜗管分为上、下两部分，上部称前庭阶，下部称鼓阶。前庭阶通前庭窗，鼓阶通蜗窗，二者在蜗顶处经蜗孔相通。
2. 膜迷路　套在骨迷路内，分为膜半规管、椭圆囊、球囊和蜗管。
（1）膜半规管：位于骨半规管内，形状和位置与骨半规管相似，在骨壶腹内有相应膨大的膜壶腹，膜壶腹壁上有隆起的壶腹嵴。壶腹嵴是位觉感受器，能接受旋转变速运动的刺激。
（2）椭圆囊和球囊：椭圆囊位于后上方，一侧与膜半规管的 5 个孔相通；球囊位于前下方，一侧与蜗管相通。在囊壁上分别有突入囊腔的椭圆囊斑和球囊斑，二者都是位觉感受器，能接受直线变速运动的刺激。
（3）蜗管：位于蜗螺旋管内，连于骨螺旋板的游离缘，随蜗螺旋管也旋转约 2 圈半，以盲端终于蜗顶。蜗管横切面呈三角形。上壁称前庭膜，外侧壁与蜗螺旋管的骨膜相结合，富含血管，下壁为基底膜，膜上有螺旋器，是听觉感受器，由毛细胞、支持细胞及盖膜等构成，能接受声波的刺激。

### （四）声波传导的途径

1. 空气传导　声波经外耳道空气传导引起鼓膜振动，再经听骨链和前庭窗传入耳蜗，这种传导方式称为空气传导。空气传导是引起正常听觉的主要途径。

2. 骨传导　声波直接引起颅骨的振动，从而引起耳蜗内淋巴的振动，这种传导方式称为骨传导。骨传导敏感性低，对正常听觉作用很小。

## 三、实验指导

【实验目的】

1. 掌握外耳道的位置、形态、分部和婴儿外耳道的特点。
2. 掌握鼓室的 6 个壁的位置、构成、形态特点和交通；鼓膜的位置、形态和分部。
3. 掌握咽鼓管的位置、形态、分部、开口；婴幼儿咽鼓管的特点。
4. 掌握乳突小房和乳突窦的位置和交通。
5. 掌握内耳的组成，骨迷路和膜迷路的形态、分布和功能。
6. 掌握听觉和位置觉感受器的位置和功能。
7. 熟悉前庭蜗器的组成和各部的作用、中耳的组成。
8. 熟悉声波的传导途径。
9. 了解耳郭的形态，听小骨的名称和连接，鼓膜张肌和镫骨肌的作用，内耳的位置、形态。

【实验材料】

1. 耳离体标本及模型。
2. 听小骨标本。
3. 内耳模型。
4. 颞骨的锯开标本。

【实验内容】

1. 两人一组，在耳的解剖标本上并结合活体，观察耳郭的形态、外耳道分部和弯曲。
2. 六人一组，在颞骨的锯开标本和耳的解剖标本上，观察以下内容：
（1）鼓室的位置和形态；鼓室外侧壁即鼓膜的形态和分部；内侧壁上的前庭窗、蜗窗的形态；前壁与咽鼓管的连通关系；后壁与乳突窦的连通关系，乳突小房的形态；上壁（鼓室盖）与颅中窝的关系；下壁与颈内静脉的关系。
（2）听小骨的名称及连接关系。
3. 在耳的解剖标本上和内耳模型上，观察以下内容：

（1）内耳在颞骨中的位置以及骨迷路和膜迷路的位置关系。

（2）骨半规管、前庭和耳蜗的位置和形态：①每个骨半规管上膨大的骨壶腹；②前庭外侧壁上的前庭窗与蜗管；③蜗窗的位置以及环绕蜗轴的骨螺旋管和骨螺旋板。

（3）膜迷路各部的形态和位置：①膜半规管内的壶腹嵴；②前庭内的椭圆囊和球囊，以及分别位于两囊壁上的椭圆囊斑和球囊斑；③耳蜗内的蜗管以及位于蜗管基底膜上的螺旋器；前庭阶和鼓阶的位置。

## 四、强化训练

### （一）名词解释

迷路

### （二）选择题

**A 型题**

1. 鼻泪管开口于
   A. 鼻咽部　　　　B. 中鼻道　　　　C. 下鼻道　　　　D. 上鼻道
   E. 鼻后孔

2. 前庭蜗器不包括
   A. 外耳　　　　　B. 中耳　　　　　C. 内耳　　　　　D. 左心耳
   E. 骨迷路

3. 外耳不包括
   A. 耳郭　　　　　B. 外耳道　　　　C. 鼓室　　　　　D. 鼓膜
   E. 耳垂

4. 中耳不包括
   A. 鼓室　　　　　B. 鼓膜　　　　　C. 咽鼓管　　　　D. 乳突小房
   E. 听小骨

5. 鼓膜的松弛部是指鼓膜的
   A. 上 1/4 部　　B. 下 3/4 部　　C. 上 3/4 部　　D. 下 1/4 部
   E. 中心

6. 鼓室是下列哪一块骨内的小腔
   A. 上颌骨　　　　B. 颧骨　　　　　C. 蝶骨　　　　　D. 颞骨
   E. 额骨

7. 开口于鼓室前壁的结构是
   A. 前庭窗　　　　B. 乳突窦　　　　C. 内耳门　　　　D. 咽鼓管
   E. 外耳门

8. 检查成人鼓膜时须将耳郭拉向
   A. 后上方　　　　B. 前上方　　　　C. 后下方　　　　D. 前下方
   E. 下方

9. 关于迷路的描述错误的是
   A. 分为骨迷路与膜迷路　　　　　　B. 膜迷路内有内淋巴
   C. 膜迷路与骨迷路之间有外淋巴　　D. 内、外淋巴在蜗顶处相交通
   E. 膜迷路位于骨迷路内
10. 听觉感受器为
   A. 壶腹嵴　　　　B. 螺旋器　　　　C. 椭圆囊斑　　　　D. 球囊斑
   E. 前庭神经

## (三) 填空题

1. 前庭蜗器分为_____、_____和_____三部分。
2. 外耳包括_____、_____和_____三部分。
3. 耳郭主要以_____为支架，外被皮肤构成。其临床常用采血部位是_____。
4. 外耳道外侧 1/3 为_____，内侧 2/3 为_____。
5. 鼓膜位于_____部，其中央凹陷称_____，上 1/4 部称_____，下 3/4 部称_____。
6. 中耳包括_____、_____和_____三部分。
7. 鼓室内侧壁后部的两个孔分别称_____和_____。
8. 听小骨包括_____、_____和_____ 3 块。
9. 咽鼓管是连通_____和_____之间的通道。
10. 内耳又称为迷路，由_____和_____构成。
11. 骨迷路由后向前分为_____、_____和_____三部分。
12. 位觉感受器有_____、_____和_____。其中能感受旋转变速运动刺激的为_____。

## (四) 简答题

1. 描述鼓室的位置、各壁的名称和结构。


2. 说出咽鼓管的形态及小儿咽鼓管的特点。

# 第十章　内分泌系统

## 一、学习目的与要求

1. 掌握：垂体的结构、位置及功能；甲状腺的形态、位置和功能。
2. 熟悉：肾上腺的位置、形态和功能；甲状旁腺的功能；胰岛的功能。
3. 了解：胸腺位置及功能；松果体的位置及功能。

## 二、学习指导

内分泌系统是全身内分泌腺和内分泌组织的统称。

### （一）垂体

重体位于垂体窝内，椭圆形，呈灰红色。可分为腺垂体和神经垂体两大部分。

要点：腺垂体分泌多种重要激素，如生长激素、促性腺激素等。神经垂体无分泌功能。

### （二）甲状腺

甲状腺是最大的内分泌腺，呈"H"形，分泌甲状腺素。甲状腺峡紧贴气管 2～4 环，临床气管切开时要注意保护。

要点：甲状腺素可促进人体新陈代谢，维持正常生长发育。

### （三）甲状旁腺

甲状旁腺为绿豆大小的棕黄色扁椭圆形小体，一般有上、下两对。可分泌甲状旁腺激素。

要点：甲状旁腺激素可调节钙磷代谢，维持血钙平衡。

### （四）肾上腺

肾上腺呈灰黄色，左右各一，分别位于两肾上端的内上方，腹膜之后。左肾上腺近似半月形，右肾上腺呈三角形。

要点：肾上腺皮质分泌盐皮质激素、糖皮质激素和性激素；肾上腺髓质分泌肾上腺素和去甲肾上腺素。

## （五）松果体

松果体为位于背侧丘脑后上方的椭圆形小体，形态酷似松果。

要点：分泌褪黑激素，有抑制性成熟的作用。

## （六）胰岛

胰岛散在分布于胰腺腺泡之间。胰岛由多种内分泌细胞组成，其中以 B 细胞为主，分泌胰岛素。

要点：胰岛素可调节血糖。

# 三、强化训练

## （一）名词解释

1. 体液调节

2. 胰岛

3. 靶器官（细胞）

## （二）选择题

**A 型题**

1. 成对的内分泌器官是
   A. 甲状腺　　　　　　　　　　　B. 垂体
   C. 肾上腺　　　　　　　　　　　D. 松果体
   E. 胸腺
2. 不属于内分泌腺的是
   A. 肾上腺　　　　　　　　　　　B. 甲状腺
   C. 胰　　　　　　　　　　　　　D. 垂体
   E. 甲状旁腺
3. 对垂体的正确描述是
   A. 是成对的器官　　　　　　　　B. 分泌催产素
   C. 可分为腺垂体和神经垂体　　　D. 位于蝶骨体内
   E. 分泌糖皮质激素
4. 储存和释放抗利尿激素的腺体是
   A. 甲状腺　　　　B. 甲状旁腺　　　　C. 肾上腺　　　　D. 垂体
   E. 松果体

5. 对肾上腺的正确描述是
    A. 为腹膜内位器官　　　　　　B. 位于肾脏后方
    C. 肾下垂时可随之下降　　　　D. 位于肾的上端
    E. 左、右肾上腺的形态是一样的
6. 关于甲状腺素的叙述，下列哪项是错误的
    A. 可促进机体新陈代谢　　　　B. 可维持正常生长发育
    C. 甲状腺素不含碘　　　　　　D. 婴幼儿时期分泌不足，可致身材矮小
    E. 由左、右侧叶和中间的峡部构成
7. 关于肾上腺的叙述，下列哪项是错误的
    A. 有一对，位于肾上方
    B. 左肾上腺近似半月形，右肾上腺呈三角形
    C. 肾上腺髓质不能分泌激素
    D. 肾上腺皮质可分泌糖皮质激素
    E. 为腹膜外位器官
8. 关于垂体的叙述，下列哪项是错误的
    A. 位于垂体窝内　　　　　　　B. 可分为腺垂体和神经垂体两部分
    C. 神经垂体可分泌抗利尿激素　D. 腺垂体可分泌多种激素
    E. 上端借漏斗与下丘脑相连

**B 型题**

（1～3 题共用备选答案）
    A. 维持正常生长发育，特别是对骨骼和神经系统的发育极为重要
    B. 调节钙磷代谢，维持血钙平衡
    C. 促进小动脉平滑肌收缩，使血压升高
    D. 调节机体的水盐代谢
    E. 分泌褪黑激素，有抑制性成熟的作用
1. 甲状腺素
2. 盐皮质激素
3. 甲状旁腺激素

**C 型题**

（1～2 题共用备选答案）
    A. 胰岛素　　　B. 糖皮质激素　　　C. 两者均是　　　D. 两者均否
1. 可调节血糖变化的是
2. 可调节钙磷代谢的是
（3～4 题共用备选答案）
    A. 可分泌多种激素　　　　　　B. 无分泌功能，只能储存激素
    C. 两者均是　　　　　　　　　D. 两者均否
3. 腺垂体
4. 神经垂体

**X 型题**

1. 属于内分泌器官的有
   A. 肾上腺　　　　　B. 甲状腺　　　　　C. 卵巢　　　　　D. 腮腺
   E. 垂体
2. 肾上腺可分泌的激素有
   A. 盐皮质激素　　　B. 糖皮质激素　　　C. 性激素　　　　D. 肾上腺素
   E. 去甲肾上腺素
3. 垂体分泌的激素有
   A. 生长激素　　　　　　　　　B. 促甲状腺激素
   C. 促肾上腺皮质激素　　　　　D. 促性腺激素
   E. 催产素

## （三）填空题

1. 人体的内分泌器官主要有_____、_____、_____、_____和_____等。
2. 垂体位于_____，可分为_____和_____两部分。
3. 甲状腺峡位于第_____气管软骨环的前方。
4. 甲状旁腺共有_____个，位于_____。
5. 肾上腺位于_____的上端，左肾上腺呈_____，右肾上腺呈_____。

## （四）简答题

1. 人体主要有哪些内分泌器官？

2. 简述内分泌腺的结构特点。

3. 为什么甲状腺手术时误伤了甲状旁腺可引起手足抽搐？

4. 呆小症和侏儒症有何不同？

# 第十一章　神经系统

## 第一节　概述

### 一、学习目的与要求

1. 掌握：神经系统的分部及常用术语。
2. 熟悉：神经系统的基本结构。
3. 了解：神经系统的活动方式。

### 二、学习指导

1. 神经系统的分部

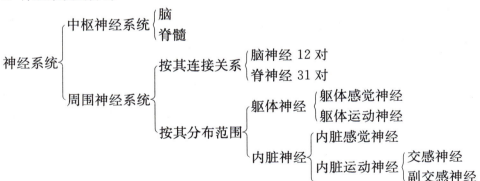

2. 神经各系统的活动方式

（1）反射是神经系统活动的基本方式。

（2）反射的物质基础是反射弧：感受器→传入神经→中枢→传出神经→效应器。

3. 神经系统的常用术语　包括：灰质、白质、神经核、神经节、纤维束、神经及网状结构等。掌握常用术语的概念，才能为神经系统后面的学习打下基础。

# 三、强化训练

## （一）名词解释

1. 灰质与白质

2. 神经核与神经节

3. 纤维束与神经

4. 网状结构

## （二）选择题

**A 型题**

1. 中枢神经系统内，神经元胞体聚集而成
   A. 灰质　　　　　B. 白质　　　　　C. 神经核　　　　　D. 神经节
   E. 髓质
2. 周围神经系统内，神经纤维聚集而成
   A. 神经核　　　　B. 神经节　　　　C. 神经束　　　　　D. 神经
   E. 网状结构

**X 型题**

神经活动
A. 基本方式是反射　　　　　　　　B. 结构基础是反射弧
C. 脊髓是某些反射的低级中枢　　　D. 大脑皮质是人机能活动的最高级中枢体
E. 传入神经即上行纤维束

## （三）填空题

1. 神经系统可分为_____和_____，前者包括_____和_____，后者包括_____、_____和_____。

2. 神经系统的基本活动方式是反射，执行反射活动的形态学基础称为反射弧。反射弧包括_____、_____、_____、_____和_____。

# 第二节 中枢神经系统

## 一、学习目的与要求

1. 掌握：脊髓的位置和外形；脑干的位置、外形和结构；小脑的位置、分部；间脑的分部；下丘脑的位置、组成及功能；大脑半球的分叶和主要沟、回的名称；基底核的组成和位置；大脑皮质的重要功能定位区；内囊的位置、分部及临床意义；脑和脊髓的被膜。

2. 熟悉：脊髓灰质的分部、背侧丘脑的分部；内、外侧膝状体的位置、功能，边缘系统的组成和功能；脑室的组成与分部，脊髓的动脉来源，脑的动脉分布。

3. 了解：脊髓的常见病变，脊髓的节段与椎骨的对应关系，脑干网状结构的位置与功能，小脑和间脑的内部结构。

## 二、学习指导

### (一) 脊髓

1. 位置　脊髓位于椎管内，上端平枕骨大孔处与延髓相连，下端在成人平第 1 腰椎体的下缘，新生儿可达第 3 腰椎水平。成人脊髓长 42~45 cm。临床上腰穿常选第 3、4 或第 4、5 腰椎棘突间隙以免损伤脊髓。

2. 外形　脊髓呈前后略扁的圆柱形，粗细不等，有两个膨大（颈膨大 $C_5$~$T_1$ 和腰骶膨大 $L_2$~$S_3$）。腰骶膨大以下为脊髓圆锥。脊髓表面有 6 条沟裂（前正中裂、后正中沟和各 2 条前、后外侧沟），前外侧沟和后外侧沟内分别连有脊髓的前、后根。

3. 脊髓节段　脊髓自上而下分为 31 节（$C_{1~8}$，$T_{1~12}$，$L_{1~5}$，$S_{1~5}$ 和 $C_0$），两侧分别连有 31 对前根和后根，每对前后根合并成一对脊神经，出相应的椎间孔。脊髓节段与椎骨的对应关系见表 11-1。

表 11-1　脊髓节段与椎骨的对应关系

| 脊髓节段 | 对应椎骨 | 推算举例 |
| --- | --- | --- |
| 上颈髓节（$C_{1~4}$） | 与同序数椎骨等高 | 如第 3 髓节平对第 3 颈椎 |
| 下颈髓节（$C_{5~8}$） | 比同序数椎骨高 1 个椎骨 | 如第 7 颈髓节平对第 6 颈椎 |
| 上胸髓节（$T_{1~4}$） | 比同序数椎骨高 1 个椎骨 | 如第 3 胸髓节平对第 2 胸椎 |
| 中胸髓节（$T_{5~8}$） | 比同序数椎骨高 2 个椎骨 | 如第 7 胸髓节平对第 5 胸椎 |
| 下胸髓节（$T_{9~12}$） | 比同序数椎骨高 3 个椎骨 | 如第 11 胸髓节平对第 8 胸椎 |
| 腰髓节（$L_{1~5}$） | 约平对第 10~12 胸椎 | |
| 骶、尾髓节（$S_{1~5}$、$C_0$） | 约平对第 12 胸椎和第 1 腰椎 | |

4. 脊髓的内部结构

(1) 灰质：呈 "H" 形或蝴蝶形，可分为前角（含运动神经元）、后角（含中间神经元）和中间带三部分；正中有中央管；$T_1 \sim L_3$ 有侧角（含交感神经元）；$S_{2\sim4}$ 无侧角，前后角间夹有副交感神经元。

（2）白质：可分为 3 个左右对称的索（前索、外侧索和后索），有大量的纤维束穿过，分为上行纤维束和下行纤维束两种。主要纤维束的名称、位置与功能见表 11-2 和表 11-3。

表 11-2　上行纤维束的名称、位置与功能

| 纤维束的名称 | 位置 | 功　能 |
| --- | --- | --- |
| 薄束 | 后索内侧部 | 传导同侧下半身的本体感觉和精细触觉 |
| 楔束 | 后索外侧部 | 传导同侧上半身的本体感觉和精细触觉 |
| 脊髓丘脑束 | 外侧索和前索 | 传导肢体对侧半身痛觉、温觉、粗触觉和压觉 |

表 11-3　下行纤维束的名称、位置与功能

| 纤维束的名称 | 位置 | 功　能 |
| --- | --- | --- |
| 皮质脊髓侧束 | 外侧索 | 传导同侧骨骼肌随意运动 |
| 皮质脊髓前束 | 前索 | 传导双侧躯干肌随意运动 |

5. 脊髓的功能

（1）传导（感觉和运动）。

（2）反射中枢（腱反射、屈肌反射、腹壁反射、提睾反射、排尿和排便反射等）。

## （二）脑干

1. 位置　伏于颅后窝枕骨大孔前上方的斜坡上，自下而上由延髓、脑桥和中脑组成。

2. 外形

（1）腹侧面：延髓上粗下细，表面也有与脊髓同样的沟裂，前正中裂两侧有锥体（下端为锥体交叉），锥体外侧有舌下神经，舌下神经外侧为橄榄，橄榄的外侧自上而下分别连有舌咽神经、迷走神经和副神经；延髓上方为延髓脑桥沟，沟内自内向外分别有展神经、面神经和前庭蜗神经；脑桥宽大膨隆，中央为基底沟，两侧为脑桥臂，内有三叉神经；中脑由一对大脑脚和脚间窝组成，窝内有视交叉、乳头体、灰结节和动眼神经等结构。

（2）背侧面：延髓下半后正中沟两侧有薄束结节和楔束结节，延髓上半中间构成菱形窝的下半；脑桥中间部分构成菱形窝的上半，外侧为小脑脚（又分为上、中、下三部分），中脑主要有一对上丘和一对下丘，分别借上丘臂和下丘臂与内侧膝状体和外侧膝状体相连，下丘下方连有滑车神经。

（3）第四脑室：位于延髓、脑桥和小脑之间的空隙，菱形窝即为第四脑室的底，室内有脉络丛，产生脑脊液，向上借中脑水管通第三脑室，向下借正中孔和外侧孔通蛛网膜下隙。

记忆口诀：脑干连十脑神经，中脑连有三四对，脑桥连着五八对，延髓连有后四对。

3. 内部结构

（1）灰质：不连续分散成团块称神经核，脑干的神经核可分为脑神经核和非脑神经核两大类。脑干神经核的排列规律，自界沟由内向外：一般躯体运动核、特殊内脏运动核（向腹侧迁移）、一般内脏运动核、一般内脏感觉核、特殊内脏感觉核、一般躯体感觉核（向腹外侧迁移）和特殊躯体感觉核（表 11-4）。

表 11-4 第 3～12 对脑神经对应的核团位置及其主要功能

| | 一般躯体运动核 | 特殊内脏运动核 | 一般内脏运动核 | 内脏感觉核 | 一般躯体感觉核 | 特殊躯体感觉核 |
|---|---|---|---|---|---|---|
| 中脑 | 动眼神经核（Ⅲ）<br>滑车神经核（Ⅳ） | | 动眼神经副核（Ⅲ） | | 三叉神经中脑核（Ⅴ） | |
| 脑桥 | 展神经核（Ⅵ） | 三叉神经运动核（Ⅴ）<br>面神经核（Ⅶ） | 上泌涎核（Ⅶ） | 孤束核（Ⅶ、Ⅸ、Ⅹ） | 三叉神经脑桥核（Ⅴ） | |
| 延髓 | 舌下神经核（Ⅻ） | 疑核（Ⅸ、Ⅹ、Ⅺ）<br>副神经核（Ⅺ） | 下泌涎核（Ⅸ）<br>迷走背核（Ⅹ） | | 三叉神经脊束核（Ⅴ） | 前庭神经核（Ⅷ）<br>蜗神经核（Ⅷ） |
| 功能 | 1. 动眼、滑车、展神经支配眼球外肌<br>2. 舌下神经支配舌肌 | 1. 三叉神经运动核支配咀嚼肌<br>2. 面神经核支配面肌<br>3. 疑核支配咽喉肌<br>4. 副神经支配胸锁乳突肌和斜方肌 | 1. 动眼神经副核支配瞳孔括约肌和睫状肌<br>2. 上泌涎核控制泪腺、舌下腺和下颌下腺的分泌<br>3. 下泌涎核控制腮腺的分泌<br>4. 迷走背核控制大部分胸腹腔脏器的活动 | 1. 孤束核的上端接受来自味蕾的特殊内脏感觉<br>2. 孤束核的其余大部分接受胸腹腔脏器的一般内脏感觉 | 1. 三叉神经中脑核接受咀嚼肌、面肌和牙的本体感觉<br>2. 三叉神经脑桥核和脊束核接受颜面、口腔和鼻腔等处的一般感觉（躯体浅感觉） | 1. 前庭神经核接受椭圆囊斑、球囊斑和壶腹嵴的平衡觉<br>2. 蜗神经核接受内耳螺旋器的听觉 |

脑干中的非脑神经核主要有延髓内的薄束核和楔束核、下橄榄核与网状结构的核群；脑桥内的脑桥核；中脑内的上丘核、下丘核、红核、黑质和顶盖前核等。

（2）白质：由上、下行纤维束组成，见表 11-5 和表 11-6。

表 11-5 上行纤维束的名称、起始核团、交叉位置、终止核团及功能

| 纤维束的名称 | 起始核团 | 交叉位置 | 终止核团 | 功 能 |
|---|---|---|---|---|
| 内侧丘系 | 薄束核、楔束核 | 延髓 | 背侧丘脑腹后外侧核 | 传导对侧半身的本体感觉和精细触觉 |
| 脊髓丘系 | 后角固有核 | 脊髓 | 背侧丘脑腹后外侧核 | 传导对侧半身痛觉、温觉、粗触觉和压觉 |
| 外侧丘系 | 蜗神经核 | 脑桥（大部分纤维交叉） | 下丘核、内侧膝状体 | 传导对侧平衡觉和听觉 |
| 三叉丘系 | 三叉神经脊束核<br>三叉神经脑桥核 | 延髓、脑桥 | 背侧丘脑腹后内侧核 | 传导对侧头面部的痛觉、温觉、粗触觉和压觉 |

表 11-6 下行纤维束的名称、起始皮质、交叉位置、终止核团及功能

| 纤维束的名称 | 起始皮质 | 交叉位置 | 终止核团 | 功 能 |
|---|---|---|---|---|
| 皮质脊髓侧束 | 中央前回上中部和中央旁小叶前部 | 延髓锥体交叉 | 脊髓前角细胞 | 传导对侧肢体骨骼肌随意运动 |
| 皮质脊髓前束 | 中央前回上中部和中央旁小叶前部 | 脊髓白质前连合 | 脊髓颈和上胸节前角细胞 | 传导双侧躯干骨骼肌随意运动 |
| 皮质核束 | 中央前回下 1/3 | 脑干 | 脑干内的脑神经运动核 | 传导头面部骨骼肌的随意运动 |

（3）脑干网状结构：网状系统居于脑干的中央，是由许多错综复杂的神经元集合而成。网状系统的主要功能是控制觉醒、注意、睡眠等不同层次的意识状态。

4. 功能

(1) 传导功能：通过脑干内的上、下行纤维束使大脑皮质、小脑与脊髓之间相互联系。

(2) 反射功能：脑干有内脏反射的调节中枢。延髓内有多种维持生命活动所必需的重要中枢，如心血管活动中枢、呼吸运动中枢等；脑桥有角膜反射中枢；中脑有瞳孔对光反射中枢。这些中枢损伤后可出现相应的反射消失。

(3) 脑干网状结构的功能。

### (三) 小脑

1. 位置　颅后窝内，延髓、脑桥的背侧，借三对小脑脚与脑干相连。

2. 外形　小脑像一小哑铃，两侧膨大为小脑半球，中间窄细称小脑蚓，半球下面的膨隆为小脑扁桃体。

3. 小脑的分部与主要功能

(1) 绒球小结叶——古小脑 (前庭小脑)：调整肌紧张，维持身体平衡 (病变引起平衡失调)。

(2) 前叶＋小脑蚓——旧小脑 (脊髓小脑)：控制肌肉的张力和协调 (病变引起共济失调)。

(3) 后叶——新小脑 (大脑小脑)：影响运动的起始、计划和协调，包括确定运动的力量、方向和范围。

4. 小脑的内部结构

(1) 灰质：由表面的小脑皮质和深面的小脑核组成。

小脑灰质 { 小脑皮质 / 小脑核 (齿状核、栓状核、球状核、顶核)。最大的为齿状核

(2) 白质：也称小脑髓质，位于小脑内部，由大量纤维束组成。进出小脑的纤维束分别组成小脑上、中、下脚。

### (四) 间脑

1. 位置　位于小脑的前上方、中脑与大脑之间，大部被大脑半球遮盖。

2. 外形与分部　中脑上方的两个椭圆形灰质团，中间夹有一窄小间隙为第三脑室。间脑可分为 5 部分，具体形态位置、结构与功能见表 11-7。

表 11-7　间脑各部的形态、位置、组成与主要功能

| 部位 | 形态 | 位置 | 组成 | 主要功能 |
|---|---|---|---|---|
| 背侧丘脑 | 椭圆形的灰质团块 | 间脑的后上方 | "Y" 形纤维板分其为前、外侧和内侧核群 | 联络、感觉、意识、时空、情感等调节 |
| 后丘脑 | 两个卵圆形灰质块 | 丘脑后下方 | 内、外侧膝状体 | 视觉与听觉的中继核 |
| 上丘脑 | 不规则形 | 第三脑室顶部 | 松果体、髓纹、缰三角等 | 调节内分泌、内脏及生殖 |
| 下丘脑 | 不规则形 | 丘脑前下部 | 视交叉、视束、终板、灰结节和漏斗 | 内分泌及人体高级活动如情绪、记忆等调节 |
| 底丘脑 | 扁板状 | 间脑与中脑过渡区 | 底丘脑核、底丘脑网状核、未定带 | 锥体外系的调节 |

3. 内部结构与功能　间脑各部的内部结构复杂：第一，背侧丘脑的腹后外侧核是全身

浅、深感觉的"中继核";第二,后丘脑的内侧膝状体接受下丘臂来的听觉纤维,传导听觉;外侧膝状体分层接受视束纤维,传导视觉;第三,下丘脑核团众多,结构复杂,联系广泛,与机体的神经内分泌有关;第四,背侧丘脑之间的狭窄裂隙为第三脑室,其前外侧通左右侧脑室,向下经中脑水管通第四脑室。

## (五)端脑

1. 大脑的分部与外形  大脑是由两侧大脑半球组成,两半球之间为大脑纵裂,半球与小脑之间为大脑横裂,两半球之间的深面为胼胝体。每侧大脑半球可分为三个面:上外侧面、内侧面和下(底)面。每面都由许多的沟、回组成,大大增加了大脑的表面积。每侧大脑半球表面由三条标志性的沟(外侧沟、中央沟和顶枕沟)分为五叶(额叶、顶叶、颞叶、枕叶和岛叶)。

(1)上外侧面的主要沟回:

1)额叶的主要沟回:中央前沟,中央前回,额上、下沟,额上、中、下回。

2)顶叶的主要沟回:中央后沟,中央后回,顶内沟、顶外沟,顶上小叶、顶下小叶,角回,缘上回等。

3)颞叶的主要沟回:颞上、下沟,颞上、中、下回,颞横回。

4)枕叶的主要沟回:距状沟。

(2)内侧面的主要沟回:中央旁小叶、胼胝体沟、海马沟、距状沟、扣带沟和楔回。

(3)底面的主要沟回:嗅束、嗅三角、前穿质、侧副沟、海马沟、海马旁回和齿状回。

2. 大脑的内部结构

(1)大脑皮质:根据出现的先后分为原皮质、旧皮质和新皮质,后者占96%。

1)大脑皮质的分区:应用最为广泛的是Brodmann的52区法。

2)大脑皮质的主要功能定位区

第Ⅰ躯体运动中枢:主要位于中央前回和中央旁小叶前部。

第Ⅰ躯体感觉中枢:主要位于中央后回及中央旁小叶后部。

视觉中枢:位于距状沟两侧的枕叶皮质。

听觉中枢:位于颞横回。

嗅觉中枢:位于海马旁回钩的附近。

味觉中枢:可能位于中央后回下方的岛叶。

内脏活动中枢:一般认为在边缘叶。

平衡觉中枢:位于中央后回下部头面部代表区附近。

语言中枢:人类特有,发达。

语言中枢 { 运动性语言中枢(说话中枢):位于额下回后部
听觉性语言中枢(听话中枢):位于颞上回后部(缘上回)
书写中枢:位于额中回后部
视觉性语言中枢(阅读中枢):位于角回

附:各叶功能小结

额叶:与躯体运动、发音、语言及高级思维活动有关。顶叶:与躯体感觉、味觉、语言等有关。枕叶:与视觉有关。颞叶:与听觉、语言、记忆等有关。岛叶:与内脏感觉有关。边缘叶：与情绪、行为、内脏活动有关。

3）端脑的基底核：包括尾状核、豆状核、杏仁体和屏状核等。其中尾状核与豆状核因有白质穿插，呈纹理状，故合称纹状体。豆状核的壳与尾状核发生较晚，称新纹状体；豆状核的苍白球较为古老，称旧纹状体。纹状体主要功能是维持骨骼肌的张力，协调骨骼肌的运动。

（2）大脑髓质：由大量的纤维束组成。

大脑髓质 {
联合纤维：连接左右两半球皮质的纤维（如胼胝体、前连合、穹隆和穹隆连合）
联络纤维：联系同侧半球各部分之间的纤维（如弓状纤维，扣带束，上、下纵束，钩束）
投射纤维：联系大脑皮质及皮质下结构的上、下行纤维（绝大多数经过内囊）
}

内囊 {
前肢-尾状核与豆状核之间部分，有额桥束和丘脑前辐射通过
膝-前、后肢相交处，有皮质核束通过
后肢-背侧丘脑与豆状核之间部分，有皮质脊髓束、丘脑中央辐射、视辐射和听辐射等通过
}

三偏综合征 {
对侧半感觉障碍
对侧半运动障碍
双眼对侧半视野偏盲
}

（3）侧脑室：位于两侧大脑半球内的腔隙。侧脑室→室间孔→第三脑室。

侧脑室 {
中央部——居顶叶内
前角——伸入额叶内
后角——伸入枕叶内
下角——伸入颞叶内
}

（4）边缘系统：由边缘叶及其与之密切联系的皮质和皮质下结构（如杏仁体、上丘脑、下丘脑、背侧丘脑前核群和中脑被盖等）共同组成。与嗅觉、内脏活动的调节、情绪反应及性活动等有关，在维持个体生存功能（如防御、攻击、觅食等）和种族延续等方面发挥重要作用。海马还与近期记忆功能有关。

### （六）脑和脊髓的被膜、血管及脑脊液循环

1.脑和脊髓的被膜　脑和脊髓的外面包有三层膜，由外向内依次为硬膜、蛛网膜和软膜。对脑和脊髓有支持、保护的作用。

（1）脑的被膜

1）硬脑膜：坚韧而光泽，由颅骨内膜和内层的硬膜合成。其特点是：①分两层，两层之间有血管、神经通过，无硬膜外隙；与颅盖结合疏松、与颅底结合紧密，故颅顶骨折（外伤）时易形成硬膜外血肿、颅底骨折时易使硬脑膜和蛛网膜撕裂，引起脑脊液外漏。②在某些部位呈板状，伸入脑的裂隙中形成小脑幕与大脑镰。③在某些部位，两层未愈合，形成硬脑膜窦，其内含有静脉血。

硬脑膜静脉窦与颅外静脉有广泛的交通。①海绵窦→眼静脉→内眦静脉→面静脉。②海绵窦→翼静脉丛→面深静脉→面静脉。③头皮静脉经颅顶导静脉交通上矢状窦。若头皮和面部感染处理不当，有可能蔓延至颅内。

2）脑蛛网膜：薄而透明，无血管、神经，包绕整个脑，但不入脑沟内，有蛛网膜下隙。该隙在某些部位较宽大称蛛网膜下池（如小脑延髓池、脚间池）。由蛛网膜在上矢状窦附近突入窦内形成的"菜花状"突起称蛛网膜粒，是脑脊液回流入脑膜窦的结构。

3）软脑膜：薄而透明、富含血管，对脑有营养作用。其内的血管在某些部位反复分支形成毛细血管丛，与室管膜上皮共同突入脑室形成脉络丛，可产生脑脊液。

（2）脊髓的被膜

1）硬脊膜：厚而坚韧，上端附着于枕骨大孔周缘，下端自 $S_2$ 以下变细包裹终丝，末端附于尾骨的背面。硬脊膜与椎管内面的骨膜之间有一腔隙称硬膜外隙，呈负压，内有丰富的静脉丛、淋巴管、脂肪及脊神经根等。硬膜外隙与颅内不相通。临床上把麻醉药注入硬膜外隙内，以阻滞脊神经根的神经传导称硬膜外麻醉。

2）脊髓蛛网膜：薄而透明，无血管和神经。蛛网膜与软膜之间的间隙，称蛛网膜下隙，内含有脑脊液。蛛网膜下隙在脊髓圆锥以下扩大为终池，内有终丝和马尾。

3）软脊膜：薄而透明，含有丰富的血管，对脊髓有营养作用。软脊膜在脊髓圆锥以下延续为终丝，在脊髓两侧形成齿状韧带，对脊髓起固定作用。

（3）脑的动脉来源

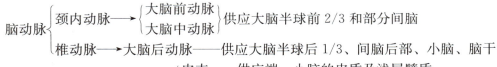

脑动脉 {颈内动脉 → {大脑前动脉 / 大脑中动脉} 供应大脑半球前 2/3 和部分间脑 / 椎动脉 → 大脑后动脉 —— 供应大脑半球后 1/3、间脑后部、小脑、脑干

大脑前、中、后动脉均发出 {皮支 —— 供应端、小脑的皮质及浅层髓质 / 中央支 —— 供应间脑、基底核、内囊等

注：大脑中动脉的中央支细小且垂直发出，在患有动脉硬化及高血压的患者，中央支的动脉容易破裂（故有"出血动脉"之称），可致脑出血（"中风"）而产生重要机能障碍。

大脑动脉环（Willis 环）：位于视交叉、灰结节、乳头体周围。由前交通动脉、大脑前动脉、颈内动脉末端、后交通动脉和大脑后动脉吻合而成。

（4）脑的静脉不与动脉伴行，分浅、深，均注入硬脑膜窦。

1）浅静脉 {大脑上静脉 —— 注入上矢状窦 / 大脑中静脉 —— 注入海绵窦 / 大脑下静脉 —— 注入横窦

2）深静脉：收集髓质、基底核、间脑及脉络丛等处的静脉血，注入大脑大静脉，再注入直窦。

2. 脑和脊髓的血管

（1）脊髓的动脉来源

1）椎动脉 {脊髓前动脉（2 条）：沿前正中裂下行 / 脊髓后动脉：沿后外侧沟走行

2）节段性动脉

颈升动脉 / 肋间后动脉 / 腰动脉 } → 脊髓支 → 伴脊神经入椎管，与脊髓前、后动脉吻合

危险区：在脊髓的 $T_{1\sim4}$、$L_1$ 处是上述动脉吻合的过渡带，若脊髓支供血阻断，可发生脊髓的横断性缺血坏死。

（2）脊髓的静脉多与动脉伴行，回收静脉血注入硬膜外隙的椎内静脉，再转入椎外静脉丛返回心。

3. 脑脊液的产生与循环

（1）脑脊液的产生：由各脑室的脉络丛产生，为无色透明的液体，成人总量约 150 ml。

（2）脑脊液的循环途径

侧脑室产生的脑脊液 $\xrightarrow{\text{室间孔}}$ 第三脑室 $\xrightarrow{\text{中脑水管}}$
汇同第三脑室脉络丛产生的脑脊液

第四脑室 $\xrightarrow[\text{外侧孔}]{\text{正中孔}}$ 小脑延髓池→蛛网膜下隙→蛛网膜粒→上矢状窦→颈内静脉
汇同第四脑室产生的脑脊液

（3）脑脊液的作用：可缓冲震动、分散压力、保护脑和脊髓；带走代谢产物；调整颅内压。

4. 血-脑屏障　存在于中枢神经系统内，毛细血管内的血液与脑组织之间的一层有选择性通透作用的结构，由连续性毛细血管内皮、内皮细胞之间的紧密连接、毛细血管内皮的基膜以及神经胶质细胞突起形成的胶质膜等组成，具有阻止有害物质进入脑组织，维持脑细胞内环境的相对稳定，保证脑组织的正常生理活动的作用。

## 三、实验指导

### 【实验目的】

1. 掌握脊髓的位置和外形，脊髓节段与椎骨的对应关系。

2. 掌握脊髓灰质和白质的配布及分部，中央管的位置。

3. 熟悉脑的分部；掌握脑干的组成、外形和第Ⅲ～Ⅻ对脑神经的连脑部位；熟悉脑干内脑神经核的位置、性质；了解脑干内非脑神经核的位置、功能；熟悉脑干白质中主要纤维束的位置。

4. 掌握小脑的位置与外形、小脑扁桃体的位置与临床意义；熟悉第四脑室的位置、形态和连通关系；了解小脑的内部结构、纤维联系及功能。

5. 掌握间脑的位置和分部，背侧丘脑的位置、外形，内、外侧膝状体的位置，下丘脑的组成和位置，视神经的连脑部位；熟悉第三脑室的位置和连通关系。

6. 掌握背侧丘脑、下丘脑、第三脑室的位置。

7. 掌握端脑的外形和分叶、表面的主要沟回、灰质结构和功能定位。

8. 掌握基底核、纹状体、内囊、侧脑室的位置。

9. 掌握脑和脊髓被膜的分布、硬膜外隙的位置、硬脑膜与颅骨骨膜的关系。

10. 掌握蛛网膜、蛛网膜粒的位置，蛛网膜下隙、终池、软脊膜的位置和结构。

11. 掌握脑动脉、脊髓动脉的来源、分支、分布。

12. 熟悉大脑动脉环的组成、位置和意义。

13. 了解脑和脊髓的静脉分布特点。

### 【实验材料】

1. 切除椎管后壁的脊髓标本。

2. 包有被膜的离体脊髓标本。

3. 脊髓切面标本。

4. 脊髓横切面模型。

5. 整脑标本。

6. 脑正中矢状面标本。

7. 脑干和间脑标本。

8. 电动透明脑干模型。

9. 小脑标本和水平切面标本。

10. 全脑正中矢状切面标本。

11. 小脑标本和模型、间脑模型。

12. 全脑模型和完整脑标本。

13. 端脑水平切面标本。

14. 带被膜的脊髓标本、脑标本、游离的脑被膜标本。

15. 带血管的脑标本和脊髓标本。

16. 头颈正中矢状切面标本。

17. 脑血管标本和模型。

【实验内容】

(一) 脊髓

1. 在切除椎管后壁的脊髓标本上，观察脊髓的位置，脊髓下端及马尾；脊髓节段与椎骨的对应关系；切开硬脊膜，观察脊髓与被膜的关系。

2. 在离体脊髓标本上，观察脊髓表面的 6 条沟裂，沟内连接的脊神经前、后根，颈膨大和腰骶膨大；找到终丝及马尾。

3. 在脊髓横切面标本上，用放大镜观察脊髓表面的 6 条纵行沟裂和中央管的位置，灰质和白质的配布及分部；观察中央管的位置。

4. 在脊髓横切面模型上，观察或用水笔画出薄束、楔束、脊髓丘脑束、皮质脊髓侧束和前束的位置，并大致观察红核脊髓束、脊髓小脑后、前束的位置。

(二) 脑干

1. 在整脑标本和脑正中矢状面标本上，观察脑的分部以及脑干、小脑、间脑和端脑的位置；找到小脑扁桃体，并详细观察其位置与延髓和枕骨大孔的关系。

2. 在脑干和间脑标本上，观察脑干的组成（延髓、脑桥和中脑）、外形，第Ⅲ～Ⅻ对脑神经的连脑部位，菱形窝的构成。

3. 在电动透明脑干模型上，识别躯体运动柱、内脏运动柱、内脏感觉柱及躯体感觉柱的配布、整体位置和各柱内核团的组成，观察脑干各部内脑神经核的位置、性质及类别；观察薄束核、楔束核、红核和黑质的位置。

4. 在离体小脑标本上和小脑水平面标本上，观察小脑的外形、分叶；观察小脑灰白质配布和小脑核的位置。

5. 在脑正中矢状面标本上，观察第四脑室、第三脑室的位置、形态和连通关系，并找到第四、第三脑室脉络丛。

### （三）小脑

1. 观察小脑的位置及其与脑干和端脑的毗邻关系，小脑与第四脑室的关系。

2. 观察小脑半球、小脑蚓的形态、小脑扁桃体的位置，理解小脑扁桃体疝的形成和位置关系。观察小脑腹侧面绒球小结叶的组成，从小脑上面观看小脑前叶和小脑后叶的位置，识别旧小脑与新小脑。

### （四）间脑

1. 观察背侧丘脑、后丘脑、上丘脑的位置和形态。

2. 观察下丘脑的组成，由前向后依次为视交叉、灰结节、漏斗、垂体和乳头体。

3. 辨认背侧丘脑后下方的一对小隆起，内侧的为内侧膝状体，有白质纤维与下丘相连；外侧的为外侧膝状体，向前连于视束。

### （五）端脑

1. 辨认端脑的三个面，即上外侧面、内侧面和下面。在上外侧面找到外侧沟和中央沟，在半球的内侧面胼胝体的后下方可见到顶枕沟。以上述三条沟为界观察端脑的分叶，即额叶、顶叶、枕叶、颞叶和岛叶。

2. 辨认各叶的主要沟回：额叶中央沟前方纵行的中央前沟、中央前回，横行的额上、下沟及额上、中、下回。顶叶中央沟后方的中央后沟、中央后回，在中央后沟中部有向后横行的顶内沟，顶内沟上、下的顶上、下小叶，顶下小叶内的缘上回和角回。颞叶外侧面可观察到和外侧沟平行的颞上、下沟及颞上、中、下回，颞上回中部的颞横回。端脑内侧面的中部有弓形的胼胝体，其上方为扣带回，中部有中央旁小叶为中央前、后回的延伸。枕叶内面有与顶枕沟垂直的距状沟。距状沟的下方有自颞叶斜向前下的侧副沟，其前上方的大脑回为海马旁回和钩。

3. 端脑的内部结构：取端脑水平切面标本，在该切面中可显示出外部的灰质和深部的髓质。在端脑髓质中可见几个灰质团块，称为基底核，即切为前后两部的尾状核、呈三角形的豆状核，其内侧为丘脑。在尾状核、背侧丘脑与豆状核之间有"＞＜"形区域，称为内囊，内囊主要由上、下行纤维束构成。

4. 侧脑室：取端脑水平切面标本，可显示端脑内部的空隙，即为侧脑室。

### （六）脑和脊髓的被膜、血管

1. 取带被膜的脊髓标本，从外向内观察脊髓外面三层被膜，即硬脊髓、蛛网膜和软脊膜。在冠状切开椎管标本上，辨认硬膜外隙的位置。

2. 取完整脊髓被膜纵行切开，观察三层被膜及其之间的关系，找出蛛网膜下隙的位置，结合标本演示穿刺针穿过的结构。

3. 取完整脑被膜，观察硬脑膜的形态、大脑镰的形态和位置、小脑幕的形态和位置、小脑幕切迹的位置以及与中脑的关系，理解其临床意义（小脑幕切迹疝的形成）。取离脑硬脑膜，显示各硬脑膜窦的位置及其之间的关系。纵切上矢状窦，辨认蛛网膜粒的形态和位置。

4. 剥开硬脑膜，观察蛛网膜、软脑膜的位置和结构。

5. 取头颈部正中矢状切面标本，从侧面观察颈内动脉的起始和走行。找到锁骨下动脉，辨认椎动脉的起始和走行。

6. 取带血管的脑模型或标本，从底面观察颈内动脉的分支和分布。观察大脑动脉环的组成，理解其血供特点及临床意义。

7. 取脊髓血管标本和模型，观察脊髓前、后动脉的起始和分布。

## 四、强化训练

### （一）名词解释

1. 硬膜外隙（腔）

2. 硬脑膜窦

3. 胼胝体

4. 锥体

5. 新纹状体

6. 内侧丘系

7. 内囊

8. 马尾

### （二）选择题

**A 型题**

1. 成人脊髓下端平
   A. 第 12 胸椎体下缘　　　　　　B. 第 1 腰椎体下缘
   C. 第 2 腰椎体下缘　　　　　　D. 第 3 腰椎体下缘
   E. 第 3 腰椎体上缘

2. 第 4 胸椎损伤可能伤及
   A. 第 3 胸髓　　B. 第 4 胸髓　　C. 第 5 胸髓　　D. 第 6 胸髓
   E. 第 7 胸髓

3. 第 8 胸髓节段受损，损伤的椎骨可能是
   A. 第 4 胸椎　　B. 第 6 胸椎　　C. 第 8 胸椎　　D. 第 10 胸椎
   E. 第 11 胸椎

4. 脊髓内躯体运动神经元的胞体位于
    A. 前角            B. 后角            C. 侧角            D. 骶副交感核
    E. 外侧索

5. 脊髓灰质侧角含
    A. 躯体运动神经元            B. 交感神经元
    C. 内脏运动神经元            D. 副交感神经元
    E. 躯体运动神经元

6. 在脊髓中与痛、温、触觉传导有关的为
    A. 薄束                    B. 楔束
    C. 脊髓丘脑束               D. 皮质脊髓束
    E. 脊髓小脑束

7. 位于脊髓外侧索内的上行传导束是
    A. 薄束                    B. 楔束
    C. 皮质脊髓束               D. 脊髓丘脑束
    E. 皮质核束

8. 脊髓前外侧沟内连有脊神经的
    A. 前支            B. 后支            C. 前根            D. 后根
    E. 脊膜支

9. 延髓前正中裂的两侧各有一纵行隆起称
    A. 薄束结节      B. 楔束结节      C. 大脑脚        D. 锥体
    E. 锥体交叉

10. 中脑腹侧面一对柱状结构是
    A. 大脑脚        B. 中脑脚        C. 锥体         D. 薄束结节
    E. 小脑下脚

11. 脑干腹侧面不能见到的结构是
    A. 脚间窝        B. 菱形窝       C. 基底沟        D. 锥体交叉
    E. 延髓脑桥沟

12. 与延髓相连的脑神经是
    A. 动眼神经      B. 三叉神经      C. 面神经        D. 迷走神经
    E. 展神经

13. 与脑桥相连的脑神经是
    A. 滑车神经      B. 面神经       C. 舌咽神经      D. 迷走神经
    E. 动眼神经

14. 连于脑干背侧的脑神经是
    A. 动眼神经    B. 滑车神经      C. 三叉神经      D. 展神经
    E. 迷走神经

15. 从脚间窝出脑的神经是
    A. 视神经        B. 动眼神经      C. 滑车神经      D. 三叉神经
    E. 展神经

16. 小脑
    A. 位于颅后窝内　　　　　　　　　　B. 按形态分为小脑半球和小脑蚓
    C. 小脑表面的灰质称小脑皮质　　　　D. 小脑的髓质内有小脑核
    E. 以上均正确

17. 小脑扁桃体疝致命的原因是
    A. 脊髓受压　　　B. 小脑皮质受压　　　C. 延髓受压　　　D. 中脑受压
    E. 小脑扁桃体受压

18. 背侧丘脑
    A. 位于间脑的前下方
    B. 位于内囊的外侧
    C. 与锥体束有关
    D. 全身各部躯体性感觉冲动，都需经丘脑腹后核中继
    E. 分为前核群、内侧核群和腹后核

19. 与视觉冲动传导有关的是
    A. 上丘　　　　　B. 下丘　　　　　C. 外侧膝状体　　　D. 内侧膝状体
    E. 动眼神经

20. 不属于下丘脑的是
    A. 视交叉　　　　B. 外侧膝状体　　　C. 漏斗　　　　D. 乳头体
    E. 灰结节

21. 下丘脑能分泌加压素的结构是
    A. 视交叉　　　　B. 视上核　　　　C. 乳头体　　　　D. 松果体
    E. 腹内侧核

22. 下丘脑能分泌催产素的结构是
    A. 松果体　　　　B. 视交叉　　　　C. 垂体　　　　D. 室旁核
    E. 乳头体核

23. 位于间脑正中的矢状裂隙是
    A. 侧脑室　　　　B. 第三脑室　　　C. 第四脑室　　　D. 中脑水管
    E. 大脑纵沟

24. 两侧大脑半球之间的深裂称
    A. 前正中裂　　　B. 大脑横裂　　　C. 大脑纵裂　　　D. 距状裂
    E. 第三脑室

25. 大脑半球分叶所根据的叶间沟是
    A. 中央沟、外侧沟、距状沟　　　　　B. 中央沟、外侧沟、扣带沟
    C. 中央沟、外侧沟、顶枕沟　　　　　D. 中央沟、距状沟、顶枕沟
    E. 中央沟、中央前沟、中央后沟

26. 位于大脑半球外侧沟深处的是
    A. 额叶　　　　　B. 岛叶　　　　　C. 顶叶　　　　D. 枕叶
    E. 颞叶

27. 额叶的脑回有
    A. 中央前回　　　　B. 中央后回　　　　C. 角回　　　　　　D. 扣带回
    E. 缘上回

28. 大脑半球的内部结构包括
    A. 大脑皮质　　　　B. 大脑髓质　　　　C. 基底核　　　　　D. 联络纤维
    E. 以上均正确

29. 躯体运动区位于
    A. 中央前回　　　　　　　　　　　　B. 中央前回和中央旁小叶前部
    C. 中央后回　　　　　　　　　　　　D. 中央后回和中央旁小叶后部
    E. 距状沟上下

30. 躯体感觉区位于
    A. 中央前回和中央旁小叶前部　　　　B. 中央前回
    C. 中央后回和中央旁小叶后部　　　　D. 中央后回
    E. 海马旁回

31. 听区位于
    A. 颞上回　　　　　B. 颞中回　　　　　C. 颞下回　　　　　D. 颞横回
    E. 角回

32. 视区位于
    A. 额上回后部　　　B. 额中回后部　　　C. 额下回后部　　　D. 距状沟两侧
    E. 边缘叶

33. 不属于大脑基底核的是
    A. 苍白球　　　　　B. 壳　　　　　　　C. 尾状核　　　　　D. 齿状核
    E. 豆状核

34. 内囊属于
    A. 投射纤维　　　　B. 联合纤维　　　　C. 联络纤维　　　　D. 上行感觉纤维
    E. 基底核

35. 通过内囊膝的传导束是
    A. 皮质核束　　　　B. 皮质脊髓束　　　C. 丘脑皮质束　　　D. 视辐射
    E. 丘脑后辐射

36. 胼胝体属于
    A. 投射纤维　　　　B. 联合纤维　　　　C. 联络纤维　　　　D. 网状纤维
    E. 内囊内部

37. 不属于边缘系统的是
    A. 扣带回　　　　　B. 海马旁回　　　　C. 边缘叶　　　　　D. 豆状核
    E. 杏仁核

38. 硬脊膜外麻醉将麻药注入
    A. 蛛网膜下隙　　　　　　　　　　　B. 蛛网膜下池
    C. 蛛网膜粒　　　　　　　　　　　　D. 硬膜外隙
    E. 硬膜下隙

39. 直接注入乙状窦的是
  A. 上矢状窦　　　B. 下矢状窦　　　C. 海绵窦　　　D. 窦汇
  E. 直窦
40. 不通过海绵窦的是
  A. 颈内动脉　　　B. 视神经　　　C. 动眼神经　　　D. 滑车神经
  E. 展神经
41. 不参与构成大脑动脉环的是
  A. 颈内动脉　　　　　　　　B. 大脑前动脉
  C. 大脑中动脉　　　　　　　D. 大脑后动脉
  E. 后交通动脉
42. 供应内囊的中央支主要来自
  A. 大脑动脉环　　B. 大脑前动脉　　C. 大脑中动脉　　D. 大脑后动脉
  E. 基底动脉
43. 脑脊液产生于
  A. 软脑膜　　　B. 软脊膜　　　C. 蛛网膜　　　D. 脑室脉络丛
  E. 蛛网膜粒

B 型题

（1～3 题共用备选答案）
  A. 脊髓前角　　　B. 脊髓后角　　　C. 脊髓侧角　　　D. 脊髓白质
  E. 脊髓骶副交感核
1. 含交感神经元的是
2. 含联络神经元的是
3. 含运动神经元的是
（4～6 题共用备选答案）
  A. 动眼神经　　　B. 滑车神经　　　C. 舌下神经　　　D. 展神经
  E. 副神经
4. 于延髓脑桥沟出脑的是
5. 于中脑下丘下方出脑的是
6. 于中脑脚间窝出脑的是
（7～9 题共用备选答案）
  A. 延髓　　　B. 脑桥　　　C. 中脑　　　D. 上丘
  E. 下丘
7. 角膜反射中枢在
8. 生命中枢存在于
9. 瞳孔对光反射中枢在
（10～12 题共用备选答案）
  A. 颞横回　　　B. 海马旁回　　　C. 缘上回　　　D. 中央前回
  E. 中央后回

10. 与内脏运动有关的是

11. 躯体感觉区是

12. 躯体运动区是

**X 型题**

1. 脊髓
    A. 位于椎管内
    B. 有颈、腰骶两个膨大
    C. 中央管与第四脑室相通
    D. 下端变细呈圆锥状称脊髓圆锥
    E. 下端成人平第 3 腰椎下缘

2. 脊髓灰质
    A. 位于中央管周围　　　　　　　　B. 由神经元的胞体构成
    C. 前、后、侧角纵贯脊髓全长　　　D. 侧角中存在交感神经元的胞体
    E. 第 2～4 骶节侧角中，含骶副交感核

3. 含有运动神经元的是
    A. 前柱　　　　　B. 前角　　　　　C. 后角　　　　　D. 侧角
    E. 骶副交感核

4. 属于上行传导束的有
    A. 薄束　　　　　B. 楔束　　　　　C. 脊髓丘脑束　　　　　D. 皮质脊髓侧束
    E. 皮质脊髓前束

5. 脊髓节段与椎骨序数的对应关系是
    A. 上颈髓比同序数椎骨高一个椎体　　　B. 下颈髓与同序数椎骨相对应
    C. 上胸髓比同序数椎骨高一个椎体　　　D. 中胸髓比同序数椎骨高两个椎体
    E. 下胸髓比同序数椎骨高三个椎体

6. 与延髓相连的脑神经是
    A. 三叉神经　　　　B. 舌咽神经　　　　C. 迷走神经　　　　D. 副神经
    E. 舌下神经

7. 脑的分部包括
    A. 端脑　　　　　B. 间脑　　　　　C. 脑干　　　　　D. 小脑
    E. 中脑

8. 与脑桥直接相连的是
    A. 端脑　　　　　B. 间脑　　　　　C. 中脑　　　　　D. 延髓
    E. 小脑

9. 脑干内神经核团包括
    A. 红核　　　　　B. 黑质　　　　　C. 薄束核　　　　　D. 楔束核
    E. 基底核

10. 与中脑相连的脑神经是
    A. 嗅神经　　　　B. 视神经　　　　C. 动眼神经　　　　D. 滑车神经
    E. 三叉神经

11. 与脑桥相连的脑神经是

    A. 三叉神经　　　　B. 展神经　　　　C. 面神经　　　　D. 前庭蜗神经

    E. 舌咽神经

12. 小脑

    A. 位于颅后窝内　　　　　　　　B. 表面为灰质

    C. 髓体内有齿状核　　　　　　　D. 小脑扁桃体紧靠枕骨大孔

    E. 功能与调节肌张力有关

13. 间脑

    A. 位于中脑的前上方　　　　　　B. 大部分被大脑半球所掩盖

    C. 间脑的室腔称第三脑室　　　　D. 主要分为背侧丘脑和下丘脑等

    E. 下丘脑内主要核团有视上核、室旁核

14. 作为大脑半球分叶标志的三条叶间沟是

    A. 中央前沟　　　　B. 中央沟　　　　C. 中央后沟　　　　D. 外侧沟

    E. 顶枕沟

15. 基底核

    A. 是包埋于大脑髓质内的灰质团块　　B. 包括尾状核和豆状核等

    C. 尾状核和豆状核合称为纹状体　　　D. 尾状核分头、尾两部分

    E. 豆状核的外侧部称苍白球

16. 大脑髓质内的纤维有

    A. 联合纤维　　　　B. 联络纤维　　　　C. 投射纤维　　　　D. 网状纤维

    E. 胶原纤维

17. 内囊

    A. 位于背侧丘脑、尾状核与豆状核之间

    B. 属于投射纤维

    C. 可分内囊前肢、内囊膝和内囊后肢三部分

    D. 内囊前肢内含有皮质脑干束

    E. 内囊膝内含有皮质脊髓束

18. 躯体运动区

    A. 位于中央前回　　　　　　　　B. 位于中央旁小叶前部

    C. 具倒立性　　　　　　　　　　D. 具交叉性

    E. 管理同侧骨骼肌随意运动

19. 躯体感觉区位于

    A. 中央前回　　　　　　　　　　B. 中央后回

    C. 中央旁小叶前部　　　　　　　D. 中央旁小叶后部

    E. 角回

20. 硬膜外隙

    A. 位于硬脊膜与椎管内面的骨膜之间　　B. 略呈负压

    C. 含脊神经根、椎静脉丛及大量脂肪　　D. 含脑脊液

    E. 与颅内相通

21. 蛛网膜下隙
    A. 位于蛛网膜和软膜之间        B. 某些部位扩大称池
    C. 含脑脊液                      D. 下端到第一腰椎下缘为止
    E. 为一密闭的腔隙

22. 蛛网膜粒
    A. 由硬脑膜形成               B. 由软脑膜形成
    C. 由蛛网膜形成               D. 位于上矢状窦的两侧
    E. 是脑脊液渗入血液循环的途径

23. 脉络丛位于
    A. 侧脑室        B. 第三脑室        C. 第四脑室        D. 中央管
    E. 小脑延髓池

24. 大脑半球外侧面的血液供应来自
    A. 大脑前动脉     B. 大脑中动脉       C. 大脑后动脉       D. 脑膜中动脉
    E. 中央支

25. 组成大脑动脉环的动脉是
    A. 椎动脉        B. 颈内动脉       C. 大脑前动脉      D. 大脑中动脉
    E. 大脑后动脉

26. 脑脊液
    A. 来自脑室脉络丛          B. 经蛛网膜粒渗入上矢状窦
    C. 能保护脑和脊髓          D. 能运走代谢产物
    E. 能维持颅内压

27. 血-脑屏障
    A. 位于脑内               B. 由有孔内皮、基膜和胶质膜构成
    C. 具有选择性的通透作用    D. 维持脑细胞内环境的相对稳定
    E. 可防止有害物质进入脑

## （三）填空题

1. 脊髓全长有两处膨大，即_____和_____，前者发出神经至_____，后者至_____；脊髓的内部由_____和_____构成。

2. 脊髓的纤维在后索内侧的有_____，外侧的有_____。位于侧索的与痛觉有关的传导束主要是_____；属于锥体系的是_____。

3. 脊髓向上平_____处与脑的延髓相连，下端成人平_____，新生儿约平_____。脊髓具有_____和_____的功能。脊髓位于_____内。

4. 薄束结节的深方有_____，楔束结节深方有_____，面丘深方有_____，舌下神经核位于_____的深面。

5. 小脑中间缩窄的部分称_____，两侧膨隆的部分称_____。小脑半球下面前内侧部有一膨出部分称_____，它的位置靠近颅底的_____，当颅内压增高时可形成_____。

6. 小脑内部有_____、_____、_____和_____四对小脑核，其最

大的一对是_____。

7. 间脑分为_____、_____、_____、_____和_____五个部分，背侧丘脑腹后核是_____传导路的中继核。

8. 下丘脑由_____、_____、_____和_____组成。下丘脑内部有多对神经内分泌核，其中最重要的是视上核分泌_____，室旁核分泌_____。

9. 运动性语言（说话）中枢位于_____；听觉性语言（听话）中枢位于_____；视觉性语言（阅读）中枢位于_____；书写中枢位于_____。

10. 大脑的动脉主要来源于_____和_____。脊髓的动脉主要来源于_____和_____。

11. 海绵窦内有_____、_____、_____、_____和_____通过。

12. 侧脑室可分为_____、_____、_____和_____，侧脑室借_____通第三脑室。

13. 基底核包括_____、_____和_____。

14. 脊髓的硬脊膜与椎管骨膜之间有一空腔称_____，它呈_____压，有_____、_____、_____和_____等通过。

15. 大脑动脉环由_____、_____、_____、_____和_____构成，环绕在_____、_____及_____周围，吻合成环。左右椎动脉汇合成一条_____。

16. 脑干内的副交感神经核有_____、_____、_____和_____。

17. 脑干内的躯体运动核有_____、_____、_____、_____、_____、_____、_____和_____。

18. 脑干内的躯体感觉核有_____、_____和_____及_____。

19. 与中脑相连的脑神经有_____和_____，其中_____是唯一与脑干背面相连的脑神经。

20. 脑和脊髓被膜从内向外依次为_____、_____和_____。

21. 大脑半球表层灰质为_____，小脑表层灰质称_____，大脑髓质中的核团称_____，包括_____、_____和_____。

22. 第四脑室位于_____、_____和_____之间；侧脑室位于_____，它通过室间孔与_____相通。

23. 尾状核与豆状核合称_____，新纹状体包括_____和_____，苍白球又称_____。

24. 脊髓前角内有_____神经元；后角内有_____神经元；侧角内有_____神经元，侧角仅见于_____脊髓节。

25. 小脑位于_____，其腹侧邻接_____和_____，上方邻_____。

26. 丘脑后下方的两对小隆起，分别是_____和_____，前者与_____传导有关，后者与_____传导有关。

27. 两大脑半球间的硬脑膜称_____，枕叶与小脑间的硬脑膜称_____。

28. 大脑前动脉起自_____，大脑中动脉起自_____，大脑后动脉起自_____。

### (四) 简答题

1. 描述脑脊液的产生和循环途径。

2. 内囊由什么动脉供血？一侧内囊损伤可出现哪些主要临床表现？为什么？

# 第三节　周围神经系统

## 一、学习目的与要求

1. 掌握：周围神经系统的组成与分部；脊神经的性质、数目、前支的分布特点及损伤后的主要表现；颈丛、臂丛、腰丛和骶丛的位置、主要分支与分布特点；胸神经的数目及其节段性分布特点；脑神经的数目、性质、主要分支、分布范围及损伤后的主要表现；交感神经与副交感神经的分布规律与作用特点。

2. 熟悉：脊神经的形成、主要分支；脑神经的连脑位置与进出颅的部位；内脏神经的组成与分类。

3. 了解：内脏感觉神经的特点。

## 二、学习指导

周围神经系统是指脑和脊髓以外的所有神经成分，其一端连于中枢神经系统的脑或脊髓，另一端借各种神经末梢装置连于身体各系统、器官。可分为脊神经、脑神经和内脏神经三部分。

### (一) 脊神经

1. 数目与名称　脊神经共 31 对，包括颈神经 8 对（$C_{1\sim8}$），胸神经 12 对（$T_{1\sim12}$），腰神经 5 对（$L_{1\sim5}$），骶神经 5 对（$S_{1\sim5}$）和尾神经 1 对（$C_0$）。

2. 出椎管的位置　第 1～7 对颈神经在同序数颈椎上方的椎间孔穿出；第 8 对颈神经在第 7 颈椎下方的椎间孔穿出；胸、腰神经分别在同序数椎骨下方的椎间孔穿出；上 4 对骶神经经相应的骶前孔、骶后孔穿出；第 5 对骶神经和尾神经经骶管裂孔穿出。

3. 神经纤维成分与分布范围

神经纤维
- 感觉纤维
  - 躯体感觉纤维：分布于皮肤、骨骼肌肌腱及关节，将皮肤的浅、深感觉冲动传入中枢
  - 内脏感觉纤维：分布于内脏、心血管及腺体
- 运动纤维
  - 躯体运动纤维：分布于骨骼肌，支配其运动
  - 内脏运动纤维：支配平滑肌、心肌运动，腺体分泌

4. 性质　每一条脊神经均为混合性神经，出椎间孔后，立即分为4支：脊膜支、交通支、后支和前支。脊膜支细小，由椎间孔返回椎管，分布于脊髓的被膜、血管、骨膜及韧带等结构。交通支为连于脊神经与交感干之间的细支，分为白交通支和灰交通支2种。后支较短而细，经相邻椎骨的横突之间或骶后孔向后走行，主要分布于项、背、腰、骶部的深层肌和皮肤。前支较粗大，主要分布于颈、胸、腹、四肢的肌和皮肤。

注：脊神经的前支在胸、腹部有明显的节断性，不成丛，余均成丛，有颈丛、臂丛、腰丛和骶丛。

1. 颈丛

（1）组成：$C_{1\sim4}$ 的前支。

（2）位置：胸锁乳突肌上部的深面。

（3）分支

皮支
- 枕小神经
- 耳大神经
- 颈横神经
- 锁骨上神经
- 临床应用：颈部皮肤浸润麻醉的阻滞点。

膈神经
- 运动支：支配膈肌
- 感觉支：分布于心包、纵隔胸膜、膈胸膜及膈下面的部分腹膜，右膈神经的感觉纤维还分布于肝、胆囊及肝外胆道

损伤后的表现：受损侧的同侧膈肌瘫痪、呼吸困难，严重者可有窒息感；膈神经受刺激时可产生呃逆。

2. 臂丛

（1）组成：$C_{5\sim8}$ 的前支、$T_1$ 前支大部分。

（2）位置：从斜角肌间隙穿出，行于锁骨下动脉后上方，经锁骨后方入腋窝。其神经根先合成上、中、下三干，每个干又分前、后股，然后合成束，包绕腋动脉。

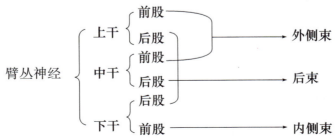

（3）分支

从锁骨上部发出的有 { 胸长神经——支配前锯肌，损伤后特征性表现为"翼状肩"
肩胛背神经——支配菱形肌和肩胛提肌
肩胛上神经——支配冈上、下肌

从锁骨下部发出的有 { 肩胛下神经——支配肩胛下肌及大圆肌
胸内、外侧神经——支配胸大、小肌
胸背神经——支配背阔肌
肌皮神经—— { 肌支：支配喙肱肌、肱二头肌及肱肌
皮支：分布于前臂外侧的皮肤

正中神经 { 肌支：支配除肱桡肌、尺侧腕屈肌和指深屈肌尺侧半以外所有前臂屈肌及旋前肌，除拇收肌外的鱼际肌及第一、二蚓状肌"猿掌"
皮支：分布手掌桡侧 2/3、桡侧 3 个半指掌面皮肤及中、远节指背面皮肤

尺神经 { 肌支：支配尺侧腕屈肌、指深屈肌尺侧半，小鱼际肌、拇收肌、骨间肌和第三、四蚓状肌"爪形手"
皮支：小鱼际的皮肤、尺侧一个半手指皮肤

桡神经 { 肌支：支配肱三头肌、肱桡肌、前臂后群伸肌及旋后肌"垂腕"
皮支：分布于臂、前臂背侧、手背桡侧半及桡侧两个半手指皮肤

腋神经 { 肌支：支配三角肌、小圆肌"方形肩"
皮支：分布于肩部及臂部上 1/3 外侧面皮肤

3. 胸神经前支　共 12 对。除 $T_1$ 前支大部分，$T_{12}$ 前支小部分参与臂丛、腰丛外，余均不成丛，分别称肋间神经、肋下神经。

（1）支配范围

支配范围 { 第 1～6 对肋间神经——肋间肌
第 7～11 对肋间神经——胸壁皮肤、壁胸膜
肋下神经——腹壁肌、皮肤、壁腹膜

（2）胸神经前支的皮支在胸、腹部分布有明显的节断性。第 2 胸神经前支分布于胸骨角平面；第 4 胸神经前支分布于乳头平面；第 6 胸神经前支分布于剑突平面；第 8 胸神经前支分布于肋弓平面；第 10 胸神经前支分布于脐平面；第 12 胸神经前支分布于脐与耻骨联合上缘连线的中点平面。

临床应用：①麻醉平面的定位；②脊髓横断伤时，损伤平面的定位。

4. 腰丛

（1）组成：$T_{12}$ 前支一部分、$L_{1\sim3}$ 前支、$L_4$ 前支一部分。

（2）位置：腰大肌深面。

（3）分支：除发出支配髂腰肌及腰方肌的肌支外，还发出：

髂腹下神经、髂腹股沟神经——支配腹股沟管区的肌肉皮肤及阴茎根部及阴囊
（大阴唇皮肤）

**腰丛神经**
生殖股神经 { 皮支：分布于阴囊（大阴唇）、隐静脉裂孔附近皮肤
肌支：支配提睾肌 }

股外侧皮神经——大腿外侧面的皮肤

闭孔神经——大腿内侧肌群及大腿内侧的皮肤

股神经——在腰大肌外侧缘和髂肌之间下行，经腹股沟韧带深面入股三角

股神经 { 股神经肌支——支配耻骨肌、股四头肌、缝匠肌
股神经皮支——分布于股前部皮肤，其中最长的一条为隐神经，伴随股动脉入
收肌管，伴大隐静脉下行，分布于小腿内侧面及足内侧缘皮肤 }

股神经损伤后的表现：屈髋无力，坐位时不能伸小腿，行走困难，股四头肌萎缩，髌骨突出，膝反射消失，大腿前面和小腿内侧面皮肤感觉障碍。

5. 骶丛

（1）组成：腰骶干、$S_{1\sim5}$、$C_0$ 前支。

（2）位置：居骶骨及梨状肌前面。

（3）分支

**骶丛神经**

臀上神经——从梨状肌上孔出骨盆腔，支配臀中、小肌及阔筋膜张肌

臀下神经——从梨状肌下孔出骨盆腔，支配臀大肌

阴部神经——经梨状肌下孔出骨盆腔，绕坐骨棘经坐骨大孔入坐骨肛门窝，
分支分布于肛门、会阴部及外生殖器的肌、皮肤。

阴部神经 { 肛神经：分布于肛门外括约肌及肛门周围皮肤
会阴神经：分布于会阴部肌及阴囊（阴唇）的皮肤
阴茎（阴蒂）背神经 }

股后皮神经——出梨状肌下孔，沿股后正中线下行至腘窝，分布于臀下部、股后部及
腘窝的皮肤

坐骨神经——从梨状肌下孔出骨盆腔，在臀大肌深面下行，经大转子与坐骨结节之间
下降达股后，从股二头肌深面下降至腘窝上方。

坐骨神经 {
胫神经 —内踝后方→ { 足底内侧神经
足底外侧神经 }

腓总神经 —腓骨颈→ { 腓浅神经：下行于腓骨长、短肌之间，支配此二肌及小腿外
侧面皮肤
腓深神经：在小腿前群肌深面、伴胫前动脉下降，支配小腿
前群肌和小腿前面及足背皮肤 }
}

胫神经损伤后的畸形——→"仰趾足"（钩状外翻）

腓总神经损伤的畸形——→"马蹄内翻足"

## （二）脑神经

组成与名称：Ⅰ嗅Ⅱ视Ⅲ动眼

Ⅳ滑Ⅴ叉Ⅵ外展
Ⅶ面Ⅷ蜗Ⅸ舌咽
迷副舌下十二全

性质与分类：

脑神经
- 感觉性神经：Ⅰ、Ⅱ、Ⅷ
- 运动性神经：Ⅲ、Ⅳ、Ⅵ、Ⅺ、Ⅻ
- 混合性神经：Ⅴ、Ⅶ、Ⅸ、Ⅹ

纤维成分：

纤维成分
- 感觉纤维
  - 一般躯体感觉纤维：分布于皮肤、肌、肌腱，以及大部分口、鼻腔黏膜
  - 特殊躯体感觉纤维：分布于由外胚层分化形成的位听器及视器等
  - 一般内脏感觉纤维：分布于头、颈、胸、腹的脏器
  - 特殊内脏感觉纤维：分布于味蕾及嗅器
- 运动纤维
  - 一般躯体运动纤维：支配眼球外肌、舌肌（由肌节演化的骨骼肌）
  - 一般内脏运动纤维：支配平滑肌、心肌和腺体
  - 特殊内脏运动纤维：支配腮弓衍化的横纹肌（如咀嚼肌）

1. 嗅神经　起于嗅区黏膜，向上穿筛孔入颅，组成嗅束，终于嗅球。颅前窝骨折时，可撕脱嗅丝及脑膜，造成嗅觉障碍、脑脊液鼻漏。

2. 视神经　起于视网膜节细胞，经视神经管入颅，交叉后组成视束，到外侧膝状体换元后形成视辐射，到大脑枕叶距状沟两旁。视神经管损伤会累及视神经，出现视觉障碍。

3. 动眼神经　起于中脑内的动眼神经核和动眼神经副核，经海绵窦、眶上裂出颅入眼眶，分布于眼球外肌和瞳孔括约肌与睫状肌。起支配眼球运动、调节瞳孔大小及晶状体曲度的作用。眶上裂骨折时易损伤动眼神经，表现为：上睑下垂，眼向外斜视，视近物模糊，瞳孔散大，对光反射消失。

4. 滑车神经　起于中脑的滑车神经核，经海绵窦、眶上裂出颅入眼眶，分布于上斜肌。损伤后眼不能外下斜视。

5. 三叉神经

(1) 性质：混合性神经（一般躯体感觉纤维和特殊内脏运动纤维）。

(2) 起止行程：分三支。

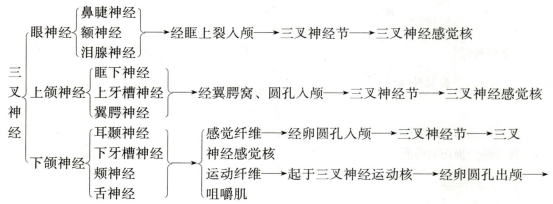

(3) 作用：支配头面部皮肤、黏膜的感觉，以及咀嚼肌的运动（眼神经分布于鼻背、

上眼睑头顶皮肤黏膜，上颌神经分布于眼裂与口裂之间的皮肤黏膜，下颌神经分布于口裂以下、耳颞等部的皮肤黏膜）。

（4）临床特点：三叉神经痛可发生在任何一支，范围与该支的分布区域一致，当压迫眶上、下孔、颏孔时可加剧或诱发疼痛。

6. 展神经　起于中脑的展神经核，经延髓脑桥沟出脑，经眶上裂出颅入眼眶后支配外直肌。损伤后眼球向内斜视。

7. 面神经

（1）性质：混合性神经（特殊内脏运动纤维、一般内脏运动纤维和特殊内脏感觉纤维）。

（2）起止行程

起止行程
- 特殊内脏运动纤维起于面神经核──→内耳门──→面神经管──→在腮腺实质内分支──→面肌
- 一般内脏运动纤维起于上泌涎核──→内耳门──→面神经管──→泪腺、下颌下腺、舌下腺
- 特殊内脏感觉纤维起于舌前 2/3 味蕾──→膝神经核──→内耳门──→延髓的孤束核

（3）作用：支配面肌（表情肌）运动，泪腺、下颌下腺、舌下腺的分泌，舌前 2/3 味蕾的味觉。

（4）分支

面神经
- 管内分支：鼓索（舌前 2/3 味蕾、下颌下腺、舌下腺），岩大神经（泪腺、鼻、腭部黏液腺），镫骨肌神经（支配镫骨肌）
- 管外分支
  - 颞支：3 支，支配额肌、眼轮匝肌等
  - 颧支：3～4 支，支配眼轮匝肌、颧肌
  - 颊肌：3～4 支，支配颊肌、口轮匝肌及口周围肌
  - 下颌缘支：沿下颌下缘向前至下唇的肌
  - 颈支：在颈阔肌深面向前下，并支配该肌

（5）临床特点

临床特点
- 管外损伤：患侧额纹消失、不能闭眼、鼻唇沟变平坦；不能鼓腮、吹口哨、口角歪向健侧、流口水
- 管内损伤：除管外损伤的症状外，另有：听觉过敏；舌前 2/3 味觉障碍；泪腺、舌下腺及下颌下腺分泌障碍，故出现角膜、鼻腔、口腔黏膜干燥等现象

8. 前庭蜗神经　传导平衡觉、听觉。

9. 舌咽神经

（1）性质：混合神经（一般躯体运动纤维、副交感纤维、特殊内脏感觉纤维、一般内脏感觉纤维和一般躯体感觉纤维）。

（2）起止行程：舌咽神经于延髓后外侧沟上部离脑后，经颈静脉孔出颅，下行至颈内动、静脉之间，继而弓形向前入舌。

（3）作用

作用
- 一般躯体运动纤维：起于延髓的疑核──→茎突咽肌
- 内脏运动纤维：起自于下泌涎核──→支配腮腺的分泌
- 躯体感觉纤维：终止于三叉神经感觉核──→耳后皮肤
- 内脏感觉纤维：终止于孤束核──→咽和中耳等处的黏膜，舌后 1/3 的黏膜和味蕾，以及颈动脉窦和颈动脉小球

（4）临床特点：舌咽神经损伤，可出现患侧咽肌肌力减弱，以及舌后 1/3 黏膜味觉丧失和舌根与咽峡区黏膜感觉障碍。

10. 迷走神经

（1）性质：混合性神经，是脑神经中行程最长、分布最广的神经。

（2）起止行程：迷走神经在延髓后外侧沟、舌咽神经的下方离脑后，经颈静脉孔出颅。在颈部，于颈内动脉、颈总动脉与颈内静脉之间的后方下行，经胸廓上口入胸腔；在胸部，左右迷走神经在食管前、后面分支形成食管前、后丛，至食管下端汇合成迷走前、后干，伴食管裂孔入腹腔。

（3）主要分支

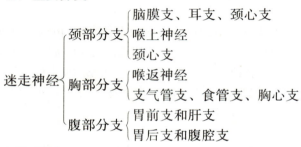

（4）作用

作用
- 躯体运动纤维：起于延髓的疑核——→软腭和咽喉肌
- 内脏运动纤维：起自于下迷走背核——→支配颈部、胸腹腔脏器（只到结肠左曲以上的消化管）
- 躯体感觉纤维：终止于三叉神经感觉核——→硬脑膜、耳郭和外耳道皮肤
- 内脏感觉纤维：终止于孤束核——→颈部、胸腹腔脏器，管理感觉

（5）临床特点：迷走神经主干损伤后，内脏活动障碍表现为心动过速、恶心、呕吐、呼吸深慢和窒息等症状；由于咽喉感觉障碍和咽喉肌肉瘫痪，可出现吞咽困难、发音困难、声音嘶哑等症状。

11. 副神经　在延髓后外侧沟、迷走神经的下方离脑后，经颈静脉孔出颅。支配胸锁乳突肌和斜方肌。副神经损伤后，头不能向同侧倾斜，面部不能转向对侧；患侧肩下垂，耸肩无力。

12. 舌下神经　自延髓的前外侧沟离脑，经舌下神经管出颅，出颅后在颈内动、静脉之间下降至舌骨上方，呈弓形弯向前内，然后进入舌内。支配同侧舌内肌和舌外肌。一侧舌下神经损伤，患侧舌肌瘫痪，伸舌时，舌尖偏向患侧（表 11-8）。

表 11-8　脑神经的名称、性质、连脑部位和出入颅腔部位

| 顺序及名称 | 性质 | 连脑部位 | 出入颅腔部位 |
| --- | --- | --- | --- |
| Ⅰ嗅神经 | 感觉性 | 端脑 | 筛孔 |
| Ⅱ视神经 | 感觉性 | 间脑 | 视神经管 |
| Ⅲ动眼神经 | 运动性 | 中脑 | 眶上裂 |
| Ⅳ滑车神经 | 运动性 | 中脑 | 眶上裂 |
| Ⅴ三叉神经 | 混合性 | 脑桥 | 眼神经：眶上裂<br>上颌神经：圆孔<br>下颌神经：卵圆孔 |

续表

| 顺序及名称 | 性质 | 连脑部位 | 出入颅腔部位 |
| --- | --- | --- | --- |
| Ⅵ展神经 | 运动性 | 脑桥 | 眶上裂 |
| Ⅶ面神经 | 混合性 | 脑桥 | 内耳门→茎乳孔 |
| Ⅷ前庭蜗神经 | 感觉性 | 脑桥 | 内耳门 |
| Ⅸ舌咽神经 | 混合性 | 延髓 | 颈静脉孔 |
| Ⅹ迷走神经 | 混合性 | 延髓 | 颈静脉孔 |
| Ⅺ副神经 | 运动性 | 延髓 | 颈静脉孔 |
| Ⅻ舌下神经 | 运动性 | 延髓 | 舌下神经管 |

### （三）内脏神经

内脏神经是指主要分布于内脏、心血管和腺体的神经，可分为内脏运动神经和内脏感觉神经。内脏运动神经不受意识支配，故又称自主神经。

1. 内脏运动神经

（1）内脏运动神经与躯体运动神经的区别见表 11-9。

表 11-9　内脏运动神经与躯体运动神经的区别

| 结构与功能 | 躯体运动神经 | 内脏运动神经 |
| --- | --- | --- |
| 支配部位 | 骨骼肌 | 平滑肌、心肌、腺体 |
| 纤维成分 | 一种纤维 | 两种（交感和副交感），多数内脏同时受两种纤维支配 |
| 神经元数目 | 一个 | 两个（节前和节后神经元） |
| 分布形式 | 神经干 | 神经丛 |
| 纤维特点 | 较粗，有髓神经纤维 | 较细，无髓神经纤维 |
| 意识支配 | 受意识支配 | 在一定程度上不受意识支配 |

（2）交感神经

①低级中枢：$T_1 \sim L_3$ 脊髓节段的灰质侧角内。

②周围部：包括交感神经节和节前、节后纤维。

③交感神经节

交感神经节 ｛椎旁节：22～24 对，借节间支串联成交感干

椎前节：包括腹腔神经节、主动脉肾神经节、肠系膜上神经节和肠系膜下神经节，分别位于同名动脉根部附近

④交感神经节发出的节前纤维和节后纤维均有三种去向。

⑤交感神经的分布有一定的规律：

分布 ｛来自脊髓胸 1～5 节段侧角神经元的节前纤维，在交感神经节交换神经元后，节后纤维分布于头、颈、胸腔器官和上肢

来自脊髓胸 5～12 节段侧角的节前纤维，在交感神经节交换神经元后，节后纤维分布于肝、脾、肾等实质性器官及结肠左曲以上的消化管

来自脊髓腰 1～3 节段侧角的节前纤维，在交感神经节交换神经元后，节后纤维分布于结肠左曲以下的消化管、盆腔器官和下肢

（3）副交感神经

①低级中枢：脑干的副交感核和脊髓 $S_{2\sim4}$ 节段相当于脊髓侧角部位的骶副交感核。

②副交感神经周围部：包括副交感神经节及进出于节的节前纤维、节后纤维。

③副交感神经节：器官旁节和器官内节（壁内节）。

④颅部副交感神经有睫状神经节、翼腭神经节、下颌下神经节及耳神经节，分别随动眼神经、面神经、舌咽神经和迷走神经走行，支配瞳孔括约肌和睫状肌，泪腺、下颌下腺、舌下腺、腮腺、鼻腔和腭部黏膜的腺体，以及颈部、胸部和腹部的器官（只到结肠左曲以上的消化管），支配平滑肌、心肌和腺体的分泌活动。

⑤骶部副交感神经随第 2~4 对骶神经前支出骶前孔后，离开骶神经，组成盆内脏神经，其节后纤维支配结肠左曲以下的消化管、盆腔器官的平滑肌和腺体、外生殖器等处。

（4）交感神经与副交感神经的区别见表 11-10 和表 11-11。

表 11-10　交感神经和副交感神经结构、分布比较

| 项目 | 交感神经 | 副交感神经 |
|---|---|---|
| 低级中枢位置 | 脊髓第 1 胸节至第 3 腰节侧角 | 脑干的内脏运动神经核，第 2~4 骶髓节骶副交感神经核 |
| 神经节 | 椎旁节和椎前节 | 器官旁节和器官壁内节 |
| 节前、后纤维 | 节前纤维短、节后纤维长 | 节前纤维长、节后纤维短 |
| 分布范围 | 全身血管、胸、腹、盆腔内脏平滑肌、心肌、腺体、皮肤竖毛肌、汗腺、肾上腺髓质和瞳孔开大肌 | 胸、腹、盆腔内脏平滑肌、心肌、腺体、瞳孔括约肌、睫状肌 |

表 11-11　交感神经与副交感神经对各器官作用的比较

| 系统 | 器官 | 交感神经 | 副交感神经 |
|---|---|---|---|
| 消化系统 | 胃肠平滑肌 | 抑制蠕动 | 增强蠕动 |
| | 胃肠括约肌 | 收缩 | 舒张 |
| 呼吸系统 | 支气管平滑肌 | 舒张 | 收缩 |
| 泌尿系统 | 膀胱 | 壁平滑肌舒张、括约肌收缩（贮尿） | 壁平滑肌收缩、括约肌舒张（排尿） |
| 脉管系统 | 心脏 | 心率加快、收缩力加强 | 心率减慢、收缩力减弱 |
| | 冠状动脉 | 舒张 | 轻度收缩 |
| | 躯干四肢的动脉 | 收缩 | 无作用 |
| 视器 | 瞳孔 | 散大 | 缩小 |
| | 泪腺 | 抑制分泌 | 增强分泌 |
| 皮肤 | 汗腺 | 促进分泌 | 无作用 |
| | 竖毛肌 | 收缩 | 无作用 |

# 三、实验指导

【实验目的】

1. 掌握脊神经的组成。

2. 掌握各脊神经丛的位置及其主要分支分布。

3. 熟悉胸神经前支在胸腹壁的节段性分布。

4. 掌握脑神经出入颅的位置及与脑相连的部位。

5. 掌握第Ⅲ、Ⅴ、Ⅶ、Ⅹ四对脑神经的走行及其重要分支分布。

6. 熟悉其他脑神经的分布。

7. 熟悉内脏神经的组成与分类。

## 【实验材料】

1. 全身血管神经标本。

2. 脊髓脊神经根游离标本。

3. 椎骨脊髓脊神经根联合模型。

4. 会阴部、腹后壁标本。

5. 颅底标本。

6. 脑标本。

7. 动眼神经标本。

8. 三叉神经标本。

9. 面神经标本。

10. 全身血管神经模型。

11. 交感干的标本与模型。

## 【实验内容】

### （一）脊神经

1. 观察脊髓脊神经根游离标本，辨认脊神经前根和后根。

2. 观察椎骨脊髓脊神经根模型，辨认脊神经前根和后根，脊神经节及其位置。

### （二）脊神经丛的位置及主要分支

在尸体标本、腹后壁标本和会阴部标本上观察以下结构。

1. 颈丛　观察颈丛的位置、皮支穿出的位置及主要皮支分布区；膈神经的走行，膈神经与锁骨下动静脉的关系。

2. 臂丛

（1）观察臂丛的位置及其与斜角肌间隙的关系。

（2）观察肌皮神经的走行及分布；正中神经的走行、在手部的分支分布；尺神经的走行、在手部的分支分布、易损伤部位；桡神经的走行、在手部的分布、易损伤部位；腋神经的走行及与四边孔的关系、易损伤部位。

3. 腰丛

（1）在腹后壁标本上观察腰丛的位置；髂腹下神经和髂腹股沟神经的走行及分布。

（2）观察股神经的走行、分布及其与股动脉的关系。

（3）观察闭孔神经的穿出部位及分布区。

4. 骶丛

（1）在腹后壁标本上观察骶丛的位置；臀的上、下神经的穿出部位及其分布区；坐骨神经的走行、分支及分布、易损伤部位。

（2）在会阴部标本上观察阴部神经的走行及分支分布。

（3）在腹后壁标本上观察肋间神经的走行和分支概况。

### （三）脑神经

1. 观察颅底内、外面标本，辨认各脑神经的出入颅部位。

2. 观察脑标本，辨认各脑神经与脑相连的部位。

3. 观察动眼神经标本，辨认动眼神经的走行。

4. 观察三叉神经标本，辨认三叉神经节及节前缘的三大分支；各分支的主要分布范围。

5. 观察面神经在面部的五大分支及分布区。

6. 观察全身血管神经标本，辨认副神经、舌咽神经及其分布部位。辨认迷走神经的走行，与颈内动、静脉的关系；迷走神经在颈部的分支：喉的上、下神经；迷走神经在胸腹腔的走行、分支及分布概况。

### （四）内脏神经

1. 在交感干的标本与模型上观察交感干的位置、组成及其与脊髓、脊神经的关系。

2. 观察交感神经节（椎旁节和椎前节）的位置与特点。

## 四、强化训练

### （一）名词解释

1. 椎前节

2. 交感干

### （二）选择题

**A 型题**

1. 支配肱二头肌的神经是
   A. 肌皮神经　　　　B. 正中神经　　　　C. 尺神经　　　　D. 桡神经
   E. 腋神经

2. 由正中神经支配的肌是
   A. 肱二头肌　　　　B. 肱三头肌　　　　C. 三角肌　　　　D. 前臂肌前群大部
   E. 前臂肌后群

3. 受尺神经支配的肌是
   A. 肱二头肌　　　　B. 肱三头肌　　　　C. 尺侧腕屈肌　　　　D. 桡侧腕屈肌
   E. 旋前圆肌

4. 由桡神经支配的肌是
   A. 肱二头肌　　　B. 肱三头肌　　　C. 三角肌　　　D. 指深屈肌
   E. 指浅屈肌

5. 肱骨中段骨折，最易损伤的神经是
   A. 肌皮神经　　　B. 正中神经　　　C. 尺神经　　　D. 桡神经
   E. 腋神经

6. 肱骨外科颈骨折，最易损伤的神经是
   A. 肌皮神经　　　B. 腋神经　　　C. 桡神经　　　D. 尺神经
   E. 正中神经

7. 患者脐平面感觉障碍，可推断脊髓损伤的节段为
   A. 胸 8 节段　　　　　　　　　B. 胸 9 节段
   C. 胸 10 节段　　　　　　　　D. 胸 11 节段
   E. 胸 12 节段

8. 股神经
   A. 经股动脉的内侧进入股三角　　　B. 分布到大腿内侧部的皮肤
   C. 分布到小腿外侧部的皮肤　　　　D. 支配股四头肌
   E. 损伤后不能屈膝关节

9. 使髋关节内收的神经是
   A. 股神经　　　B. 闭孔神经　　　C. 坐骨神经　　　D. 阴部神经
   E. 臀下神经

10. 对坐骨神经的描述，错误的是
    A. 是全身最大的神经
    B. 在梨状肌的下方出骨盆
    C. 至腘窝下角，分为胫神经和腓总神经
    D. 本干分支布于髋关节和股二头肌
    E. 由骶丛发出

11. 不经眶上裂入眶的神经是
    A. 滑车神经　　　B. 眼神经　　　C. 展神经　　　D. 面神经
    E. 以上都不对

12. 经圆孔出颅的神经是
    A. 眼神经　　　B. 上颌神经　　　C. 下颌神经　　　D. 舌下神经
    E. 迷走神经

13. 下颌神经
    A. 感觉性神经　　　B. 运动性神经　　　C. 支配咀嚼肌　　　D. 支配面肌
    E. 经圆孔出颅

14. 经颈静脉孔出颅的神经是
    A. 舌咽神经　　　B. 迷走神经　　　C. 副神经　　　D. 以上均正确
    E. 舌下神经

15. 面神经
    A. 起自中脑　　　　　　　　B. 经棘孔出颅
    C. 支配咀嚼肌　　　　　　　D. 支配面肌
    E. 为运动性神经

16. 舌前 2/3 味觉丧失，损伤的是
    A. 三叉神经　　　B. 面神经　　　C. 舌咽神经　　　D. 舌下神经
    E. 迷走神经

17. 对迷走神经的描述，错误的是
    A. 为混合性神经
    B. 含有四种纤维
    C. 内脏运动纤维主要分布于胸、腹腔器官
    D. 躯体运动纤维支配斜方肌
    E. 是脑神经中行程最长、分布范围最广的神经

18. 关于喉返神经，正确的是
    A. 右侧勾绕主动脉弓上行　　　　B. 左侧勾绕头臂干
    C. 支配喉外肌　　　　　　　　　D. 支配喉内肌
    E. 其感觉纤维分布于声门裂以上

19. 支配舌肌运动的神经是
    A. 舌咽神经　　　B. 舌下神经　　　C. 三叉神经　　　D. 面神经
    E. 副神经

20. 有关自主神经的特点描述，错误的是
    A. 缺乏感觉纤维
    B. 内脏运动神经有交感和副交感两种纤维成分
    C. 内脏运动神经受意识的控制
    D. 内脏运动神经分布于心肌、平滑肌和骨骼肌
    E. 内脏运动神经的纤维可分为节前纤维和节后纤维

21. 关于椎旁节的描述，错误的是
    A. 位于脊柱两旁　　　　　　　B. 共有 22～24 对
    C. 每侧的椎旁节之间借节间支相连　D. 有一对奇神经节
    E. 属交感神经节

**B 型题**

(1～3 题共用备选答案)
    A. 脊神经前支　　B. 脊神经前根　　C. 脊神经后根　　D. 后角
    E. 前角

1. 由运动和感觉两类纤维组成的是
2. 由运动神经元的轴突组成的是
3. 由感觉神经元中枢突组成的是
(4～6 题共用备选答案)
    A. 尺神经、桡神经和正中神经　　　B. 正中神经和桡神经

C. 正中神经和尺神经　　　　　　　D. 尺神经

E. 桡神经

4. 分布于示指皮肤的神经是

5. 分布于小指皮肤的神经是

6. 分布于无名指皮肤的神经是

（7～9 题共用备选答案）

A. 桡神经　　　　B. 尺神经　　　　C. 腋神经　　　　D. 肌皮神经

E. 正中神经

7. 支配旋前方肌的神经是

8. 支配旋后肌的神经是

9. 支配三角肌的神经是

（10～12 题共用备选答案）

A. 三角肌　　　　B. 肱三头肌　　　　C. 尺侧腕屈肌　　　　D. 桡侧腕屈肌

E. 肱二头肌

10. 桡神经支配

11. 尺神经支配

12. 正中神经支配

（13～15 题共用备选答案）

A. 正中神经　　　　B. 尺神经　　　　C. 桡神经　　　　D. 腋神经

E. 肌皮神经

13. 何神经损伤后出现"垂腕"

14. 何神经损伤后出现"爪形手"

15. 何神经损伤后出现"猿手"

（16～18 题共用备选答案）

A. 臀上神经　　　　B. 闭孔神经　　　　C. 臀下神经　　　　D. 股神经

E. 坐骨神经

16. 支配臀大肌的神经是

17. 支配股二头肌的神经是

18. 支配股四头肌的神经

（19～21 题共用备选答案）

A. 迷走神经　　　　B. 舌咽神经　　　　C. 动眼神经　　　　D. 面神经

E. 盆内脏神经

19. 与下颌下腺分泌有关的神经是

20. 与腮腺分泌有关的神经是

21. 与睫状肌运动有关的神经是

（22～23 题共用备选答案）

A. 嗅神经　　　　B. 视神经　　　　C. 滑车神经　　　　D. 三叉神经

E. 舌下神经

22. 出入端脑的神经是

23. 出入间脑的神经是

24. 出入脑桥的神经是

（25～27 题共用备选答案）

　　A. 面神经　　　　　B. 下颌神经　　　　　C. 舌咽神经　　　　　D. 舌下神经

　　E. 迷走神经

25. 管理舌前 2/3 味觉的神经是

26. 管理舌后 1/3 味觉的神经是

27. 管理舌前 2/3 一般感觉的神经是

（28～30 题共用备选答案）

　　A. 下颌神经　　　　B. 上颌神经　　　　C. 眼神经　　　　D. 面神经

　　E. 三叉神经

28. 经眶上裂出入颅腔的神经是

29. 经茎乳孔出入颅腔的神经是

30. 经卵圆孔出入颅腔的神经是

**X 型题**

1. 支配臂肌的神经包括

　　A. 桡神经　　　　B. 正中神经　　　　C. 肌皮神经　　　　D. 尺神经

　　E. 腋神经

2. 腋神经损伤后不影响

　　A. 胸锁乳突肌　　B. 斜方肌　　　　C. 肱二头肌　　　　D. 肱三头肌

　　E. 三角肌

3. 胸神经前支在胸腹壁皮肤的分布平面为

　　A. $T_1$ 约平胸骨角平面　　　　　B. $T_4$ 约平乳头平面

　　C. $T_6$ 约平剑突平面　　　　　　D. $T_8$ 约平肋弓平面

　　E. $T_{10}$ 约平脐平面

4. 参与组成腰丛的神经是

　　A. 腰 1～5 前支　　　　　B. 胸 12 前支一部分

　　C. 腰 1～3 前支　　　　　D. 腰 4 前支一部分

　　E. 腰 4～5 前支

5. 股神经分布于

　　A. 大腿前群肌　　B. 大腿后群肌　　C. 大腿内侧群肌　　D. 大腿前面皮肤

　　E. 小腿内侧面皮肤

6. 骶丛的主要分支有

　　A. 臀上神经　　B. 臀下神经　　C. 坐骨神经　　D. 股神经

　　E. 阴部神经

7. 属感觉性脑神经的是

　　A. 嗅神经　　B. 视神经　　C. 动眼神经　　D. 滑车神经

　　E. 前庭蜗神经

8. 含副交感神经纤维的有

    A. 动眼神经        B. 三叉神经        C. 面神经        D. 舌咽神经

    E. 迷走神经

9. 支配眼球外肌的神经包括

    A. 动眼神经        B. 滑车神经        C. 三叉神经        D. 展神经

    E. 面神经

10. 舌的神经分布有

    A. 三叉神经        B. 面神经        C. 舌咽神经        D. 舌下神经

    E. 迷走神经

11. 经颈静脉孔出入颅的神经有

    A. 舌咽神经        B. 迷走神经        C. 副神经        D. 舌下神经

    E. 前庭蜗神经

12. 副交感神经的低级中枢位于

    A. 脑干                        B. 骶髓第 2~4 节段灰质

    C. 脊髓胸 1 至腰 3 节段灰质        D. 椎旁节

    E. 椎前节

## （三）填空题

1. 颈丛由_____组成，其肌支是_____。

2. 臂丛由_____和_____组成，围绕_____排列，臂丛阻滞麻醉在_____注射。

3. 腰丛由_____、_____和_____组成，位于_____，最大的分支是_____。

4. 骶丛位于_____，其最大的分支是_____。

5. 脑神经中行程最长、分布最广的是_____。

6. 运动性的脑神经有_____、_____、_____、_____和_____。混合性的脑神经有_____、_____、_____和_____。

7. 内脏运动神经又称_____，它分为_____和_____两种。

## （四）简答题

1. 三叉神经的三支感觉纤维各管理什么部位的皮肤感觉？

2. 分布到舌的感觉神经有哪些？各司何功能？

# 第四节　神经传导通路

## 一、学习目的与要求

1. 掌握：神经传导通路的概念、分类与区别，躯干四肢意识性本体感觉和精细触觉传导路的组成、各级神经元胞体部位、纤维束在中枢各部的位置及向大脑皮质投射的部位；躯干四肢及头面部痛、温、触、压觉传导路的组成、各级神经元胞体部位、纤维束在中枢各部的位置及向大脑皮质投射的部位；视觉传导路的组成、各级神经元胞体部位、纤维交叉的特点及在内囊的位置与向大脑皮质投射的部位；瞳孔对光反射的路径；锥体系的组成和功能。

2. 熟悉：视觉传导路中不同位置损伤后的视野变化特点；上、下运动神经元损伤后的临床表现。

3. 了解：躯干、四肢非意识性本体感觉传导路，听觉传导路的组成；锥体外系的组成与功能。

## 二、学习指导

神经传导通路是指高级神经中枢与感受器或效应器之间传导神经冲动的神经通路。其实质就是一个完整反射弧的两部分，由感受器将神经冲动经传入神经、各级中枢传至大脑皮质的神经通路称为感觉传导通路（上行传导通路），将大脑皮质发出的神经冲动经皮质下各级中枢、传出神经传至效应器的神经通路称为运动传导通路。神经传导通路是实现神经系统各部位之间的联系及神经系统和周围器官联系的重要途径。

一般感觉传导路需要三级或者三级以上的神经元才能完成，而运动传导路只需上、下两级神经元就能完成。

### （一）感觉传导通路

共性：

（1）由 3 级神经元构成。

（2）第一级神经元在神经节内。

（3）第二级神经元胞体在第一级神经元同侧的中枢，第二级神经元纤维交叉一次，交叉后的纤维组成××丘系，止于间脑。

（4）第三级神经元在间脑，发出纤维组成××辐射经内囊上升止于大脑皮质最高级感觉中枢。

1. 躯干、四肢意识性本体感觉和精细触觉传导路

躯干和四肢的肌、腱和关节感受器，皮肤的触压觉感受器→脊神经（周围突）→脊神经节（第一级神经元胞体）→脊髓内上升（中枢突）→薄束核、楔束核（第二级神经元胞体）→在延髓内交叉到对侧后上升（内侧丘系）→背侧丘脑腹后外侧核（第三级神经元胞

体）→内囊（丘脑中央辐射）→大脑皮质（中央后回的上 2/3 部和中央旁小叶的后部）

2. 躯干和四肢痛、温、触觉传导路

躯干和四肢痛、温、触觉感受器→脊神经（周围突）→脊神经节（第一级神经元胞体）→脊神经后根（中枢突）→脊髓后角（第二级神经元胞体）→在脊髓交叉到对侧后上升（脊髓丘脑束）→背侧丘脑腹后外侧核（第三级神经元胞体）→内囊（丘脑中央辐射）→大脑皮质（中央后回的上 2/3 部和中央旁小叶的后部）

3. 头面部痛、温、触觉传导路

头面部皮肤和黏膜痛、温、触觉感受器→三叉神经（周围突）→三叉神经节（第一级神经元胞体）→三叉神经感觉根（中枢突）→三叉神经感觉核（第二级神经元胞体）→在脑干交叉到对侧后上升（三叉丘系）→背侧丘脑腹后内侧核（第三级神经元胞体）→内囊（丘脑中央辐射）→大脑皮质（中央后回的下 1/3 部）

4. 视觉传导通路

感光细胞 $\xrightarrow{神经冲动}$ 双极细胞（第一级神经元胞体）→节细胞（第二级神经元胞体）→视神经→入颅后组成视交叉→视束→外侧膝状体（第三级神经元胞体）→视辐射→内囊→大脑皮质（距状沟两侧的枕叶皮质）。

5. 瞳孔对光反射传导通路

光照→视网膜→视神经→视交叉→两侧视束→顶盖前区交换神经元→中脑两侧动眼神经副核→两侧动眼神经→两侧睫状神经节→两侧瞳孔括约肌收缩→两侧瞳孔缩小。

## （二）运动传导通路

运动传导通路包括锥体系和锥体外系。重点是锥体系。

1. 锥体系

（1）功能：主要支配骨骼肌的随意运动，特别是四肢远端的精巧运动。

（2）组成

锥体系 { 上运动神经元：胞体居中央前回和中央旁小叶前部及其他皮质区域内，其轴突组成锥体系 下运动神经元：胞体脑神经运动核和脊髓前角细胞内

（3）分类

①皮质核束

中央前回下 1/3 锥体细胞（上运动神经元）→内囊膝部、中脑→下行至大脑脚底中 3/5 内侧部→大部分止于双侧脑神经运动核，但面神经核下部舌下神经核只接受对侧的→下运动神经元→骨骼肌

临床特点（表 11-12）：

临床特点 { 核上瘫——上运动神经元损伤引起的瘫痪。一侧损伤，对侧眼裂以下表情肌对侧舌肌出现瘫痪，表现为对侧鼻唇沟变浅或消失、不能鼓腮、流涎、舌尖偏向对侧、口角歪向同侧。 核下瘫——下运动神经元损伤引起的瘫痪。面神经核下瘫：同侧面肌瘫痪，除核上瘫的症状外，还有额纹消失、不能皱眉、眼不能闭、口角下垂。舌下神经核下瘫：同侧舌肌瘫痪、伸舌时舌尖偏向同侧。

表 11-12　核上瘫与核下瘫的比较

| 项目 | 核上瘫 | 核下瘫 |
|---|---|---|
| 瘫痪特点 | 痉挛性瘫痪（痉挛性的） | 软瘫（弛缓性的） |
| 肌张力 | ↑ | ↓ |
| 深反射 | 亢进 | 消失 |
| 浅反射 | 减退/消失 | 消失 |
| 病理反射 | （＋） | （一） |
| 肌萎缩 | 不明显 | 明显 |

②皮质脊髓束

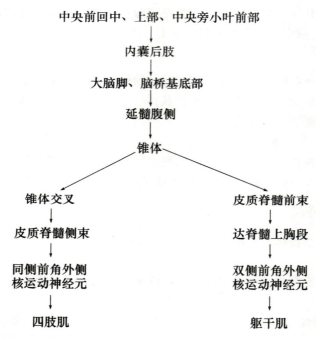

中央前回中、上部、中央旁小叶前部
↓
内囊后肢
↓
大脑脚、脑桥基底部
↓
延髓腹侧
↓
锥体

锥体交叉
↓
皮质脊髓侧束
↓
同侧前角外侧
核运动神经元
↓
四肢肌

皮质脊髓前束
↓
达脊髓上胸段
↓
双侧前角外侧
核运动神经元
↓
躯干肌

临床特点：躯干肌受双侧大脑皮质支配，故一侧皮质脊髓束在交叉前受损，躯干肌的影响不明显、四肢肌的影响明显。一侧皮质脊髓束在锥体交叉以上损伤，对侧肢体瘫痪；一侧皮质脊髓束在锥体交叉以下损伤，同侧肢体瘫痪（表 11-13）。

表 11-13　上、下运动神经元瘫的比较

| 项目 | 上运动神经元瘫 | 下运动神经元瘫 |
|---|---|---|
| 损伤部位 | 皮质运动区、锥体系 | 脊髓灰质前角、脑干躯体运动核及二者的轴突 |
| 瘫痪范围 | 较广泛，全肌群瘫 | 较局部，单一或几块肌瘫 |
| 肌张力 | 增高 | 减退 |
| 肌萎缩 | 无或失用性肌萎缩 | 明显，早期可出现 |
| 反射 | 腱反射亢进，浅反射消失 | 腱反射、浅反射均消失 |
| 病理反射 | 有 | 无 |

2. 锥体外系

（1）定义：锥体系以外的影响和控制躯体运动的传导径路。结构复杂。

（2）功能：①调节肌张力；②协调肌肉活动；③维持体态姿势及习惯动作；④协调锥体系完成精细动作。

## 三、强化训练

### （一）名词解释

1. 视束

2. 核上瘫

### （二）选择题

**A 型题**

1. 躯干和四肢的本体觉传导通路的交叉部位在
   A. 脊髓　　　　　　B. 延髓　　　　　　C. 脑桥　　　　　　D. 中脑
   E. 背侧丘脑

2. 传导躯干和四肢浅感觉传导通路是
   A. 薄束　　　　　　B. 楔束　　　　　　C. 脊髓丘脑束　　　D. 皮质脊髓束
   E. 皮质核束

3. 头面部的痛、温、触觉传导通路的第一级神经元胞体位于
   A. 三叉神经节　　　　　　　　　B. 三叉神经中脑核
   C. 三叉神经脑桥核　　　　　　　D. 三叉神经脊束核
   E. 脊神经节

4. 与外侧膝状体有关的是
   A. 瞳孔对光反射　　B. 听觉反射　　　　C. 视觉反射　　　　D. 视觉传导
   E. 听觉传导

5. 左侧视束受损，可引起何侧视野偏盲
   A. 双眼颞侧　　　　　　　　　　B. 双眼鼻侧
   C. 左眼颞侧，右眼鼻侧　　　　　D. 左眼鼻侧，右眼颞侧
   E. 左眼偏盲

6. 视交叉中部受损时出现
   A. 双眼颞侧视野偏盲　　　　　　B. 双眼鼻侧视野偏盲
   C. 左眼偏盲　　　　　　　　　　D. 右眼偏盲
   E. 左眼颞侧偏盲，右眼鼻侧偏盲

7. 受损后症状发生于对侧的是
   A. 薄束核　　　　　　B. 楔束核　　　　　C. 脊髓前角　　　　D. 中央前回
   E. 脊神经节

8. 只受对侧皮质核束支配的是
   A. 动眼神经核
   B. 滑车神经核
   C. 展神经核
   D. 舌下神经核
   E. 副神经核

9. 传导头面部骨骼肌随意运动的传导束是
   A. 薄束
   B. 楔束
   C. 皮质核束
   D. 皮质脊髓束
   E. 脊髓丘脑束

10. 皮质脊髓束大部分纤维交叉平面在
    A. 中脑
    B. 脑桥
    C. 延髓
    D. 脊髓
    E. 间脑

11. 传导躯干、四肢骨骼肌随意运动的纤维束是
    A. 皮质核束
    B. 皮质脊髓束
    C. 丘脑皮质束
    D. 脊髓丘脑束
    E. 薄束、楔束

12. 损伤左侧内囊后肢前份，可能出现
    A. 左侧肢体痉挛性瘫痪
    B. 左侧肢体软瘫
    C. 右侧肢体痉挛性瘫痪
    D. 右侧肢体软瘫
    E. 右上半身痉挛性瘫痪

13. 内囊出血使
    A. 上运动神经元受损
    B. 下运动神经元受损
    C. 上、下运动神经元均受损
    D. 上、下运动神经元均不受损
    E. 以上都不对

**B 型题**

（1～2 题共用备选答案）
   A. 对侧鼻唇沟变浅或消失
   B. 伸舌时舌尖偏向病灶对侧
   C. 同侧鼻唇沟变浅或消失
   D. 伸舌时舌尖偏向病灶侧
   E. 病灶侧胸锁乳突肌瘫痪

1. 面神经核下瘫的特点是
2. 舌下神经核下瘫的特点是

**X 型题**

1. 不接受双侧皮质核束支配的脑神经核是
   A. 动眼神经核
   B. 动眼神经副核
   C. 面神经核上半（上部）
   D. 面神经核下半（下部）
   E. 舌下神经核

2. 皮质脊髓束形成
   A. 同侧锥体
   B. 同侧皮质脊髓侧束
   C. 对侧皮质脊髓侧束
   D. 同侧皮质脊髓前束
   E. 对侧皮质脊髓前束

3. 躯干和四肢痛、温及触觉传导通路中的三级神经元

    A. 脊神经节　　　　B. 后角细胞　　　　C. 薄束核　　　　D. 楔束核

    E. 背侧丘脑腹后核

## （三）填空题

1. 对光反射中枢为_____，视交叉向后延续为_____。

2. 听觉传导路第一级神经元胞体位于_____内，第二级神经元的胞体在_____内，第三级神经元的胞体在_____内。

3. 绝大部分脑神经运动核都接受_____侧皮质核束的纤维，受_____侧皮质运动中枢的支配；而_____和_____只接受对侧皮质核束的纤维，受对侧皮质运动中枢的支配。

4. 皮质核束（皮质脑干束）的上神经元胞体在_____，它发出皮质核束，经_____至中脑，走在大脑脚底_____，陆续中止于脑干的_____。

5. 运动传导路包括_____和_____，锥体系由_____神经元组成。

6. 舌下神经核和面神经核下半接受_____侧皮质核束的纤维，动眼神经核接受_____侧皮质核束纤维。

7. 头面部浅感觉（痛、温、触）传导路的第一级神经元胞体在_____，第二级在_____，第三级在_____。

## （四）简答题

1. 某人右脚底被一玻璃碎片划破，请描述疼痛的传导途径。


2. 病案分析：某男，65岁，在家看电视时突然晕倒，意识丧失。2天后意识恢复，但出现语言障碍，右侧上、下肢不能随意运动，就诊住院。体检发现：血压200/110 mmHg，右侧上、下肢肌张力增高，主动运动丧失，腱反射亢进，巴宾斯基征（＋）。右侧半身深、浅感觉消失。令患者伸舌时，舌尖偏向右侧，发笑时，见口角歪向左侧。两眼瞳孔对光反射存在，两眼右半视野偏盲。请你提出诊断，并列出诊断依据。

# 下篇　局部解剖学

# 第十二章　头部

## 一、学习目的与要求

1. 掌握：面部重要的骨性标志；腮腺的形态、分布及穿经的神经和血管；颅顶层次及各层解剖特点；穿经海绵窦的结构。

2. 熟悉：面部浅层血管的行程、分布及特点；面神经的分布；三叉神经的穿出位置投影及意义。

3. 了解：各面肌的名称；面侧深区的结构。

## 二、学习指导

头部以下颌骨下缘、下颌角、乳突尖端、上项线和枕外隆凸的连线为界，与颈部区分。头部包括颅与面两部分，两者以眶上缘、颧弓上缘、外耳门上缘、乳突的连线为界线。

### (一) 颅部

颅部由颅顶、颅底、颅腔及颅腔内容物组成。

1. **体表标志**　眉弓、乳突、上项线、颧弓、前囟点、人字点和枕外隆凸等。

2. **体表投影**　通过学习上水平线、下水平线、矢状线、前垂直线、中垂直线和后垂直线等六条标志线掌握中央沟、中央前回、后回、外侧沟及翼点的体表投影。

3. **颅顶**　分为额顶枕区和颞区，包括深面的颅顶诸骨。

(1) 额顶枕区：前为眶上缘，后为枕外隆凸和上项线，两侧借上颞线与颞区分界。由浅入深分为五层：皮肤、皮下组织、帽状腱膜及额枕肌、腱膜下组织和颅骨外膜。浅三层连接紧密，难以剥开，合称头皮。①皮肤：厚而致密，含有大量毛囊、汗腺和皮脂腺及丰富的血管。②浅筋膜：由致密结缔组织和脂肪组织构成。通过许多结缔组织小梁，使皮肤和帽状腱膜紧密连接，并将脂肪分隔成小格，内有血管和神经穿过。浅筋膜内的血管、神经按其来源和分布可分为前、后两组。前组又分内侧、外侧两组。外侧组距正中线约2.5 cm，有眶上动、静脉和眶上神经。内侧组距正中线约2 cm，有滑车上神经和滑车上动静脉。后组为枕部的枕动静脉和枕大神经。颅顶的动脉吻合广泛，血管和神经从四周向颅顶走行，神经行走于皮下组织中，互相重叠。③帽状腱膜：为枕额肌的肌腱，两侧变薄与颞筋膜延续。④腱膜下组织：此层静脉，经导静脉与颅骨的板障静脉及颅内的硬脑膜窦相通，感染时可扩散至颅内，故称此层为颅顶部的危险区。⑤颅骨外膜，与颅骨连接疏松，易于剥离。骨膜与颅缝连接紧密，故骨膜下血肿常常被局限在一块骨内。

（2）颞区：位于颅顶的两侧，介于颞线与颧弓上缘之间。此区的软组织，由浅入深亦有五层，依次为：皮肤、浅筋膜、颞筋膜、颞肌和颅骨外膜。①皮肤：移动性较大。②浅筋膜：血管和神经可分为耳前和耳后两组，耳前组有颞浅动、静脉和耳颞神经，耳后组有耳后静脉和枕小神经。③颞筋膜：上方附着于上颞线，向下分为深、浅两层，浅层附着于颧弓的外面，深层附着于颧弓的内面，两层之间的间隙称颞筋膜间隙。④颞肌：经颞区开颅术切除部分颞骨鳞部后，颞肌和颞筋膜有保护脑膜和脑组织的作用，故开颅减压术常采用颞区入路。⑤颅骨外膜：紧贴于颞骨表面，因而此区很少发生骨膜下血肿。骨膜与颞肌之间，含有大量脂肪组织和颞深血管和神经，称颞筋膜下疏松结缔组织，并经颧弓深面与颞下间隙相通，再向前则与面的颊脂体相连续。

（3）颅顶骨：颅顶各骨均属扁骨。前方为额骨，后方为枕骨。在额、枕之间是左、右顶骨。两侧前方小部分为蝶骨大翼；后方大部分为颞骨鳞部。颅顶骨呈圆顶状，并有一定的弹性。受外力打击时常集中于一点，成人骨折线多以受力点为中心向四周放射，而小儿颅顶骨弹性较大，故外伤后常发生凹陷性骨折。颅顶骨分为外板、板障和内板三层。外板较厚，对张力的耐受性较大。内板较薄，质地亦较脆弱，又称玻璃样板。因而，外伤时外板可保持完整，而内板却发生骨折，同时，骨折片可刺伤局部的血管、脑膜和脑组织等而引起血肿。

4. 颅底内面结构的特点　颅底各部骨质厚薄不一，由前向后逐渐增厚，颅前窝最薄，颅后窝最厚，较薄的部位易骨折；颅底的管、孔、裂是神经血管的出入点，某些骨内部有空腔，这些部位都是易骨折处，受伤时常伴神经血管损伤；颅底与颅外的一些结构连接紧密，关系密切，如眼眶、翼腭窝等，如有病变，可蔓延入脑；颅底骨与骨膜连接紧密，外伤时会撕裂脑膜，引起脑脊液外漏。

## （二）面部

面部可分为眶区、鼻区、口区和面侧区，后者又分为颊区、腮腺咬肌区和面侧深区。本节仅叙述面部浅层结构和面侧区。

1. 体表标志与体表投影　眶上切迹、眶下孔、颏孔的体表标志及面动脉、腮腺管的体表投影。

2. 面部浅层结构

（1）皮肤与浅筋膜：面部皮肤薄而柔软，富于弹性；含有较多的皮脂腺、汗腺和毛囊，是皮脂腺囊肿和疖肿的好发部位。浅筋膜内有神经、血管和腮腺管穿行。由于血供丰富，面部创口愈合快，抗感染能力较强，但创伤时出血较多。

（2）面肌：属于皮肌，薄而纤细，起自面颅诸骨或筋膜，止于皮肤，不同部位的肌肉收缩，使面部呈现各种表情，故又称表情肌。面肌主要集中在眼肌、口裂和鼻孔的周围。面肌由面神经支配，面神经受损时，可引起面瘫。

（3）血管、淋巴及神经：①面动脉：在颈动脉三角内起自颈外动脉，穿经下颌下三角，在咬肌止点前缘处，出现于面部，经口角和鼻翼外侧至内眦，改称内眦动脉。面动脉的搏动在下颌骨下缘与咬肌前缘相交处可以触及。②面静脉：起自内眦静脉，伴行于面动脉的后方，位置较浅，至下颌角下方，与下颌后静脉的前肢汇合后，穿深筋膜注入颈内静脉。面静脉通过眼静脉与海绵窦交通。口角平面以上的一段面静脉通常无瓣膜，面肌的收缩或挤压可促使血液逆流进颅内，故将鼻根至两侧口角的三角形区域称为"面部危险三角区"。③面部浅层的淋巴管非常丰富，吻合成网。这些淋巴管通常注入下颌下淋巴结和颏下淋巴结。④面部的感觉神经来自三叉神经，面肌的运动神经来自面神经。

3. 面侧区　面侧区为位于颧弓、鼻唇沟、下颌骨下缘与胸锁乳突肌上份前缘围成的区域。包括颊区、腮腺咬肌区和面侧深区，本节重点介绍后两个区域。

（1）腮腺咬肌区：主要结构为腮腺、咬肌，以及有关的血管、神经等。①腮腺的深部与茎突诸肌及深部血管神经相邻。这些肌肉和血管、神经包括颈内动、静脉，舌咽神经、迷走神经、副神经及舌下神经共同形成"腮腺床"，紧贴腮腺的深面。②腮腺咬肌筋膜在腮腺后缘分为深、浅两层，包绕腮腺形成腮腺鞘，两层在腮腺前缘处融合，腮腺鞘与腮腺结合紧密，并发出间隔，深入到腺实质内，将腮腺分割成许多小叶。③腮腺管由腮腺前部的前缘发出，在颧弓下一横指处，向前横跨支咬肌表面，至咬肌前缘急转向内侧，穿颊肌，在颊黏膜下潜行一段距离，然后开口于与上颌第二磨牙相对处的颊黏膜上。④穿经腮腺的结构，纵行的有颈外动脉，颞浅动、静脉，上颌后静脉及耳颞神经；横行的有上颌动、静脉，面横动、静脉及面神经的分支。上述血管神经的位置关系，由浅入深，依次为面神经分支、下颌后静脉、颈外动脉及耳颞神经。其中面神经在颅外的行程中，因穿经腮腺而分为三段。a. 面神经干：为从茎乳孔至进入腮腺前的一段，位于乳突与外耳道之间，长 1～1.5 cm，可在此显露面神经干。b. 腮腺内段：通常为上、下两干，位于腮腺内，发出分支吻合成丛。正常情况下，面神经外膜与腮腺组织容易分离，但在病变时则紧密连接，分离困难。c. 腮腺后段：即面神经穿出腮腺后至分布到表情肌之前的部分，大致可分 5 组分支，分别由腮腺上缘、前缘、下缘穿出，呈扇形分布，即颞支、颧支、颊支、下颌缘支和颈支至各相应区域支配面肌。

（2）面侧深区：此区为一有顶、底和四壁的腔隙，其内容有翼内、外肌及出入颅底的血管、神经。前壁为上颌骨体的后面；后壁为腮腺深部；外侧壁为下颌支；内侧壁为翼突外侧板和咽侧壁；顶为蝶骨大翼的颞下面；底平下颌骨下缘。内有翼内肌、翼外肌、翼静脉丛、上颌动脉及下颌神经等结构。

（3）面侧区的间隙：①咬肌间隙：为位于咬肌深部与下颌支上部之间的间隙，咬肌的血管神经通过下颌切迹穿入此隙，从深面进入咬肌。此间隙的前方紧邻下颌第三磨牙，许多牙源性感染均有可能扩散至此间隙。②翼下颌间隙：位于翼内肌与下颌支之间，与咬肌间隙仅隔下颌支，两间隙经下颌切迹相通。此间隙内有舌神经、下牙槽神经和同名动、静脉通过。下牙槽神经阻滞，即注射麻醉药液于此间隙内。牙源性感染常累及此间隙。

## 三、实验指导

### 【实验目的】

1. 掌握面部的骨性标志。
2. 掌握腮腺的形态、分布及穿经的神经和血管。
3. 熟悉面部浅层血管的行程、分布及特点。

4. 熟悉面神经的分布。

5. 熟悉三叉神经的穿出位置投影及意义。

6. 了解各面肌的名称。

7. 了解面侧深区的结构。

8. 掌握颅顶层次及各层解剖特点；穿经海绵窦的结构。

9. 熟悉开颅取脑的步骤及注意事项。

10. 了解观察硬脑膜、海绵窦、脑神经。

## 【实验材料】

1. 整尸标本。

2. 头部尸体标本。

3. 头部模型。

## 【实验内容】

### (一) 切口

1. 尸位　仰卧位，肩下垫木枕，使面部略抬高。

2. 皮肤切口　从颅顶正中向前下经鼻背、人中至下颌体下缘作一个正中切口。再从鼻根中点向外到眼内眦，沿眼裂两缘到眼外眦，继续向外到耳前作一个横切口。鼻孔和口裂周围各作环形切口。沿下颌体下缘经下颌角至乳突尖作横切口。

### (二) 解剖层次

1. 解剖面肌　修洁眼轮匝肌、口轮匝肌、额肌，找出滑车下神经、面静脉、笑肌。

2. 解剖腮腺区　在腮腺的上、前、下三个方向上的结构依次为：耳颞神经、颞浅血管、面神经颞支、面神经颧支、腮腺管、面神经颊支、面神经下颌缘支、面神经颈支、下颌后静脉前支和下颌后静脉后支。

(1) 解剖腮腺咬肌筋膜。

(2) 解剖穿出腮腺前缘上份至上端的结构：腮腺管、副腮腺、面神经颧支、颞浅动静脉、面神经颞支。

(3) 解剖穿出腮腺前缘下份至下端的结构：面神经颊支和下颌缘支、面神经颈支、下颌后静脉的前支和后支。

(4) 解剖面神经、颈外动脉和颞浅动脉，观察其排列。

3. 解剖观察面动脉和面静脉　在咬肌前缘和下颌支交点处可找到面动脉。

4. 解剖眶上神经、眶下神经和颏神经。

5. 解剖咬肌　观察起止、形态。

6. 解剖颞肌和颞下颌关节　锯断颧弓，将颧弓和咬肌下翻；修洁颞肌，观察其起止、形态；修洁并观察颞下颌关节的关节囊。

7. 解剖面侧深区。

### （三）解剖颅顶软组织

1. 皮肤　将皮肤颅顶的正中矢状切口向后延续至枕外隆凸，从颅顶正中作冠状切口向下到耳根上方，再向下切开耳根前后皮肤，翻去头部所有剩余头皮。

2. 浅筋膜　向上追踪修洁滑车上神经和血管、眶上神经和血管、面神经颞支、颞浅血管、耳颞神经、耳大神经、枕小神经。

3. 帽状腱膜、腱膜下疏松结缔组织、颅骨外膜　从上向下，修洁颅顶腱膜的后部和颅顶肌的枕腹；从正中线切开颅顶腱膜，插入刀柄，感受帽状腱膜、腱膜下疏松结缔组织和颅骨外膜的连接情况。

### （四）开颅取脑

1. 锯除顶盖　尸体仰卧，头下放木枕。自眉间至枕外隆凸以及在两侧耳郭之间作纵行和冠状切口，切开帽状腱膜并翻向下。在眶上缘和枕外隆凸上方 1.5 cm 平面锯开颅顶骨。

2. 打开硬脑膜　沿正中线，由后向前切开硬脑膜，可见上矢状窦。沿上矢状窦两旁，剪开硬脑膜，再剪开两侧至耳郭上方。切断进入上矢状窦的大脑静脉。

3. 取脑　分离嗅球和嗅神经。依次切断：视神经、颈内动脉、漏斗、动眼神经、滑车神经。使头转向左侧，切断大脑静脉，将颞极和蝶骨小翼分离，轻揭右半球，用刀尖切开小脑幕的附着缘。同法处理左侧。脑向后坠，依次切断：三叉神经运动根和感觉根、展神经、面神经和前庭蜗神经、舌咽神经、迷走神经、副神经、舌下神经。

4. 观察硬脑膜。

5. 解剖并观察海绵窦

（1）自蝶骨小翼后缘划开硬脑膜，寻找短而窄的蝶顶窦，它通入海绵窦。自颞骨岩部上缘切开小脑幕的附着缘，注意保护三叉神经，观察岩上窦，它前通海绵窦，后通横窦。

（2）自颞骨岩部尖端的前方切除硬脑膜，观察三叉神经节，节下方有三大分支：眼神经、上颌神经、下颌神经。追踪眼神经及其三个分支到眶上裂，追踪上颌神经到圆孔，追踪下颌神经到卵圆孔。

（3）追踪动眼神经和滑车神经，注意保护。

（4）除去海绵窦外侧壁，找出颈内动脉，颈内动脉周围有交感神经丛围绕。在颈内动脉外侧找出展神经，并追踪至眶上裂。

6. 观察颅后窝　切开一侧的大脑镰下缘，观察下矢状窦。切开大脑镰附着小脑幕处，观察直窦。直窦一般向后通左横窦。自枕外隆凸向外划开横窦，然后向下，向前内划开乙状窦至颈内静脉孔。除去颈静脉孔周围硬脑膜，观察舌咽神经、迷走神经、副神经。找出岩下窦。

## 四、强化训练

### （一）名词解释

1. 腱膜下隙

2. 腮腺床

3. 翼丛

4. 翼下颌间隙


## （二）选择题

### A 型题

1. 头皮是指
   A. 额顶枕区皮肤
   B. 皮肤、浅筋膜两层
   C. 皮肤、浅筋膜和帽状腱膜三层
   D. 皮肤、浅筋膜、帽状腱膜和腱膜下隙四层
   E. 包括颞区皮肤、浅筋膜和颞筋膜三层

2. 垂体窝的底仅隔一薄层骨壁与何者相邻
   A. 上颌窦　　　　B. 上鼻道　　　　C. 蝶筛隐窝　　　　D. 蝶窦
   E. 以上都不对

3. 枕骨大孔除脊髓外尚有何结构
   A. 左、右椎动脉和副神经的脊髓根　　　B. 仅有左、右椎动脉
   C. 仅有副神经脊髓根　　　　　　　　　D. 没有其他结构
   E. 以上都不对

4. 腮腺管
   A. 在颧弓上一横指处，向前横行　　　B. 在颧弓下一横指处，向前横行
   C. 在腮腺前缘穿出位置不恒定　　　　D. 开口于上颌第 1 磨牙相对的颊黏膜处
   E. 开口于下颌第 2 磨牙相对的颊黏膜处

5. 海绵窦内侧壁上方与何相邻
   A. 颈内动脉　　　B. 动眼神经　　　C. 展神经　　　D. 垂体
   E. 蝶窦

6. 下颌后静脉由何静脉汇合而成
   A. 面静脉与耳后静脉汇合而成　　　B. 颈外静脉与面静脉汇合而成
   C. 颞深静脉与上颌静脉汇合而成　　　D. 颞浅静脉和面静脉汇合而成
   E. 颞浅静脉和上颌静脉汇合而成

7. 翼丛位于
   A. 颞窝内　　　B. 颞下窝内　　　C. 翼腭窝内　　　D. 下颌骨浅面
   E. 颞肌深面

8. 最大的脑池是
   A. 终板池　　　B. 脚间池　　　C. 桥池　　　D. 小脑延髓池
   E. 环池

9. 一患者"太阳穴"处遭外力撞击而骨折，经医生诊断为"硬膜外血肿"。骨折片损伤了下列何血管
   A. 颞板障静脉    B. 脑膜中动脉前支  C. 脑膜中动脉后支  D. 大脑中动脉
   E. 脉络膜前动脉

10. 一脑出血患者，因颅内压增高而致海马沟回疝，引起对侧肢体瘫痪，同侧瞳孔放大，直接与间接对光反射皆消失。压迫了脑干何部位
   A. 中脑顶盖               B. 脑桥基底部和展神经
   C. 大脑脚底和动眼神经      D. 脑桥被盖部
   E. 延髓外侧部

11. 一颅中窝骨折患者，血性脑脊液经鼻腔流出，是伤及脑膜和哪个鼻旁窦所致
   A. 上颌窦    B. 额窦      C. 蝶窦     D. 筛窦
   E. 上颌窦和额窦同时受累

12. 一患者，面部上唇附近生一化脓性疖肿，由于患者用手挤压，致使颅内感染。细菌通过面部静脉与颅内何处交通造成的
   A. 板障静脉   B. 上矢状窦    C. 导静脉    D. 海绵窦
   E. 横窦

13. 一面神经受损的患者，除表现面瘫外，尚有口干，舌前2/3味觉丧失。面神经受损在哪个部位
   A. 在茎乳孔外受损
   B. 在面神经管（发出鼓索支之前）受损
   C. 在腮腺内受损
   D. 在面神经管上部（发出镫骨肌支之前）受损
   E. 在面神经膝部受损

14. 一患者第3磨牙发生牙槽脓肿，请问该脓肿可以向头部何间隙扩散
   A. 咬肌间隙   B. 咽后间隙   C. 颌下间隙   D. 舌下间隙
   E. 咽旁间隙

**B型题**

（1～2题共用备选答案）
   A. 动眼神经   B. 滑车神经   C. 展神经   D. 眼神经
   E. 视交叉
1. 于海绵窦内部通过的是
2. 位于海绵窦前端的是
（3～5题共用备选答案）
   A. 鞍膈    B. 鞍窦    C. 海绵窦    D. 鞍结节
   E. 鞍背
3. 位于垂体窝顶的是
4. 位于垂体窝底下方的是
5. 位于垂体窝两侧的是
（6～7题共用备选答案）

　A. 颈外动脉　　　　B. 颞浅动静脉　　　C. 面神经　　　　　　D. 颈内动静脉
　　E. 腮腺浅淋巴结

6. 位于腮腺深面的结构有

7. 位于腮腺浅面的结构有

## （三）填空题

1. 额顶枕区软组织的层次，由浅入深为_____、_____、_____、_____和_____。

2. 垂体窝顶为_____，底为_____，两侧为_____，前为_____，后为_____。

3. 海绵窦外侧壁处自上而下排列有_____、_____、_____和_____。

4. 海绵窦内侧壁上部与_____相邻，下部借薄骨壁与_____相邻。

5. 颅中窝内主要的孔、裂，自前内向后外有_____、_____、_____、_____和_____。

6. 通过枕骨大孔的结构有_____、_____和_____。

7. 颈静脉孔内通过_____、_____、_____和_____。

8. 颅内外静脉交通主要有_____、_____和_____3条途径。

9. 通经腮腺的纵行结构主要有_____、_____、_____和_____。

10. 面神经在面部的主要分支为_____、_____、_____、_____和_____。

## （四）简答题

1. 颅顶软组织有几层？各层特点是什么？

2. 简述垂体的位置、毗邻关系及临床意义。

3. 简述海绵窦交通及穿经的结构。

4. 颅内、外静脉的交通途径有哪些？

5. 简述腮腺的形态、分部及穿经的结构。

6. 颞下窝内有哪些肌、血管和神经？

7. 面神经的颅外部可分几段？各段的特点如何？

# 第十三章　颈部

## 一、学习目的与要求

1. 掌握：颈部的表面解剖和重要结构的体表投影；颈筋膜的层次和筋膜间隙及其沟通关系；颈根部的境界及其内容。

2. 熟悉：气管颈段和食管颈段的毗邻；颈动脉三角、肌三角、胸锁乳突肌区的境界及其内容。

3. 了解：颈部的境界、分区。

## 二、学习指导

颈部的上界为下颌底、下颌支后缘、乳突、上项线、枕外隆凸连线；下界为胸骨柄上缘、锁骨、肩峰、$C_7$ 棘突的连线。以斜方肌前缘为界分为狭义的颈部和项部。

### （一）体表标志

有舌骨、甲状软骨、环状软骨、胸锁乳突肌、锁骨上大窝、胸骨上窝等。

### （二）体表投影

掌握颈总动脉、颈外动脉、锁骨下动脉、颈外静脉、副神经、臂丛及胸膜顶等结构的体表投影。

### （三）颈筋膜

通常分四层：

1. 颈浅筋膜　居皮下，与全身浅筋膜连续，分两层，包绕颈阔肌。

2. 颈深筋膜浅层（封套筋膜）　呈封套状包裹着颈部并分层。包绕胸锁乳突肌、斜方肌及舌骨下肌群。

3. 颈深筋膜中层　此层包绕整个颈部脏器。包绕甲状腺、气管、食管并形成甲状腺鞘。

4. 颈深筋膜深层　包绕椎前肌群并包裹锁骨下动脉、臂丛神经，向外沿血管神经达腋窝，构成腋鞘。

### （四）筋膜间隙

1. 气管前间隙　居气管前方，颈深筋膜浅层与气管前层之间。

2. 咽周间隙　居咽周围（居气管前层与椎前层之间），分咽后间隙和咽外侧间隙两部分。

3. 椎前间隙　居椎前层与脊柱之间。

### （五）颈前区

1. 舌骨上区

（1）颏下三角：由左、右二腹肌前腹与舌骨体围成的三角区，其浅面为皮肤、浅筋膜及颈深筋膜浅层，深面由两侧的下颌舌骨肌及其筋膜构成。此三角内有 1～3 个颏下淋巴结。

（2）下颌下三角：位于下颌骨体下缘与二腹肌前、后腹之间，又名二腹肌三角。此三角浅面有皮肤、浅筋膜、颈阔肌和颈筋膜浅层，深面由浅入深依次为下颌舌骨肌、舌骨舌肌和咽中缩肌。此三角内主要有下颌下腺、血管、神经和淋巴结等。

2. 舌骨下区

（1）颈动脉三角：位于胸锁乳突肌上份前缘、肩胛舌骨肌上腹和二腹肌后腹之间。三角内有颈总动脉及其分支、颈内静脉及其属支、舌下神经及其降支、迷走神经及其分支、膈神经和颈深淋巴结等。

（2）肌三角：位于胸锁乳突肌前缘，颈前正中线与肩胛舌骨肌上腹之间。内容物主要有喉、气管、食管颈段、甲状腺。

①甲状腺次全切除术中注意的解剖学要点

切口部位：在颈静脉切迹上方两横指处，顺皮纹横向呈弧形切开。

层次：皮肤→浅筋膜→颈阔肌→胸锁乳突肌前缘→颈深筋膜浅层→胸骨舌骨肌、胸骨甲状肌→甲状腺假被膜。

动脉结扎：近上远下；静脉结扎：甲状腺中静脉从腺体中份分离出来，注入颈内静脉，在手术中剥离假被膜时易被撕断、退缩后难止血，故必须在剥离前予以双重结扎并切断。

保留甲状旁腺：减少手术后并发症的发生。

②气管切开的解剖学要点

姿势：头居中后仰位。

部位：第 3～5 或第 4～5 气管软骨环。

切口层次：皮肤→颈浅筋膜→颈阔肌→颈白线→气管前间隙→气管前筋膜（气管前层）。

保持呼吸道的通畅。

### （六）胸锁乳突肌区

胸锁乳突肌区是指胸锁乳突肌在颈部所在的区域。其胸骨头起自胸骨柄前面，锁骨头起自锁骨内 1/3 上缘。该肌行向上后外方，止于乳突外面及上项线外侧 1/3。其内主要有：颈袢；颈动脉鞘及其内容；颈丛；颈交感干。

### （七）颈外侧区及颈根部

1. 枕三角　位于胸锁乳突肌后缘、斜方肌前缘与肩胛舌骨肌上腹上缘之间。三角底为椎前筋膜及其覆盖下的头夹肌、肩胛提肌及中、后斜角肌等；其顶为封套筋膜，有副神经通过。内容物包括：副神经；颈丛及臂丛分支。

2. 锁骨上三角　位于锁骨上缘中 1/3 上方，在体表呈明显的凹陷，故名锁骨上大窝。由胸锁乳突肌后缘、肩胛舌骨肌下腹和锁骨围成。三角的底为斜角肌下份及椎前筋膜；其顶为封套筋膜。三角区的浅层有锁骨上神经及颈外静脉末段，走行于浅筋膜中。内有臂丛、锁骨下动脉、锁骨下静脉、胸导管颈段、胸膜顶及肺尖。

3. 颈根部　是指颈部与胸部之间的接壤区域，由进出胸廓上口的诸结构占据。前界为胸骨柄，后界为第 1 胸椎体，两侧为第 1 肋。其中心标志是前斜角肌，该肌起自第 3~6 颈椎横突前结节，向下外斜行止于第 1 肋上面的斜角肌结节；其前内侧有胸膜顶及颈根部的纵行结构，前、后方及外侧有胸、颈与上肢间横行的血管和神经等。

### （八）颈部淋巴结

颈部淋巴结数目较多，由淋巴管连成网链。一般分浅淋巴结及深淋巴结，浅淋巴结沿浅静脉排列，深淋巴结沿深血管及神经排列。为适宜临床应用，按部位将其分为颈上部、颈前区及颈外侧区淋巴结三部分。

## 三、实验指导

### 【实验目的】

1. 掌握颈袢组成及位置。
2. 重点检查颈总动脉、颈内动脉、颈外动脉的位置关系及颈外动脉在颈部的分支。
3. 检查迷走神经的走向、位置和分支。
4. 重点寻认锁骨下动脉的分支。
5. 检查臂丛的位置和分支。
6. 重点解剖甲状腺周围结构。

### 【实验材料】

大体标本数具。

### 【实验内容】

皮肤切口：尸体仰卧，在肩部或项下垫一物体，使头部尽量后仰，以利于颈部操作。皮肤切口要浅。

1. 沿颈前正中线自颏隆凸纵切至胸骨的颈静脉切迹。
2. 自正中切口上端，沿下颌骨下缘向外切至颞骨乳突。
3. 自正中切口下端，沿锁骨向外延至肩峰。
操作步骤：

### （一）解剖颈部浅层结构

1. 翻皮　自中线将皮肤剥离翻向外侧至斜方肌前缘。翻皮时将浅筋膜自颈阔肌表面一并掀起。

2. 切断颈阔肌　沿锁骨切断颈阔肌（切口勿深），向上翻至下颌骨下缘。注意：翻掀时，紧贴肌纤维剥离，以免损伤颈阔肌深面的结构。

3. 剥寻浅静脉

（1）颈前静脉：颈正中线两侧的浅筋膜内自上而下寻找，并追踪其穿入深筋膜处。

（2）颈外静脉：在下颌角后方找到颈外静脉起始段，沿胸锁乳突肌表面从上向下修洁静脉，至其穿入深筋膜处。在静脉周围寻找颈外侧浅淋巴结，观察后摘除。

4. 剥寻皮神经　于胸锁乳突肌后缘中点附近的浅筋膜内寻找由此浅出的颈丛的皮支。

（1）耳大神经：粗大，沿肌的表面较垂直地上行，追至耳郭即可。

（2）颈横神经：沿肌的表面向前横行，追至颈前区。

（3）锁骨上神经：分3支，亦可在锁骨外侧2/3段上方的浅筋膜内寻找其分支，再向上追踪其主干。

（4）枕小神经：沿肌的后缘上1/3处寻找，位置较深，位于耳大神经和枕大神经之间。注意：勿伤及其勾绕的副神经。

5. 剥除浅筋膜，观察后剥除颈深筋膜浅层（封套筋膜）。在下面的操作中注意观察颈深筋膜中层（内脏筋膜）和深层（椎前筋膜）。

6. 认真修洁胸锁乳突肌，暴露其全貌。在近起点处切断，向外上边分离边翻向止点乳突处，在该肌深面剥寻支配该肌的副神经外支和颈丛的分支。尽可能将该肌翻向止点，以利于深层的操作。

7. 剥寻颈袢（舌下神经袢）　小心提起肩胛舌骨肌上腹，寻找自肌外侧进入的神经，沿该神经向外追踪至颈袢。该袢多位于颈动脉鞘表面或埋于鞘壁中，位置平环状软骨。观察颈袢的组成及其发出的肌支。

### （二）解剖舌骨上区的深层结构

1. 解剖颏下三角　由左、右二腹肌前腹和舌骨体围成颏下三角。在颈深筋膜浅层的深面寻找颏下淋巴结，观察后摘除。显露二腹肌前腹和构成此三角基底的下颌舌骨肌。

2. 解剖下颌下三角　由二腹肌前、后腹和下颌骨下缘围成下颌下三角。

（1）下颌下腺：剥开腺鞘，充分暴露。

（2）面动脉：在二腹肌后腹的深面（或在咬肌止点前缘与下颌骨下缘交点处）剥寻面动脉，观察其走行与下颌下腺的关系。

（3）舌下神经：切断二腹肌前腹的起端，将该肌腹翻向外下，然后修洁下颌舌骨肌，并沿正中线及舌骨体切断下颌舌骨肌的附着点，将其翻向上，显露舌骨舌肌，在其表面寻认舌下神经。沿舌下神经向后上追踪，试寻颈袢上根。

（4）舌动脉：舌骨大角上方与舌下神经之间寻找舌动脉。

（5）下颌下腺管：在舌骨舌肌表面，下颌下腺深部的前缘寻找并观察其与舌神经的关系。

### （三）解剖舌骨下区和胸锁乳突肌区的深层结构

1. 解剖肌三角　由颈前正中线、胸锁乳突肌下部前缘和肩胛舌骨肌上腹围成肌三角。

（1）修洁舌骨下肌群，将颈前静脉于上端切断翻向下，并将该肌群附着于胸骨的一端切断翻向上。

（2）观察甲状腺及其血管和神经，观察包裹甲状腺的鞘，左右甲状腺侧叶和峡，在峡的上方有时有向上延伸的锥状叶。①甲状腺上动脉：在甲状腺侧叶的上极寻找，在其内后方找出伴行的喉上神经外支。②甲状腺中静脉：在甲状腺侧叶外侧缘中份寻找，追踪至颈内静脉处，可切断并去除。③甲状腺下动脉：将甲状腺侧叶翻向内侧，显露甲状腺侧叶后面，在腺的下极附近找。④喉返神经：食管与气管之间侧方的沟内寻找。注意左、右喉返神经与甲状腺下动脉的交叉关系。

（3）寻认甲状旁腺：试在甲状腺侧叶后面上、下部的结缔组织中寻找两对甲状旁腺（如绿豆大小，扁平棕黄色结构）。或许找不到，可能包埋在甲状腺实质内。

2. 解剖颈动脉三角和胸锁乳突肌区的深层结构　颈动脉三角由胸锁乳突肌上份前缘、肩胛舌骨肌上腹和二腹肌后腹围成。

（1）颈外侧深淋巴结群：沿颈动脉鞘周围排列，观察后摘除。

（2）颈动脉鞘：沿血管长轴纵行切开颈动脉鞘前壁，确认颈总动脉、颈内静脉和迷走神经的位置关系。

（3）修洁颈总动脉，约平甲状软骨上缘处颈总动脉分为颈内动脉和颈外动脉。注意颈动脉窦。

（4）修洁颈外动脉的分支：①甲状腺上动脉：颈外动脉起始部或颈总动脉末端前壁寻找，向下追至甲状腺侧叶上极。②舌动脉：平舌骨大角，甲状腺上动脉的上方，自颈外动脉前壁发出。③面动脉：在舌动脉的上方寻认。

（5）检查颈内静脉：其属支多在舌骨大角附近汇入，如面静脉、甲状腺的静脉、舌静脉等。

（6）剥寻迷走神经：将颈总动脉和颈内静脉分别向内、外侧拉开，两血管后方的神经干是迷走神经。注意有无分支发出。

## 四、强化训练

### （一）名词解释

1. 锁骨上三角

2. 颈动脉鞘

3. 神经点

4. 颈祥

5. 胸膜顶

6. 枕三角

## （二）选择题

### A 型题

1. 不参与颈部下界构成的结构是
   A. 颈静脉切迹　　　　B. 第一肋　　　　　C. 胸锁关节　　　　D. 锁骨上缘
   E. 肩胛骨上缘

2. 颈前静脉
   A. 位于颈阔肌的浅面、颈前正中线的两侧
   B. 位于颈阔肌的深面，并沿下颌舌骨肌的深面下行
   C. 在胸锁乳突肌表面垂直下行，注入锁骨下静脉
   D. 左、右颈前静脉下端由颈静脉弓相连，向外注入颈内静脉
   E. 左、右颈前静脉下端由颈静脉弓相连，向外注入颈外静脉

3. 关于颈外静脉的描述，错误的是
   A. 由下颌后静脉的前支与耳后静脉、枕静脉汇合而成
   B. 沿胸锁乳突肌的浅面下行
   C. 在锁骨中点上方 2～5 cm 处穿颈深筋膜，注入锁骨下静脉
   D. 静脉的末端有一对静脉瓣
   E. 与颈深筋膜结合紧密

4. 颈筋膜浅层（封套层）包绕
   A. 颈阔肌与胸锁乳突肌　　　　　　B. 颈阔肌与斜方肌
   C. 舌骨下肌群与斜方肌　　　　　　D. 舌骨下肌群与胸锁乳突肌
   E. 斜方肌与胸锁乳突肌

5. 腮腺鞘及下颌下腺鞘由下列何结构构成
   A. 封套筋膜　　　　B. 内脏筋膜　　　　C. 气管前筋膜　　　　D. 椎前筋膜
   E. 以上都不是

6. 关于颈筋膜的描述，错误的是
   A. 由浅入深为封套筋膜、内脏筋膜和椎前筋膜
   B. 斜方肌和胸锁乳突肌鞘由封套筋膜构成
   C. 腮腺鞘由内脏筋膜构成
   D. 甲状腺鞘由颈深筋膜中层构成
   E. 椎前筋膜可构成腋鞘

7. 不属于胸骨上间隙内容结构的是
   A. 颈静脉弓　　　　　　　　　　　B. 甲状腺下静脉
   C. 颈前静脉下段　　　　　　　　　D. 淋巴结
   E. 胸锁乳突肌胸骨头

8. 不属于气管前间隙内容结构的是
   A. 甲状腺下静脉　　　　　　　　　B. 甲状腺最下静脉
   C. 左头臂静脉　　　　　　　　　　D. 颈静脉弓
   E. 甲状腺奇静脉丛

9. 不参与颏下三角构成的结构是
    A. 二腹肌后腹    B. 二腹肌前腹    C. 舌骨体    D. 颈深筋膜浅层
    E. 下颌舌骨肌

10. 不参与下颌下三角构成的结构是
    A. 二腹肌前、后腹        B. 下颌骨体下缘
    C. 封套筋膜和颈阔肌    D. 舌骨
    E. 下颌舌骨肌

11. 下述何结构不参与颈动脉三角的构成
    A. 胸锁乳突肌上份前缘        B. 肩胛舌骨肌上腹
    C. 二腹肌后腹        D. 封套筋膜
    E. 下颌舌骨肌

12. 不经二腹肌后腹深面走行的结构是
    A. 颈内动、静脉        B. 颈外动脉
    C. 后 3 对脑神经        D. 耳大神经、下颌后静脉
    E. 颈交感干

13. 关于二腹肌后腹的描述，正确的是
    A. 表面有耳大神经、下颌后静脉及面神经颈支
    B. 深面有颈内动、静脉，颈外动脉和后 3 对脑神经
    C. 上缘有耳后动脉、面神经和舌咽神经
    D. 下缘有舌下神经和枕动脉
    E. 以上均正确

14. 同时行经颈动脉三角和下颌下三角的结构是
    A. 颈外动脉、面动脉        B. 舌下神经
    C. 舌神经、舌动脉        D. 二腹肌后腹
    E. 耳大神经、面神经颈支

15. 同时行经颈动脉三角和颈后三角的结构是
    A. 迷走神经    B. 舌下神经    C. 副神经    D. 颈内动脉
    E. 颈内静脉

16. 剖露甲状腺时不需经过的层次结构是
    A. 皮肤及浅筋膜    B. 气管前筋膜    C. 颈筋膜浅层    D. 舌骨下肌群
    E. 甲状腺奇静脉丛

17. 颈动脉三角内的结构不包括
    A. 颈总动脉及其分支        B. 颈内静脉及其属支
    C. 迷走神经及其分支    D. 舌下神经
    E. 舌咽神经

18. 下颌下三角的内容中不包括
    A. 舌动脉、舌神经        B. 面动脉、面神经
    C. 舌神经及下颌下神经节    D. 舌下神经及下颌下腺
    E. 下颌下淋巴结

19. 自颈动脉三角显露颈总动脉分叉处，不经过的层次结构是
    A. 皮肤与浅筋膜　B. 颈阔肌　　　　　C. 颈筋膜浅层　　　D. 颈动脉鞘
    E. 椎前筋膜

20. 甲状腺鞘由哪层筋膜形成
    A. 颈浅筋膜　　　　B. 颊咽筋膜　　　　C. 气管前筋膜　　　D. 颈深筋膜浅层
    E. 颈深筋膜深层

21. 紧贴甲状腺的结构是
    A. 甲状腺鞘　　　　　　　　　　　B. 假被膜
    C. 真被膜（纤维囊）　　　　　　　D. 颈浅筋膜
    E. 气管前筋膜

22. 与甲状腺下动脉伴行的结构是
    A. 甲状腺下静脉　B. 喉上神经　　　　C. 甲状腺中静脉　　D. 喉返神经
    E. 无上述情况

23. 关于喉返神经的描述，错误的是
    A. 右喉返神经行程长、位置较深
    B. 左喉返神经勾绕主动脉弓至其后上方上行
    C. 在入喉前经环甲关节的后方走行
    D. 在行甲状腺次全切除、结扎甲状腺下动脉时，应远离甲状腺的下端进行
    E. 在行甲状腺次全切除、结扎甲状腺上动脉时，应紧贴甲状腺上极进行

24. 关于甲状腺下动脉与喉返神经的描述，错误的是
    A. 甲状腺下动脉起自甲状颈干，沿前斜角肌内侧缘上升
    B. 甲状腺下动脉于第6颈椎平面弯向内侧，经颈动脉鞘和椎血管的后方至侧叶下极后方
    C. 右喉返神经多从甲状腺下动脉前方与其交叉
    D. 在行甲状腺次全切除、结扎甲状腺下动脉时，应紧贴甲状腺的下端进行
    E. 喉返神经至咽下缩肌下缘、环甲关节后方入喉，更名为喉下神经

25. 关于气管颈部的描述，错误的是
    A. 前方有甲状腺峡、甲状腺下静脉、甲状腺奇静脉丛等
    B. 两侧有甲状腺侧叶
    C. 后外侧与颈动脉鞘及颈交感干等
    D. 4～6气管软骨环前方有甲状腺峡
    E. 在气管食管旁沟内有喉返神经

26. 关于食管颈部的描述，错误的是
    A. 前方邻气管颈段
    B. 后方有脊柱和颈长肌
    C. 两侧有甲状腺侧叶、颈动脉鞘及其内容等
    D. 后外侧借椎前筋膜邻颈交感干
    E. 位置稍偏向右侧，故食管颈段手术入路以右侧为宜

27. 关于膈神经的描述，错误的是
    A. 位于前斜角肌表面
    B. 位于椎前筋膜深面
    C. 其前方毗邻结构中有颈内静脉
    D. 在颈根部经胸膜顶前内侧，锁骨下动、静脉之间进入胸腔
    E. 在迷走神经内侧或前方入胸腔

28. 关于颈动脉鞘的描述，错误的是
    A. 由颈筋膜包绕颈总动脉、颈外动脉、颈内静脉和迷走神经构成
    B. 鞘的浅面有胸锁乳突肌、舌骨下肌群和甲状腺上、中静脉等
    C. 鞘内全长有颈内静脉和迷走神经走行
    D. 胸导管颈段和甲状腺下动脉均经鞘的后方走行
    E. 在鞘上部，颈内动脉居前外侧、颈内静脉居后内侧，二者之间的后外有迷走神经

29. 关于颈根部境界的描述，正确的是
    A. 颈根部是指颈部和胸部的接壤区    B. 前界为胸骨柄
    C. 后界为第一胸椎体    D. 两侧为第一对肋
    E. 以上均正确

30. 关于椎动脉三角的描述，错误的是
    A. 内侧界为颈长肌    B. 外侧界为前斜角肌
    C. 下界为锁骨下动脉第一段    D. 三角的前方有胸膜顶
    E. 三角内主要有椎血管、甲状腺下动脉、颈交感干等

31. 位于前斜角肌前内侧的结构不包括
    A. 颈总动脉和颈内静脉    B. 迷走神经和膈神经
    C. 颈交感干和胸导管    D. 锁骨下动脉和臂丛
    E. 锁骨下静脉

32. 不属于胸膜顶前方毗邻结构的是
    A. 锁骨下动脉及其分支    B. 膈神经和迷走神经
    C. 锁骨下静脉    D. 臂丛
    E. 左颈根部的胸导管

33. 左锁骨下动脉第一段前方有
    A. 左喉返神经    B. 左迷走神经
    C. 左膈神经和胸导管颈段    D. 胸膜顶
    E. 交感干

34. 不属于胸导管颈段后方毗邻结构的是
    A. 椎动脉和椎静脉    B. 颈动脉鞘
    C. 膈神经    D. 锁骨下动脉
    E. 颈交感干

## （三）填空题

1. 颈部以_____、_____、_____、_____和_____的连线与头部分界。

2. 颈前区的内侧界为_____，外侧界为_____，上界为_____。此区又可借舌骨分为_____和_____。

3. 颈筋膜的浅层又称_____，此层向两侧包绕_____和_____，形成两肌的肌鞘，在下颌下三角和腮腺区，该层分为两层分别包绕_____和_____，形成两个腺的腺鞘。

4. 气管前间隙位于_____和_____之间，此间隙内含有_____、_____、_____和_____，在小儿还有_____。

5. 咽后间隙位于_____和_____之间，此间隙向两侧延伸至咽侧壁外侧的部分称_____。

6. 椎前间隙位于_____、_____和_____之间，颈椎结核脓肿多积于此间隙，向两侧可至_____，并经_____扩散至腋窝，破溃后经_____向下至后纵隔。

7. 颈动脉三角由_____、_____和_____组成，其浅面为_____、_____、_____及_____，深面为_____，内侧为_____。

8. 颈动脉三角的内容有_____、_____、_____、_____，以及部分颈深淋巴结等。

9. 肌三角由_____、_____和_____组成，其浅面由浅入深依次为_____、_____、_____、_____和_____，深面为_____。

10. 肌三角的内容包括浅层的_____和_____，深层的_____和_____，以及位于其深面的_____、_____、_____和_____等器官。

11. 甲状腺的侧叶位于_____和_____的外侧，上极平_____，下极至_____，峡部位于_____的前方。

12. 甲状腺的假被膜又称_____，甲状腺的外膜又称_____，两者之间形成的间隙称_____。

13. 甲状腺的前面由浅入深依次为_____、_____、_____、_____及_____遮盖，甲状腺侧叶的后内侧与_____和_____、_____及_____相邻。

14. 甲状腺侧叶的后外侧与_____和_____相邻。

15. 甲状腺次全切除术结扎甲状腺上动脉时，应紧贴腺的_____进行，以免损伤_____而致声音低钝、呛咳等；结扎甲状腺下动脉时，应远离腺的_____进行，以免损伤_____而引起声音嘶哑。

16. 在成人，甲状腺峡下方气管的前面有_____、_____和可能存在的_____，临床上行气管切开术时应予以注意。

17. 在幼儿期，_____、_____和_____常高出颈静脉切迹，达气管颈段的前方，临床上行气管切开术时应予以注意。

18. 气管颈部的前方由浅入深依次为_____、_____、_____、_____及其内的_____、_____和_____。

19. 气管颈部上端的两侧为_____，后方为_____，后外侧为_____和_____，气管与食管之间的旁沟内有_____上行。

20. 食管颈部的前方为_____，后方为_____和_____，后外侧为_____，两侧为_____、_____及其内容。

21. 在颈动脉鞘的上部，_____居前内侧，_____居后外侧，_____行于二者之间的后内方。

22. 在颈动脉鞘的下部，_____居前外侧，_____居后内侧，二者之间的后外方有_____。

23. 颈动脉鞘内的结构有_____、_____、_____和_____。

24. 颈动脉鞘的内侧有_____、_____、_____、_____和_____及甲状腺侧叶等。

25. 颈动脉鞘的后方有_____通过，左侧还有_____，隔椎前筋膜有_____、_____和_____等。

26. 胸膜顶的前方邻_____动脉及其分支、_____神经、_____神经、_____静脉以及左颈根部的胸导管。

27. 舌骨上区有_____三角和_____三角；舌骨下区有_____三角和_____三角。

## (四) 简答题

1. 试述甲状腺的位置、毗邻及临床意义。

2. 试述颈动脉鞘的毗邻关系。

3. 试述胸膜顶的位置、毗邻及临床意义。

4. 以前斜角肌为标志，试述其周围的毗邻关系。

# 第十四章　胸部

## 一、学习目的与要求

1. 掌握：胸部主要的体表标志、标志线及其临床意义；胸壁的构成；女性乳房的位置、构造、淋巴回流；肋间后动脉、胸廓内动脉的来源、行程及分支、分布；肋间神经的行程、分支、分布及临床意义；胸膜腔及胸膜窦构成、壁胸膜反折线的体表投影、胸膜顶、胸膜前界和下界；心的位置和毗邻、心包裸区、心的体表投影。

2. 熟悉：肺的位置及肺下界的体表投影，肺根的组成及毗邻；纵隔的区分及各部的主要结构；心包和心包腔的组成，心包窦的名称、位置及临床意义；胸主动脉、胸交感干的位置及主要分支，奇静脉的行程和注入部位。膈的位置、分部和形态结构，穿经膈的结构。

3. 了解：食管胸段的位置、分部和毗邻；胸导管的行程和毗邻；纵隔脏器、大血管及淋巴结的形态、大小及其位置关系。

## 二、学习指导

胸部是躯干的一部分，位于颈部和腹部之间，胸部上界以胸骨颈静脉切迹、胸锁关节、锁骨上缘和肩峰至第7颈椎棘突的连线与颈为界；两侧以三角肌前、后缘与上肢为界；下界相当于胸廓下口。胸部由胸壁、胸腔和胸腔内脏器三部分组成。

### （一）胸壁的分区

胸壁通常以腋前线和腋后线为界，分为胸前壁、胸外侧壁和胸后壁三部分。介于两侧腋前线之间的部分为胸前壁；介于腋前线和腋后线之间的部分为胸外侧壁；介于两侧腋后线之间的部分为胸后壁。

### （二）胸部的体表标志

颈静脉切迹、胸骨角、乳头、肋弓、剑突、锁骨和锁骨下窝、胸骨下角、肩胛下角。

### （三）胸壁的层次

胸壁由浅入深可以分为六层，即皮肤、浅筋膜、深筋膜、肌层、肋和肋间隙、胸内筋膜以及壁胸膜。

（1）浅筋膜的皮神经来自锁骨上神经和第2～7肋间神经的外侧皮支与前皮支。肋间神经的皮支分布具有以下特点：①明显的节段性和带状分布；②重叠分布。浅筋膜的浅动脉来自胸廓内动脉的穿支和肋间后动脉的穿支。由于胸廓内动脉第 2～4 穿支较大，在做乳腺癌根治术时应注意结扎这些动脉。

（2）深筋膜可分为浅、深两层。深层位于喙突、锁骨下肌和胸小肌的筋膜称锁胸筋膜，此筋膜有头静脉，胸肩峰血管，胸内、外侧神经以及淋巴管穿过。

（3）肋中间部分的第 5～8 肋曲度较大，又相对固定，缺乏保护，容易在外力作用下骨折。其断端易刺伤肋间血管和胸膜，可形成血胸、气胸或皮下气肿。

（4）肋间肌由外向内分别为肋间外肌、肋间内肌和肋间最内肌。肋间最内肌只存在于肋间隙中部，故在肋间隙的前、后部，肋间血管和神经直接与其内面的胸内筋膜直接相邻，故患胸膜炎症时，可刺激神经引起肋间神经痛。

（5）肋间后动脉起自胸主动脉，在肋角附近发出较小的下支，沿下位肋骨上缘前行；本干即上支，在肋角前方与其静脉和神经进入肋间内肌与肋间最内肌之间，并沿肋沟走行，其排列次序自上而下为静脉、动脉和神经。在肋间隙的前部，肋间后动脉的上、下支与胸廓内动脉的肋间前支吻合，形成动脉环。因此，做胸膜腔穿刺时，为了避免损伤肋间血管和神经，穿刺部位在肋角内侧（多在肩胛线或腋后线的第 8、9 肋间隙）进行，进针部位略偏下位肋的上缘；如果在肋角前外侧（前外侧胸壁）穿刺，应在肋间隙的中部穿刺。

（6）肋间神经共 11 对（肋下神经 1 对，位于第 12 肋下方），位于相应的肋间隙内。肋间神经分布于胸部皮肤和肋间肌。肋间神经末端在胸骨侧缘向前发出前皮支，穿至胸前壁皮下；下 5 对肋间神经和肋下神经的前段离开肋间隙和肋下，向前下进入腹前壁，分布于腹肌和腹壁的皮肤。

### （四）女性乳房

乳房由皮肤、乳腺组织和脂肪组织构成。乳房悬韧带或 Cooper 韧带，对乳房起固定和支持作用。乳腺癌侵及乳房悬韧带并使之短缩，可出现局部皮肤凹陷或乳头内陷，外观呈橘皮样改变，这是诊断乳腺癌的重要体征之一。

### （五）胸腔

胸腔可分三部分，即左右两侧的胸膜腔和肺，中间为纵隔。

1. 胸膜及胸膜腔　胸膜可分为脏胸膜和壁胸膜两层，壁胸膜分为肋胸膜、膈胸膜、纵隔胸膜和胸膜顶四部分。壁胸膜和脏胸膜在肺根处相互移行形成密闭的腔隙，称胸膜腔。胸膜腔左、右各一，互不相通，腔内呈负压，脏、壁两层胸膜紧密相贴，其间有少量浆液，呼吸时可减少脏壁胸膜之间的摩擦。肋胸膜与膈胸膜转折处的半环形间隙，称肋膈隐窝（肋膈窦）。肋膈隐窝是胸膜腔的最低部位，胸膜腔积液首先积聚于此，是易发生粘连的部位。

2. 肺　位于胸腔内，纵隔的两侧。左肺狭长，右肺较粗短。肺纵隔面中部的凹陷处，称肺门。肺门为支气管、肺动脉、肺静脉、支气管动脉、支气管静脉、神经及淋巴管进出肺的门户，这些结构被结缔组织包绕，构成肺根。肺根内各结构的位置关系由前向后左右相同，即上肺静脉、肺动脉和支气管、下肺静脉。由上而下，左肺根为肺动脉、支气管、上肺静脉和下肺静脉；右肺根为上叶支气管、肺动脉、中下支气管、上肺静脉和下肺静脉。肺的血管有两套，一套是功能性血管，即肺动脉和肺静脉，其主要功能是参与气体交换；另一套是营养性血管，即支气管动脉和支气管静脉，其主要功能是营养支气管和肺。

### （六）纵隔

纵隔为左、右两侧纵隔胸膜之间所有器官、结构和结缔组织的总称。纵隔的境界前为胸骨，后为脊柱胸部，两侧为纵隔胸膜；其上界为胸廓上口；其下界为膈。纵隔的分区在解剖学通常采用四分法区分，即以胸骨角至第 4 胸椎下缘平面为界，将纵隔分为上纵隔和下纵隔，下纵隔又以心包为界分为三部分：心包前壁与胸骨之间为前纵隔；心包前、后壁之间及大血管所占据的区域为中纵隔；心包后壁与脊柱之间为后纵隔。

## 三、实验指导

### 【实验目的】

1. 掌握胸部主要的体表标志；胸壁的构成；肋间后动脉、胸廓内动脉的行程及分支、分布；肋间神经的行程、分支、分布及临床意义。此项要求同学 8 人 1 组（分两个小组），分别在未开胸的整具尸体标本上进行解剖。

2. 掌握女性乳房的位置、构造、淋巴回流。

3. 掌握胸膜腔及胸膜窦构成、壁胸膜折线的体表投影、胸膜顶、胸膜前界和下界、心包裸区；心的位置和毗邻（在已开胸，暴露胸腔脏器的整具尸体标本上进行观察）。

4. 熟悉肺的位置及肺下界的体表投影；肺根的组成及毗邻；纵隔的区分及各部的主要结构；心包和心包腔的组成（在已开胸，暴露胸腔脏器的整具尸体标本上进行观察）。

### 【实验材料】

1. 整具尸体标本（未开胸）。

2. 整具尸体标本（已开胸，暴露胸腔脏器）。

3. 女性乳房解剖标本。

### 【实验内容】

### （一）在未开胸的整具尸体标本上解剖胸前外侧壁

1. 尸位取仰卧位。

2. 摸认体表标志　颈静脉切迹、胸骨角、剑突、肋、肋间隙、肋弓、胸骨下角、剑肋角。

3. 解剖胸部浅层结构　先逐层翻开皮片、筋膜、胸大肌、胸小肌，复查肋间神经前皮支和外侧皮支穿出部位，清理胸大肌、胸小肌在胸壁上的附着部分，将前锯肌自起点剥离，连同支配该肌的胸长神经一起翻向外侧，观察其与腹外斜肌肌齿的交错。

4. 解剖肋间隙

（1）观察肋和肋间隙：自胸骨角向外确认第 2 肋，以此计数肋和肋间隙。

（2）肋间肌：肋间内、外肌和肋间最内肌均很薄，注意不要切深。先辨认肋间外肌和肋间外膜，观察肋间外肌肌纤维的方向，沿第 4 或第 5 肋下缘，用刀尖轻轻切开肋间外肌和肋间外膜，将其向下翻，可见位于深面、肌纤维斜向内上方的肋间内肌，并可见肋间神经分支进入肋间内、外肌。

（3）肋间后动静脉和肋间神经：用镊子轻拉已解剖出的肋间神经外侧皮支，在其穿出处切开肋间内肌并翻向下，沿外侧皮支追至肋间神经本干，同时观察位于其上方的肋间后动、静脉，三者伴行于肋沟内，自上而下为静脉、动脉、神经。沿神经本干向前追查肋间神经前皮支，并在同一肋间隙下位肋的上缘寻找肋间后动脉下支。肋间血管、神经的深面为肋间最内肌。

### （二）在女性乳房解剖标本上观察女性乳房的位置、构造、淋巴回流

乳房位于胸前外侧壁深筋膜的浅面。成年女性乳房的境界内侧缘达胸骨旁线，外侧缘可达腋中线附近，在第3~6肋之间。

乳房由皮肤、乳腺组织和脂肪组织构成。胸壁浅筋膜形成整个乳腺的包囊，同时还伸入乳腺之间，形成纤维束连于皮肤和深筋之间，称乳房悬韧带或Cooper韧带，对乳房起固定和支持作用。

乳房的动脉有胸廓内动脉的第3~6穿支、胸外侧动脉、胸肩峰动脉、胸背动脉和第3~7肋间后动脉的分支。静脉汇入胸廓内静脉、肋间后静脉和腋静脉。

乳房的淋巴引流的方向主要有以下6处：

（1）乳房外侧部和中央部的淋巴管：注入腋胸肌淋巴结；有的注入外侧淋巴结，再至中央淋巴结，最后至腋尖淋巴结。这是乳房淋巴回流的主要途径，同时也是乳癌早期转移的重要途径。

（2）乳房上部的淋巴管：注入腋尖淋巴结及锁骨上淋巴结。

（3）乳房内侧部的淋巴管：穿肋间隙，注入胸骨旁淋巴结。

（4）乳房下内侧部的淋巴管：与腹壁上部的淋巴管有吻合，也可穿过腹壁和膈下间隙与肝的淋巴管吻合。

（5）乳房深面的淋巴管：可形成2~3条淋巴管，穿过胸大肌，沿胸小肌表面向上直接注入腋尖淋巴结或锁骨下淋巴结。

（6）乳房浅层淋巴管：可与皮肤淋巴管及对侧乳房淋巴管有广泛的交通。

### （三）在已开胸，暴露胸腔脏器的整具尸体标本上进行观察

1. 用手指探入肋间隙，将壁胸膜轻轻推离胸壁，以保留完整的壁胸膜。若遇有胸膜感染，则壁胸膜与胸壁粘连不易分开。

2. 观察位于胸前壁内面的结缔组织膜即胸内筋膜。透过胸内筋膜可见贴于胸骨体和肋软骨的胸横肌。

3. 寻认胸廓内动脉发出的肋间前支、穿支、心包膈动脉。胸骨旁淋巴结沿胸廓内动、静脉周围排列。在翻开的胸前壁，可见自胸廓内动脉发出的肋间前动脉，常分为两支，分别行于上位肋的下方和下位肋的上方，因此在胸前壁进行穿刺时，应从肋间隙中部进针。

4. 观察胸腔的分部和内容　胸腔分为3部，即由心、心包、出入心的大血管、气管、食管等结构组成的纵隔，以及位于纵隔两侧容纳肺和胸膜囊的左、右部。

5. 观察肺胸膜紧贴于肺实质和延伸到肺裂。脏胸膜与壁胸膜之间的间隙即胸膜腔。

6. 将手伸入胸膜腔探查壁胸膜各部，即胸膜顶、肋胸膜、膈胸膜和纵隔胸膜。

7. 观察胸膜前界　肋胸膜与纵隔胸膜前缘之间的返折线即胸膜前界，注意左、右胸膜前界

自胸膜顶向下逐渐靠拢，在第 2~4 肋水平之间，两侧前界在中线稍偏左可相互接触或重叠，自第 4 肋以下，左、右胸膜前界又分开。右侧垂直向下达第 6 胸肋关节处移行为下界。左侧在第 4 胸肋关节处向左倾斜，沿胸骨左缘外侧 2~2.5 cm 下行至第 6 肋软骨移行于胸膜下界。

8. 观察胸膜下界　用手指探查肋胸膜与膈胸膜之间的下返折线即胸膜下界，一般自第 6 肋软骨向外下方，在锁骨中线与第 8 肋、腋中线与第 10 肋、肩胛线与第 11 肋相交，近后正中线处平第 12 胸椎棘突。

9. 探查肋膈隐窝和左肋纵隔隐窝　将手伸入肋胸膜与膈胸膜返折处胸膜腔内即肋膈隐窝，验证肺下界比胸膜下界高约 2 肋，肺下缘未充填其内。在肋胸膜与左纵隔胸膜返折处有左肋纵隔隐窝，肺前缘未伸入其内。

10. 观察肺

（1）原位观察观察肺的位置、分叶和形态，探查肺尖突向颈根部的情况。检查肺的体表投影，比较肺与胸膜前下界的关系，因尸体上的肺已萎缩，与活体不相符，只作参考。

（2）观察肺根各结构：在已取下的肺标本上辨认肺根诸结构（上、下肺静脉、肺动脉、支气管、支气管动脉）及其排列关系，辨认肺门淋巴结。支气管动脉细小，位于支气管后面，左肺通常为 2 支，右肺为 1 支。

11. 观察肋间隙后部　在肋角以内，肋间血管、神经位于肋间隙中间，无肋沟保护；在肋角处，肋间血管、神经进入肋间内肌和肋间最内肌之间；在肋角外侧，血管、神经本干（上支）行于肋沟内，其排列自上而下为静脉、动脉、神经。于胸后壁下部，可见此处的肋间最内肌可跨过一个以上的肋，此即为肋下肌，其作用同肋间内肌。

12. 观察纵隔　纵隔两侧被覆着一层纵隔胸膜。①探查在第 7 胸椎水平以下，脊柱前方主动脉与食管之间，因两侧纵隔胸膜很接近而形成的食管系膜，在食管后方形成的食管后隐窝（右侧）。②纵隔的区分：上、前、中、后纵隔及其内的结构。③纵隔侧面：隔着纵隔胸膜观察，纵隔左、右侧面中部可见肺根，肺根前下方为心包，前有膈神经、心包膈血管；后有食管、迷走神经，左肺根上有主动脉弓、左锁骨下动脉和胸导管，后有胸主动脉；右肺根上方有上腔静脉、奇静脉弓和气管，后方有奇静脉。在肺根后外有胸交感干、内脏大神经和肋间神经。

（1）胸腺：如系童尸，在上胸膜间区可见胸腺；而成人胸腺已退化，为结缔组织和脂肪所代替。

（2）头臂静脉和上腔静脉：细心观察上腔静脉及其属支头臂静脉，如注入头臂静脉的甲状腺下静脉，注入上腔静脉的奇静脉。

（3）主动脉弓及其三大分支：主动脉弓及其发出的头臂干、左颈总动脉和左锁骨下动脉。在主动脉弓的前面可见左迷走神经和左膈神经跨过。

（4）膈神经和心包膈动脉：在肺根前方分别寻找左、右膈神经及与其伴行的心包膈动、静脉。

（5）迷走神经及其分支：左、右迷走神经行程不同，需分别观察。左迷走神经在主动脉弓前方下行，经肺根后方至食管左前方分散形成食管丛，再合成前干。右迷走神经在食管和气管的右侧下行，经肺根后方至食管右后面形成食管后丛，最后合成后干。迷走神经的分支有喉返神经（左侧包绕主动脉弓，右侧包绕锁骨下动脉）、支气管支（在肺根上方发出，行于支气管前、后方）、胸心支（在主动脉弓下后方）、食管支和心包支。

（6）动脉导管三角：观察左膈神经、左迷走神经和左肺动脉围成的动脉导管三角。在三角内可见自主动脉弓下缘连至肺动脉分杈处稍左侧的动脉韧带，动脉韧带外侧有左喉返神经，三角内还有相互交错的神经纤维，即心浅丛。

（7）查看心包腔，用一手指从左侧伸入主动脉和肺动脉的后方，上腔静脉和左心房的前方，手指所通的间隙即心包横窦。把心尖抬起，用手探查左右肺静脉和下腔静脉口之间的心包斜窦。在心包前壁与下壁移行处与心之间查看心包前下窦。

（8）观察心包腔内出入心的大血管：掀起心包前壁，在心上方，观察从右向左排列的上腔静脉、升主动脉和肺动脉干。然后将心提起，在右下方观察下腔静脉穿心包注入右心房以及自两侧注入左心房的左、右肺上、下静脉。

（9）观察心的形态和毗邻：心尖朝向左前下，平对第 5 肋间隙锁骨中线内侧 1～2 cm。心底朝向右后上，与食管、胸主动脉和奇静脉相邻。胸肋面可见冠状沟和前室间沟，与胸骨下部和第 3～6 肋软骨相邻。膈面向下邻膈。左、右缘隔着心包与纵隔胸膜相邻。观察后将胸前壁复位，验证心的体表投影。

（10）观察气管和左、右主支气管：将主动脉掀向左侧，观察气管的位置和毗邻，左、右主支气管的形态差异，沿气管与气管周围排列的淋巴结。

（11）食管和迷走神经前、后干：将气管、主支气管推向一侧，即见食管。在食管下段前、后方寻找迷走神经前、后干。

（12）胸主动脉及其分支：将食管和气管推向右侧，自主动脉弓末端向下至膈主动脉裂孔处，寻找其分支：①食管动脉，4～5 支，看到 1～2 支即可；②支气管动脉，每侧 1～2 支，沿主支气管后壁至肺；③肋间后动脉：一般为 9 对，行于第 3～11 肋间隙（肋下动脉行于第 12 肋下缘），观察肋间后动脉、静脉和肋间神经三者的位置关系。

（13）奇静脉、半奇静脉和副半奇静脉：先将食管推向左侧，在脊柱右前方可见奇静脉，向上行于胸主动脉与胸导管的右侧，绕右肺根后上方，注入上腔静脉。自膈向上至注入处，注意观察其沿途收集的右肋间后静脉、食管静脉和半奇静脉。再将食管推向右侧，观察半奇静脉在第 7～10 胸椎高度向右注入奇静脉。半奇静脉收集左下部肋间后静脉和副半奇静脉，副半奇静脉收集左上部肋间后静脉。

（14）胸交感干及其分支：沿脊柱两侧观察胸交感干，可见干上膨大处即椎旁节，节间的细支为节间支。自节发出灰、白交通支向外连于肋间神经。自胸交感干第 5、6～9、10 椎旁节各发出一分支，斜向前下合成内脏大神经，自第 10～11 或 12 椎旁节发出分支合成内脏小神经，从第 12 椎旁节发出内脏最小神经，向下穿膈脚进入腹腔。

## 四、强化训练

### （一）名词解释

1. 胸骨角

2. 锁骨下窝

3. 乳房后隙

4. 肋弓

5. 胸骨下角

6. 肩胛下角

## （二）选择题

**A 型题**

1. 关于胸骨角平面有关内容的叙述，错误的是
   A. 两侧连接第二肋软骨，是计数肋和肋间隙的标志
   B. 胸骨角平主动脉弓起始处
   C. 胸骨角平食管第二狭窄处
   D. 胸骨角平气管杈水平
   E. 后方平对第 6 胸椎水平

2. 关于肋间隙结构的描述，正确的是
   A. 肋间隙的动脉均来自胸主动脉
   B. 肋间血管神经束在肋角内侧，位于肋间最内肌与胸内筋膜之间
   C. 肋间血管神经束在肋间隙中份，位于肋间内肌与胸内筋膜之间
   D. 中部的结构由浅入深依次为：肋间外肌、肋间内肌、肋间血管神经、肋间最内肌
   E. 肋间后静脉直接注入奇静脉

3. 关于锁胸筋膜的描述，错误的是
   A. 由胸壁深筋膜构成
   B. 连于喙突、胸小肌上缘和锁骨下肌之间
   C. 后方为腋动脉的第一段
   D. 胸肩峰血管和胸外侧神经穿经此膜
   E. 胸内侧神经也穿经此膜至胸大肌

4. 关于肋间隙结构的描述，错误的是
   A. 肋间最内肌居肋间内肌深面，薄弱而不完整，仅存在于肋间隙中部
   B. 肋间血管和神经在肋间隙的前、后端直接与胸内筋膜相贴
   C. 肋间血管和神经在肋沟处，自上而下有一定的排列顺序，即静脉、动脉、神经
   D. 肋间血管神经在肋角处分为上、下两支，分别走行于肋沟和下位肋的上缘
   E. 肋间后动脉共有 9 对，分布于第 3～11 肋间隙

5. 关于胸廓内动脉的描述，错误的是
   A. 起自锁骨下动脉第一段的下壁
   B. 沿胸骨侧缘外侧约 1.25 cm 处下行
   C. 前方有第 1～6 肋软骨和肋间内肌
   D. 上段后面直接邻壁胸膜
   E. 下段后面与胸横肌相贴

6. 关于胸肋三角的描述，错误的是
  A. 位于膈肌的胸骨部和肋部之间   B. 三角内有胸廓内血管通过
  C. 上面覆盖膈胸膜筋膜和膈胸膜   D. 三角内有腹壁上血管通过
  E. 下面覆盖膈筋膜和腹膜

7. 关于膈神经的描述，错误的是
  A. 为颈丛的混合性分支      B. 经锁骨下动、静脉之间进入胸腔
  C. 在胸腔内下行于肺根的后方   D. 在下纵隔，下行于心包与纵隔胸膜之间
  E. 主要支配膈肌的中央部

8. 在肋沟中，肋间血管和神经的排列自上而下为
  A. 肋间动脉、肋间静脉和肋间神经  B. 肋间静脉、肋间动脉和肋间神经
  C. 肋间静脉、肋间神经和肋间动脉  D. 肋间动脉、肋间神经和肋间静脉
  E. 肋间神经、肋间静脉和肋间动脉

9. 关于膈肌裂孔的描述，错误的是
  A. 腔静脉孔平第 8 胸椎，主要有下腔静脉走行
  B. 主动脉裂孔平第 12 胸椎，主要有主动脉和胸导管走行
  C. 奇静脉和半奇静脉也可经主动脉裂孔走行
  D. 食管裂孔平第 10 胸椎水平，只有食管和迷走神经前、后干走行
  E. 右侧膈神经的分支也经腔静脉孔走行

10. 经胸骨左缘第 4 肋间行心包穿刺时，不经过的层次是
  A. 皮肤和浅筋膜        B. 肋间外膜
  C. 肋间内肌和胸内筋膜     D. 壁层胸膜
  E. 肋间最内肌

11. 经胸侧壁进行胸膜腔穿刺时，不经过的结构是
  A. 肋间外肌         B. 胸横肌
  C. 肋间内肌         D. 肋间最内肌
  E. 胸内筋膜和壁胸膜

12. 肋间神经
  A. 即第 1～12 对胸神经前支   B. 始终行于肋间隙中间
  C. 与肋间后动、静脉伴行    D. 在腋前线处浅出移行为前皮支
  E. 以上都不对

13. 胸膜腔
  A. 由脏、壁胸膜共同围成的密闭窄隙 B. 由壁胸膜相互返折而成
  C. 可通过呼吸与外界相通    D. 左、右胸膜腔经气管相通连
  E. 其内有左、右肺和少量液体

14. 胸壁
  A. 以肋和胸骨为支架组成    B. 参加围成胸腔
  C. 被纵隔分为左、右两部分   D. 分为胸前区和胸背区
  E. 主要由胸廓内动脉供血

15. 胸膜前界
    A. 为肋胸膜与膈胸膜前缘的返折线　　B. 于第 2～6 胸肋关节平面相互靠拢
    C. 向上分开形成心包三角　　　　　　D. 向下分开形成胸腺三角
    E. 向上、下分开形成两个三角形无胸膜区

16. 肋间神经封闭时，首选部位是肋角至腋后线之间是因为
    A. 该处神经恒定地走行在肋沟　　　　B. 此处神经不与血管伴行
    C. 神经行于血管上方，不易受损　　　D. 此处无肋间肌易于进针
    E. 此处神经位置表浅

17. 某患者心跳突然停止，医生决定在胸骨左缘第 4 肋间隙做心内注射以抢救患者，是因为此处
    A. 无血管　　　　B. 无神经　　　　C. 无胸膜　　　　D. 无心包
    E. 无肋间肌

18. 医生在为某女性患者检查时，发现该患者右侧乳房有一肿块，肿块处的皮肤呈"橘皮样"变。医生首先应考虑患者患有
    A. 急性乳腺炎　　B. 乳房后隙脓肿　　C. 乳腺小叶脓肿　　D. 乳腺癌
    E. 输乳管不通

19. 一患乳腺脓肿的患者，医生决定做放射状切口引流，其原因是
    A. 以免损伤输乳管　　　　　　　　　B. 以免损伤血管、神经
    C. 以免损伤乳腺　　　　　　　　　　D. 以免损伤 Cooper 韧带
    E. 便于脓液引流

20. 某患者食管癌手术后出现左侧乳糜胸，是损伤了
    A. 食管　　　　B. 气管　　　　C. 胸导管下段　　　　D. 胸导管上段
    E. 纵隔淋巴结

**B 型题**

(1～3 题共用备选答案)
    A. 胸骨角　　　　B. 胸骨下角　　　　C. 剑肋角　　　　D. 肋角
    E. 胸腺三角

1. 平对第 2 肋软骨的是

2. 内有剑突的是

3. 胸膜反折形成的是

(4～6 题共用备选答案)
    A. 胸腺　　　　B. 气管　　　　C. 胸导管　　　　D. 迷走神经
    E. 喉返神经

4. 成人已退化的器官

5. 在第 4 胸椎平面分权的是

6. 在第 4 胸椎平面改变行程的是

## (三) 填空题

1. 胸壁由浅入深依次由 ＿＿＿＿＿＿、＿＿＿＿＿＿、＿＿＿＿＿＿、＿＿＿＿＿、

_____及肋间肌和_____等构成。

2. 锁胸筋膜是指位于_____、_____和_____之间的筋膜，穿经该筋膜的主要结构有_____、_____、_____及淋巴管。

3. 在肋沟处，肋间血管和神经的排列顺序自上而下依次为_____、_____和_____。

4. 通过主动脉裂孔的结构有_____、_____和淋巴管。通过食管裂孔的结构有_____、_____、_____和胃左血管的食管支、淋巴管。通过腔静脉孔的结构有_____和_____。

5. 胸部浅筋膜当中皮神经主要由_____和_____分布。前者主要分布到_____和_____；后者的分布具有_____和_____两大特点。

6. 12 对肋弓当中容易发生骨折的部位是_____，原因是_____和_____。

7. 临床上进行胸膜腔穿刺术时，为避免损伤肋间血管和神经，穿刺部位在肋角内侧时通常选择在_____进行，而如果选择在肋角前外侧时，应在_____进针。

8. 胸前外侧区的皮神经来自_____和_____的分支。

9. 纵隔四分法，首先将其分为_____和_____，后者又被分为_____、_____和_____。

## （四）简答题

1. 在胸膜腔穿刺时，常用的穿刺点在何处？穿刺针依次经过哪些结构？

2. 为什么胸膜炎症时会引起肋间神经痛？

3. 描述胸廓的构成以及胸廓上、下口围成。

4. 胸廓、胸腔和胸膜腔有何不同？

5. 肋间后血管和神经在肋间隙的行程如何?

6. 胸膜腔穿刺宜在何处进行? 为什么?

7. 心内注射和心包穿刺宜在何处施行?

# 第十五章　腹部

## 一、学习目的与要求

1. 掌握：腹部的主要体表标志及熟悉腹内脏器在腹前壁各区的体表投影；腹前外侧壁浅筋膜的特点、神经分布的节段平面、动脉分布和静脉回流及其临床意义；腹前外侧壁三层扁平肌的排列和肌束的特点及其临床意义。腹直肌鞘的形成。腹前外侧壁的层次、各层结构的特点及其与腹部切口选择的关系；腹股沟区的结构和腹股沟管的组成。

2. 了解：腹膜、腹膜壁层和脏层及腹膜腔的概念；腹膜与腹、盆腔脏器的关系。小网膜的位置和分部。大网膜和网膜囊的位置，大网膜的构成。胃的位置与毗邻；胃的血液供应及淋巴引流；胃癌转移与淋巴引流的关系。胃的神经分布及临床意义。十二指肠的分部与毗邻；十二指肠与胰头的关系以及两者的血液供应；十二指肠各部与腹膜的关系。十二指肠悬韧带的组成、位置以及临床意义；十二指肠大乳头的位置。肝的毗邻及固定结构。肝蒂的组成；第一肝门、第二肝门的结构及其临床意义。胆总管、肝固有动脉、肝门静脉的相互排列关系及其临床意义。肝门静脉系的组成、特点、属支及侧支吻合途径。熟悉肝内管道（Glisson 系统和肝静脉系统）与肝脏的分叶、分段的关系及其临床意义。胆囊三角的构成以及在寻找胆囊动脉时的实用意义。

3. 熟悉：胆总管的分段及各段的毗邻。胰的分部、各部的位置与毗邻。脾的位置、毗邻；了解脾蒂的组成、脾的固定装置及血液供应。阑尾的位置、毗邻及血液供应，麦氏点的位置与临床意义。肾的被膜、肾的位置与毗邻。

## 二、学习指导

腹部是躯干的一部分，居于胸部和盆部之间，由腹壁、腹腔及腹腔内脏器和血管、神经等组成。腹壁的上界为胸壁下界；下界为耻骨联合上缘，两侧的耻骨嵴、耻骨结节、腹股沟、髂前上棘，循髂嵴至第 5 腰椎棘突的连线；腹部以两侧腋后线的延长线为界，将腹壁分为腹前外侧壁和腹后壁两部分。腹腔的上界为膈，下界为骨盆上口。

### （一）腹部的体表标志和体表投影

腹部的体表标志有髂嵴、耻骨嵴和耻骨结节、耻骨联合、半月线、腹股沟及脐等；腹股沟管浅环的体表投影位于耻骨结节外上方；腹股沟管深环的体表投影位于腹股沟韧带中点上方一横指（约 1.5 cm）处；腹股沟管的体表投影相当于腹股沟韧带内侧半上方一横指的范围内，从外侧的腹股沟管深环斜向内下至浅环处，与腹股沟韧带平行，全长 4～5 cm。

### （二）腹前外侧壁的层次结构

由浅入深依次为皮肤、浅筋膜、肌层、腹横筋膜、腹膜外筋膜及壁腹膜等6层，但不同部位，层次和结构有很大差异。

（1）腹前外侧壁的浅筋膜由脂肪和疏松结缔组织构成，内含有脂肪、腹壁浅血管、浅淋巴管和皮神经。脐平面以下的浅筋膜分浅、深两层，即浅层的脂肪层 Camper 筋膜和深层富含弹性纤维的膜性层 Scarpa 筋膜。Scarpa 筋膜在中线处附于腹白线，向下附着于大腿阔筋膜。在耻骨结节与耻骨联合间向下与会阴浅筋膜（又称 Colles 筋膜）、阴茎浅筋膜和阴囊肉膜相连续。腹壁的浅静脉是上、下腔静脉和肝门静脉之间重要的侧支吻合。在脐区，浅静脉通过附脐静脉与肝门静脉相交通，故门脉高压时，肝门静脉的血液可反流向脐周静脉，呈现以脐为中心的放射状静脉曲张，形成"海蛇头"征。腹前外侧壁浅筋膜中走行的神经有下5对肋间神经、肋下神经、第1对腰神经前支的前皮支和外侧皮支，并具有明显的节段性。

（2）腹前外侧壁的肌包括位于正中线两侧的腹直肌和位于外侧的腹外斜肌、腹内斜肌和腹横肌。腹直肌被3~4条横行腱划分隔成多个肌腹，肌的大部分被腹直肌鞘包裹。腹外斜肌肌纤维自外上向内下斜行，在腹直肌外侧缘移行为腱膜，内侧端下部附着于耻骨嵴，其下缘增厚并向后翻卷，在髂前上棘和耻骨结节之间形成腹股沟韧带。腹内斜肌位于腹外斜肌的深面，肌纤维由外下斜向内上，在腹直肌外侧移行为腱膜，并分两层从前、后包绕腹直肌。腹横肌为腹前外侧壁最深层的扁肌，肌纤维自后向前内侧横行，至腹直肌外侧缘移行为腱膜。

（3）腹直肌鞘由前、后两层构成，鞘的前层由腹外斜肌腱膜和腹内斜肌腱膜前层构成，后层由腹内斜肌腱膜后层和腹横肌腱膜构成。在脐下4~5 cm处3块扁肌的腱膜均参与构成腹直肌鞘的前层，鞘的后层缺如，形成游离的弓状线，此线以下的腹直肌后面直接与腹横筋膜相邻。

（4）腹横筋膜与腹横肌结合疏松而易于分离，但与腹直肌鞘后层紧密愈着。腹横筋膜在腹股沟区较厚并形成一些重要结构：①参与腹股沟管后壁的组成；②在腹股沟韧带中点上方1.5 cm处呈漏斗状突出，形成腹股沟管深环；③包绕精索形成精索内筋膜。

（5）腹膜外筋膜位于腹横筋膜与腹膜壁层之间，含有不同程度的脂肪组织，个体差异较大，临床上进行泌尿外科和妇产科等手术时一般尽量不进入腹膜腔，经腹膜外入路即可施行。

（6）壁腹膜受躯体神经支配、感觉敏锐、疼痛定位准确。

（7）腹壁下动脉、腹直肌外侧缘和腹股沟韧带内侧段所围成的三角形区域称腹股沟三角（Hesselbach 三角）。腹内脏器或组织容易从此三角内突出到皮下，形成腹股沟直疝。

### （三）腹部常用手术切口

有正中切口、旁正中切口、经腹直肌切口、腹直肌外侧缘切口、肋缘下斜切口和右下腹斜切口等。

### （四）腹股沟区

腹股沟区是腹壁的薄弱区，其内侧界为腹直肌外侧缘，上界为髂前上棘至腹直肌外侧缘的水平线，下界为腹股沟韧带。其内的腹股沟管分两口四壁，浅环为腹外斜肌腱膜形成的腹股沟管皮下环，深环为腹横筋膜形成的腹股沟管腹环，前壁主要为腹外斜肌腱膜和腹内斜肌起始部；后壁为腹横筋膜和联合腱；上壁为腹内斜肌与腹横肌的弓状下缘；下壁为腹股沟韧带。腹内脏器或组织从腹股沟管深环突出进入腹股沟管，称为腹股沟斜疝。

### （五）腹膜和腹膜腔

腹膜是由间皮和少量结缔组织构成的一层薄而透明的浆膜。依其覆盖的部位可分为壁腹膜和脏腹膜。脏腹膜与壁腹膜互相延续、移行，共同围成不规则的潜在性腔隙，称为腹膜腔。腹膜腔内有少量浆液，在脏器活动时可减少摩擦和防止粘连。男性腹膜腔是完全密闭的；女性腹膜腔则借生殖器官与外界相通。

（1）腹膜皱襞、隐窝与陷凹　腹前外侧壁内面有5条腹膜皱襞，均位于脐以下，正中为单一脐正中襞，两侧为成对的脐内侧襞和脐外侧襞。皱襞之间形成三对浅凹，由中线向外侧依次为膀胱上窝、腹股沟内侧窝和腹股沟外侧窝。腹股沟内侧窝的位置相当于腹股沟三角；腹股沟外侧窝的尖端指向腹股沟管腹环。腹后壁有较多的皱襞和隐窝，在腹膜皱襞和隐窝较发达处是内疝好发部位，其中肝肾隐窝是仰卧时腹膜腔的最低处。

（2）腹膜腔的分区与间隙　腹膜腔以横结肠及其系膜为界，分为结肠上区和结肠下区。结肠上区又称膈下间隙，以肝为界分为肝上间隙和肝下间隙。结肠下区常以肠系膜根和升、降结肠为标志分为4个间隙，即左、右结肠旁沟和左、右肠系膜窦。

### （六）结肠上区器官

1．胃　胃中度充盈时，大部分位于左季肋区，小部分位于腹上区。胃贲门在第11胸椎左侧，幽门在第1腰椎右侧。胃后壁隔网膜囊与脾、胰、膈、左肾上腺、左肾、横结肠及其系膜相毗邻，这些器官共同形成"胃床"。胃的韧带有肝胃韧带、肝十二指肠韧带、胃结肠韧带、胃脾韧带、胃膈韧带和胃胰韧带；其中胃膈韧带由胃底后面连至膈下，为双层腹膜结构，两层相距较远，而形成胃裸区。胃的动脉来自腹腔干及其分支，主要有胃左动脉、胃右动脉、胃网膜右动脉、胃网膜左动脉、胃短动脉和胃后动脉。支配胃的神经有交感神经、副交感神经和内脏感觉神经，交感神经节前纤维起于脊髓6～10胸节，副交感神经的节前纤维来自迷走神经，内脏感觉神经纤维分别随交感、副交感神经进入脊髓和延髓。

2．十二指肠　上端始于幽门，下端至十二指肠空肠曲接续空肠。整体呈"C"形弯曲，包绕胰头，按走向分为上部、降部、水平部与升部四部。上部近侧段管壁较薄，黏膜平滑无皱襞，称十二指肠球，此部是十二指肠溃疡的好发部位。降部后内侧壁的十二指肠大乳头为胆总管和胰管穿入汇合而成的肝胰壶腹的开口。升部续于空肠处形成十二指肠空肠曲，被十二指肠悬韧带（Treitz韧带）固定于右膈脚上，其内包有十二指肠悬肌，是手术中确认空肠起始部的重要标志。十二指肠的动脉主要来自胰十二指肠上前、上后动脉及胰十二指肠下动脉。

3．肝　大部分位于右季肋区和腹上区，小部分位于左季肋区。肝的脏面的横沟称肝门或第一肝门，是肝左、右管，肝门静脉左、右支和肝固有动脉左、右支，淋巴管及神经等出入肝的部位。这些出入肝门的结构总称肝蒂，走行于肝十二指肠韧带内。在膈面腔静脉沟的上部，肝左、中、右静脉出肝处称第二肝门。肝的血液主要由肝门静脉和肝固有动脉供给，肝门静脉是肝的功能性血管，肝固有动脉是肝的营养性血管。肝固有动脉、肝门静脉和肝管的各级分支在肝内的行径一致，均被共同的结缔组织鞘包裹在一起，组成 Glisson 系统。它们在肝内，按半肝、肝叶和肝段而形成分支，故以此作为肝内分叶、分段的基础。肝淋巴回流分浅、深两组，但无论浅、深组淋巴管，均有注入纵隔后淋巴结者，因此，肝炎症或膈下感染常可引起纵隔炎症或脓胸。

4. 肝外胆管　由肝左、右管，肝总管，胆囊，胆囊管和胆总管组成。

（1）胆囊：附着于肝脏面的胆囊窝内，分底、体、颈、管四部。胆囊底是穿孔的好发部位，其体表投影相当于右锁骨中线或右腹直肌外缘与右肋弓的交点处。胆囊结石多停留于胆囊颈起始部膨大的 Hartmann 囊中。胆囊管近胆囊的一端，有螺旋状黏膜皱襞称 Heister 瓣，可使胆囊管不致过度膨大或缩小，有利于胆汁的进入与排出。

（2）胆囊三角（Calot 三角）：由胆囊管、肝总管和肝脏面三者所组成，胆囊是手术中寻找胆囊动脉的标志。

（3）胆总管：走行于肝十二指肠韧带内，据其行程和毗邻关系，可分为 4 段，即十二指肠上段（第一段）、十二指肠后段（第二段）、胰腺段（第三段）和十二指肠壁内段（第四段）。十二指肠壁内段在斜行穿十二指肠降部中份的后内侧壁常与胰管汇合后略呈膨大，形成肝胰壶腹（Vater 壶腹），壶腹周围及其附近有括约肌并向肠腔突出，使十二指肠黏膜隆起形成十二指肠大乳头，开口于十二指肠腔。此开口多位于十二指肠降部中、下 1/3 交界处的后内侧壁，距中切牙 75 cm。

5. 胰　位于腹上区和左季肋区，横过第 1、2 腰椎前方，紧贴腹后壁，居网膜囊后面，形成胃床的大部分。分为头、颈、体、尾 4 部分。

6. 脾　位于左季肋区的肋弓深处，胃底与膈之间，在腋中线第 9～11 肋的高度，长轴与第 10 肋平行，正常时全被肋弓遮盖。脾的脏面凹陷，有脾血管、淋巴管和神经等出入，称脾门，邻近胰尾，出入脾门的结构总称脾蒂。

## （七）结肠下区器官

1. 空肠及回肠

（1）位置：空肠于第 2 腰椎体左侧起自十二指肠空肠曲，回肠至右髂窝止于盲肠。

（2）肠系膜：由两层腹膜组成，其中含有血管、神经和淋巴等。小肠系膜根附着于腹后壁，从第 2 腰椎左侧斜向右下方，止于右骶髂关节前方，长约 15 cm。小肠系膜呈扇形展开，肠缘连于空、回肠的系膜缘，与空、回肠全长相等。

（3）血管：空、回肠的血液供应来自肠系膜上动脉。此动脉向左发出 12～18 条空、回肠动脉，于肠系膜内呈放射状走向肠壁，途中分支吻合，形成动脉弓。空肠一般为 1～2 级动脉弓，回肠动脉弓级数增多，可达 3～4 级。

2. 盲肠和阑尾

（1）盲肠：为大肠的起始部，居右髂窝，粗而短，一般长 6～8 cm。盲肠左侧接回肠末端，后内侧壁有阑尾附着，回肠末端、盲肠和阑尾三者合称为回盲部。回肠末端突入盲肠腔内，开口处黏膜有上、下两襞，称为回盲瓣。

（2）阑尾：一般位于右髂窝内。阑尾根部附于盲肠后内侧壁、三条结肠带的会合点。阑尾根部的位置较为固定，其体表投影在脐至右髂前上棘连线的中外 1/3 交界处，称

McBurney 点；或左、右髂前上棘连线的中右 1/3 交界处 Lanz 点。国人阑尾常见的位置有：回肠前位、盆位、盲肠后位、回肠后位、盲肠下位等。阑尾动脉来源于回结肠动脉或其分支盲肠前、后动脉。

3. 结肠　结肠位于盲肠和结肠之间，呈方框状围绕小肠。按其行程和部位分为升结肠、横结肠、降结肠和乙状结肠四部分。结肠的血供起自肠系膜上动脉的回结肠动脉、右结肠动脉和中结肠动脉，以及起自肠系膜下动脉的左结肠动脉和乙状结肠动脉。

### （八）腹膜后隙

腹膜后隙是腹后壁的壁腹膜和腹内筋膜之间的间隙，上至膈，下达骶骨岬，两侧向外连于腹膜下筋膜。

1. 肾　位于脊柱的两侧，贴附于腹后壁。受肝右叶的影响，右肾低于左肾 1～2 cm（约半个椎体）。右肾上端平第 12 胸椎上缘，下端平第 3 腰椎上缘；左肾上端平第 11 胸椎下缘，下端平第 2 腰椎下缘。第 12 肋斜过左肾后面的中部、右肾后面的上部。肾门的体表投影：在腹后壁位于第 12 肋下缘与竖脊肌外缘的交角处，此角称肾区或脊肋角，肾病变时，此处常有压痛和叩击痛。

2. 输尿管腹部　输尿管腹部的上、下端分别是输尿管的第 1、2 狭窄，长 13～14 cm。

3. 肾上腺　为成对的内分泌器官，紧贴肾的上端。左肾上腺呈半月形，右肾上腺呈三角形。

4. 腹部大血管

（1）腹主动脉：在膈的主动脉裂孔续于胸主动脉，沿脊柱左前方下行，至第 4 腰椎下缘水平分为左、右髂总动脉。腹主动脉的分支按供血分布区域分为脏支和壁支，脏支又分为不成对和成对两种。壁支有膈下动脉、4 对腰动脉及骶正中动脉。不成对脏支有腹腔干，肠系膜上、下动脉。成对的脏支有肾上腺中动脉、肾动脉和睾丸（卵巢）动脉等 3 对。

（2）下腔静脉：在第 4～5 腰椎体右前方由左、右髂总静脉汇合而成，于脊柱右前方沿腹主动脉右侧上行，经肝的腔静脉沟，穿膈的腔静脉孔进入胸腔，最后注入右心房。下腔静脉属支主要有肝静脉、肾静脉、右睾丸（或卵巢）静脉、右肾上腺静脉和腰静脉等。

5. 腰交感干与腹腔丛

（1）腰交感干：位于脊柱与腰大肌之间，由 3 个或 4 个椎旁神经节和节间支构成，右交感干之间有交通支相连。

（2）腹腔神经节、腹腔丛：腹腔丛由腹腔神经节、主动脉肾节、肠系膜上神经节及发自胸交感干的内脏大、小神经，腰交感干的上位椎旁神经节发出的纤维，膈神经分支和迷走神经后干的腹腔支等共同构成。由腹腔丛和腹腔神经节发出的节后纤维，与来自迷走神经腹腔支的副交感纤维进一步互相交织，再形成多个次级内脏神经丛，随腹主动脉的分支分布于各腹腔脏器。

## 三、实验指导

### 【实验目的】

1. 掌握腹部主要的体表标志；腹前外侧壁的各层构成；腹股沟区的结构和腹股沟管的

组成。此项要求学生 8 人 1 组（分两个小组），分别在未开腹的整具尸体标本上进行解剖。

2. 掌握胃的位置与毗邻；十二指肠的分部与毗邻；十二指肠悬韧带的位置；十二指肠大乳头的位置。肝的毗邻及固定结构；第一肝门、第二肝门的结构；胆总管、肝固有动脉、肝门静脉的相互排列关系；肝门静脉系的组成、属支；胆囊三角的构成；阑尾的位置、毗邻及血液供应，麦氏点的位置（在已开腹，暴露腹腔脏器的整具尸体标本上进行观察）。

3. 熟悉胰的分部、各部的位置与毗邻；脾的形态、位置、毗邻；肾的位置与毗邻；空回肠的形态、血管及肠系膜（在已开胸，暴露胸腔脏器的整具尸体标本上进行观察）。

4. 熟悉肝的 Glisson 系统（在肝的模型上进行观察）。

## 【实验材料】

1. 整具尸体标本（未开腹）。
2. 整具尸体标本（已开腹，暴露腹腔脏器）。
3. 肝的模型（示 Glisson 系统）。
4. 离体肝标本。
5. 离体胃标本。
6. 胰十二指肠模型。
7. 示人体腹膜模型。
8. 示肝门静脉系模型。
9. 离体肾标本（示逐层切开的被膜）。

## 【实验内容】

### （一）腹前外侧壁

1. 尸位取仰卧位。

2. 摸认体表标志髂嵴、耻骨嵴和耻骨结节、耻骨联合、半月线、腹股沟及脐等。

3. 切口  剑突至耻骨联合上缘（从左侧绕脐），耻骨联合上缘至髂前上棘并沿髂嵴至腋后线之延长线。将两侧皮片翻向上或两侧，显露浅筋膜。

4. 解剖浅层结构  过多的脂肪可用刀柄进行搔刮，以利辨认浅血管和神经。于髂前上棘水平做一长约 10 cm 的水平切口，切开浅筋膜，至腹外斜肌腱膜浅面。手指或刀柄深入切口，分离浅筋膜与腹外斜肌腱膜，注意辨认 Camper 筋膜与 Scarpa 筋膜，浅面脂性组织即为 Camper 筋膜，深面一层呈膜样即为 Scarpa 筋膜。此时，手指向内侧方向推进，探查手指不能通过腹白线。转向下探查，手指可通过腹股沟，大约至腹股沟韧带下方 1.5 cm 水平受阻，说明在此处，Scarpa 筋膜与大腿阔筋膜愈着。最后向耻骨嵴方向探查，手指可通过耻骨嵴表面进入阴囊肉膜深面，说明此处没有愈着点，Scarpa 筋膜与阴囊肉膜和会阴浅筋膜相连续。

在腹直肌鞘前层浅面寻找一组肋间神经和肋间后血管的前皮支。在腋中线之延长线附近寻找下 5 对肋间神经、肋下神经、第 1 腰神经前支的外侧皮支和肋间后血管、腰动脉的外侧皮支。

在腹股沟靠内侧处寻找腹壁浅动脉和旋髂浅动脉及其伴行静脉，并适当追踪其行程。

注意脐周静脉的方向，向上、向下都适当进行追踪。切除浅筋膜，显露腹壁肌层、腹直肌鞘。

5. 解剖腹直肌鞘　修洁浅筋膜后，显露腹白线，观察脐上、脐下的差别；辨认半月线，注意鞘的范围，上、下端附着点。沿一侧腹直肌鞘中线自上而下切开鞘的前层，分离前层与腹直肌并向两侧翻开前层，观察腱划。在耻骨联合上方，注意前层分两叶包被锥状肌，但有 20% 的人缺如。观察腹直肌的起、止点，钝性游离腹直肌的内、外侧缘。拉腹直肌向外侧，注意鞘的后层与肌没有愈着，仔细观察鞘的后层及腹壁上、下血管。腹壁上、下动脉均行走在腹直肌与鞘的后层之间，追踪它们的来源，注意相互之间的吻合。于半月线内侧 1 cm 处，寻找进入腹直肌外后缘的下 5 对肋间神经、肋下神经和肋间后血管，在脐下 4～5 cm 处，辨认鞘后层的游离下缘即弓状线，确认线以下为增厚的腹横筋膜。

6. 解剖扁肌　修洁表面的浅筋膜，注意腹外斜肌肌腹与腱膜的移行部位，寻找耻骨结节外上方的皮下环，探查环的大小，确认腹股沟韧带。于腋后线处自肋缘至髂嵴切断腹外斜肌，上、下两端做相互平行的横切口，将此肌及腱膜翻向前正中线，显露腹内斜肌，注意其腱膜参与形成腹直肌鞘的方式，翻开时如遇神经、血管的牵拉应作适当修洁，辨认来源。注意辨认腹内斜肌纤维的走向，腱膜移行部位及腱膜与腹直肌鞘的关系。

以同样的方法，向正中线方向翻转腹内斜肌，但要细致、认真，因其深面有下 5 对肋间神经、肋下神经及肋间后血管，仔细分离它们，让其贴附于腹横肌表面，注意观察它们的走向与分布。

观察腹横肌纤维走向，注意其腱膜与腹直肌鞘的关系。

### （二）腹股沟区

在下方仔细寻找腹壁下动脉，深部其他各层暂不进行解剖。

1. 解剖浅层结构　皮肤与浅筋膜已在腹前外侧壁中解剖。

2. 解剖腹外斜肌腱膜　自外上向内下仔细清除腹外斜肌腱膜表面菲薄的深筋膜，边清除边观察腱膜纤维的走向（此深筋膜在耻骨结节外上方覆盖腹股沟管浅环并包裹精索形成精索外筋膜，须清除才能显露浅环，宜小心操作，勿伤及浅环及精索），沿精索剥开部分精索外筋膜。在髂前上棘与耻骨结节之间，寻认腹股沟韧带。在耻骨嵴外上方，修洁男性精索与女性子宫圆韧带穿出腹外斜肌腱膜处的腹股沟管浅环，观察其形态、内侧脚、外侧脚以及脚间纤维。在腹壁解剖中所做的腹外斜肌下部横切口处，用手插入腹外斜肌与腹内斜肌之间，充分分离两肌后，用剪刀在此切口稍靠内侧沿腱纤维方向剪开腱膜至耻骨联合，注意勿损伤腹股沟管浅环的内侧脚。把两块腱膜分别翻向内侧及外下，显露其深面的腹内斜肌。

3. 解剖腹内斜肌及腹横肌　修洁腹内斜肌表面的筋膜，观察其肌纤维走向及其在腹股沟韧带外侧份的起点（1/2 或 2/3），在髂前上棘内侧约 2.5 cm 处找到髂腹下神经及其下方的髂腹股沟神经并修洁。验证腹内斜肌下缘游离并成弓状越过精索（子宫圆韧带）前方。在腹壁解剖中所做腹内斜肌下部切口处，用手伸入腹内斜肌与腹横肌之间，充分分离两肌，向下将手指穿出弓状下缘，探查腹内斜肌与腹横肌下缘融合成腹股沟镰的位置，用手指向上抬起此弓状下缘，仔细观察腹内斜肌有部分纤维沿精索延续形成提睾肌（也有部分腹横肌纤维参与）。

靠近腹内斜肌腹股沟韧带起点处，向下剪开腹内斜肌至其下缘（保护好髂腹下神经及髂腹股沟神经），向内侧翻开肌瓣，进一步观察该肌与腹横肌融合成腹股沟镰的情况。

4. 观察腹股沟管内容及各壁　腹股沟管即精索（子宫圆韧带）所占的部位。在男性标本上找到精索，用手指使其与深面的腹横筋膜游离，在其前上方找到髂腹股沟神经。在女性标本找到子宫圆韧带，观察其出腹股沟管浅环后分散附着的部位。

（1）上壁：腹内斜肌与腹横肌形成的弓状下缘。

（2）下壁：即腹股沟韧带。提起精索（子宫圆韧带），可见其下方卷曲呈槽的腹股沟韧带。

（3）前壁：由腹外斜肌腱膜及腹内斜肌在腹股沟韧带起点处的纤维组成，已在前面的操作中打开。

（4）后壁：由腹横筋膜、腹股沟镰组成。提起精索，其深面的筋膜即腹横筋膜，透过此筋膜，可见其深面有黄色的脂肪组织，是腹膜外脂肪（腹膜外筋膜），向外牵拉精索，可见腹壁下血管在腹横筋膜表面自腹股沟韧带中点处走向内上。将精索拉向外侧，沿腹股沟镰下缘探查其止点，可见其于精索后方止于耻骨梳韧带。

提起精索，在腹股沟韧带中点上方一横指处，见精索自腹横筋膜深处进入腹股沟管，此即腹股沟管深环。在深环处，一手用刀柄向腹腔施压，另一手伸入腹腔，在腹前壁内面感受深环的位置，验证其正对着腹股沟外侧窝。翻开腹前壁，切开此窝周围的壁腹膜，暴露输精管及其伴行结构，小心清理深环口，观察其形态后，用探针顺输精管插入精索（勿损伤腹横筋膜），另一手在外面感受此探针在精索内的情况，验证腹横筋膜包裹输精管及其伴行结构形成精索内筋膜。

### （三）观察肝的 Glisson 系统及与肝脏的分叶、分段的关系

在肝的模型上观察肝的 Glisson 系统及与肝脏的分叶、分段的关系。

### （四）在已开腹，暴露腹腔脏器的整具尸体标本及离体肝标本、胃标本上进行观察

1. 观察上腹部　肝位于右季肋区、腹上区和左季肋区。将膈向上翻，可见肝的膈面借冠状韧带和镰状韧带连于膈和腹前外侧壁。镰状韧带将肝分为左、右两叶，右叶较厚，左叶较薄。右叶占右季肋区及腹上区，左叶自腹上区达左季肋区。翻起肝右叶向上观察时，可见其脏面有胆囊附着，胆囊底突出肝的前缘。胃在肝的左下方，位于腹上区和左季肋区。辨认其右上缘为胃小弯，有小网膜附着；其左下缘为胃大弯，有大网膜附着；并可见其上端借贲门在肝左叶后缘处接食管腹部；下端借幽门在肝右叶下方接十二指肠上部。十二指肠大部和胰贴于腹后壁。脾位于左季肋区，借腹膜形成的胃脾韧带和脾肾韧带分别与胃和左肾相连，其膈面邻接膈，脏面中央有脾门，邻接胰尾；其前上方邻接胃底，后下方贴靠左肾和左肾上腺，下方则与结肠左曲相邻。

2. 观察中、下腹部　首先可见大网膜从胃大弯和十二指肠起始部向下悬垂至骨盆上口处，覆盖在大、小肠的前面。提起大网膜的游离下缘，将大网膜翻向上方，可见其附于横结肠，并向上移行于横结肠系膜，并续腹后壁的腹膜壁层。翻开大网膜后，可见空、回肠位于中、下腹部，肠壁表面光滑。空肠主要位于腹腔左上部，肠袢多横行走向，翻认肠袢可见其上端在第 2 腰椎体左侧借十二指肠空肠曲连接十二指肠；回肠主要位于腹腔右下部，

小部分位于盆腔，肠袢多纵行走向，可见其末端在右髂窝处连于盲肠。翻动肠袢并提起观察，可见空、回肠借腹膜形成的（小）肠系膜固定于腹后壁。

盲肠是大肠的起始部，一般位于右髂窝内，其后内侧壁有阑尾根部附着。盲肠向上续于升结肠，是大肠最短的一段。结肠位于空、回肠四周。盲肠和结肠的肠壁表面有袋状突起，称结肠袋，还有 3 条平行的结肠带和结肠带附近大小不等的肠脂垂。升结肠一般无系膜，位于腹后壁右侧，上行达肝右叶下面，转向左前下方形成结肠右曲，并向左侧横行续于横结肠。横结肠在左季肋区脾的下方折转形成结肠左曲，并向下与降结肠相续。提起横结肠，可见其有系膜附于腹后壁。降结肠无系膜，于腹后壁左侧下行，在左髂嵴处续于乙状结肠。乙状结肠起于左髂嵴处，下行跨骨盆上口进入盆腔，在第 3 骶椎平面续于直肠。乙状结肠有系膜固定于盆壁。

直肠位于盆腔后壁的骶骨前方，向下连接肛管终于肛门。轻轻提起乙状结肠及其系膜的远端，可见直肠上 1/3 段的前面及两侧有腹膜覆盖，中 1/3 段仅前面有腹膜覆盖。男性直肠前方邻接膀胱和前列腺，膀胱前方邻接耻骨联合，膀胱底的后外侧角处有输尿管穿入，输尿管内上方则有输精管末端跨过。腹膜在男性直肠与膀胱之间形成直肠膀胱陷凹。女性直肠与膀胱之间有子宫和阴道上段；子宫底两侧接输卵管，输卵管末端与卵巢接触，自小骨盆缘连至卵巢的输卵管端的腹膜皱襞称卵巢悬韧带。腹膜自子宫前后面及侧缘向两侧延伸至盆腔侧壁，形成双层腹膜皱襞，称子宫阔韧带。腹膜在直肠与子宫之间形成直肠子宫陷凹；腹膜在子宫与膀胱之间形成膀胱子宫陷凹。

3. 观察网膜、网膜孔及网膜囊　完成上述观察后，将脏器和大网膜放回原位。网膜是连于胃大、小弯的腹膜，包括大网膜和小网膜。大网膜连于胃大弯和十二指肠起始部和横结肠之间，形似围裙悬覆于横结肠与空、回肠的前方；大网膜大部由 4 层腹膜折叠而成，但胃大弯与横结肠之间的部分仅两层，由于其下部与横结肠愈着，称胃结肠韧带。将肝推向上方，用右手触摸连于肝门与胃小弯、十二指肠上部之间的双层腹膜，即小网膜。小网膜连于肝门与胃小弯间的左侧部分，称肝胃韧带；连于肝门右端与十二指肠上部的右侧部分，称肝十二指肠韧带。肝十二指肠韧带的后方有网膜孔，用左手示指沿肝十二指肠韧带后方向左可伸入网膜孔内。肝十二指肠韧带内有胆总管、肝固有动脉和肝门静脉等 3 个重要结构通过。胆总管紧靠韧带右缘，肝固有动脉位于胆总管的左侧，肝门静脉则位于两者的后方。

4. 观察系膜和空、回肠及肠管的血管、淋巴　提起小肠和（小）肠系膜，观察（小）肠系膜根的走向，可见它从第 2 腰椎左侧，斜向右下方至右骶髂关节的前方。提起横结肠，观察横结肠系膜内的中结肠动脉。在左髂窝内提起乙状结肠，可见乙状结肠系膜根附于左髂窝和盆腔左后壁。在右髂窝处先找到盲肠，阑尾根部附于盲肠后内侧壁，远端游离，阑尾全部为腹膜包被。提起阑尾，可见三角形的阑尾系膜，在系膜游离缘处观察阑尾血管。

提起大网膜并将其与横结肠一道翻向上，再将小肠袢推向右侧，在横结肠系膜根部下方的脊柱左侧（相当于第 2 腰椎水平），重新找到十二指肠空肠曲，此即空肠起点处。由此向下直达回肠末端，依次观察空、回肠的位置和形态，肠系膜根的起止及其附于腹后壁和附于小肠两部分的不同长度、宽度、形态等。然后将空、回肠翻向左下方，平展肠系膜，可见肠系膜根自十二指肠空肠曲斜向右下，直到右髂窝的回盲部。

从上向下，依次提起空、回肠，仔细观察走行于肠系膜两层之间的肠动脉分支吻合成一系列动脉弓，以及从动脉弓发出的直动脉分布于肠壁的情况。可见从肠系膜上动脉的左侧发出12～18条空、回肠动脉布于空、回肠，这些肠动脉在布于小肠之前，均形成动脉弓，从上向下大致为1～4级或5级弓（弓的级数可作小肠分段的参考）。再将横结肠连同其系膜向上翻，在系膜的后层从上而下依次追踪中结肠动脉、右结肠动脉至升结肠和结肠右曲，回结肠动脉至回盲部、阑尾和升结肠等，仔细追踪观察阑尾动脉的起始和走行于阑尾系膜内的情况，以及各动脉之间的吻合情况。然后将全部小肠袢推向右侧，在腹后壁的左下方、腹主动脉下段的左前方透过壁腹膜可见一圆条状隆起，此即肠系膜下动脉本干。寻找从其左侧壁自上而下发出的左结肠动脉、乙状结肠动脉；再找出该动脉的终支直肠上动脉直至骨盆上口处。观察并追踪左结肠动脉与中结肠动脉以及各分支之间的吻合。

在观察肠系膜上、下动脉的各级分支时，可见其周围有许多淋巴结，计有沿空、回肠血管排列的肠系膜淋巴结，沿右结肠和中结肠血管排列的右结肠和中结肠淋巴结，沿左结肠和乙状结肠血管排列的左结肠淋巴结和乙状结肠淋巴结，以及肠系膜上、下动脉根部的肠系膜上、下淋巴结等。此外，其周围尚有神经丛伴行。由于这些结构的缠绕覆盖，故观察时并不一定能完全找到。

5. 观察膈下间隙　先将膈向上翻，用手触摸附于肝膈面纵向走行的镰状韧带及位于其游离缘内的肝圆韧带，以及呈横向走行的冠状韧带和左、右三角韧带。在肝下方可见小网膜。将胃牵拉向右侧，用手触摸连于胃底与脾门之间的胃脾韧带，于脾门与左肾前面之间可摸到脾肾韧带。提起横结肠并向上翻，可见位于空肠起点左侧与横结肠系膜根之间的由腹膜形成的皱襞，称十二指肠悬韧带，其内包有十二指肠悬肌。

将膈再向上翻，用右手伸入位于镰状韧带与右冠状韧带之间的间隙内，此间隙称为右肝上间隙。再将手伸入镰状韧带左侧，位于左冠状韧带与镰状韧带之间的间隙称为左肝上间隙。将肝向上翻，触摸位于小网膜右侧、肝右叶下方的右肝下间隙（肝肾隐窝）以及位于小网膜前方的左肝下前间隙和位于小网膜后方的左肝下后间隙。膈下腹膜外间隙存在于肝裸区与膈之间，可用离体肝观察或由老师示教。

6. 观察结肠旁沟和肠系膜窦　用手指沿升结肠右侧的沟上、下滑动，可见此沟向上通右肝下间隙，向下经右髂窝达盆腔，此沟即右结肠旁沟。再用手指沿降结肠左侧的沟上、下滑动，可摸到此沟向上被膈结肠韧带阻挡，故向上不能直接与膈下间隙相通，向下则可经左髂窝与盆腔相通；此沟即左结肠旁沟。

将空、回肠及其系膜推向左侧，可见（小）肠系膜根，它与升结肠与横结肠及其系膜右半部之间共同围成呈三角形的右肠系膜窦。将小肠全部推向右侧，可见（小）肠系膜根、横结肠及其系膜的左半部、降结肠与乙状结肠及其系膜之间共同围成的左肠系膜窦，此窦顺乙状结肠系膜根通向盆腔。

7. 观察腹前外侧壁的壁腹膜　向上延续于膈下的腹膜，向下越过腹股沟韧带下1 cm处延续于盆腔的腹膜。在脐平面以下，腹前外侧壁的腹膜形成5条皱襞和3对浅窝。即脐正中襞与其两侧的脐内侧襞，在腹股沟韧带的上方，脐外侧襞的内、外侧的腹膜陷凹称腹股沟内侧窝与腹膜外侧窝，脐正中襞与脐内侧襞之间的陷凹称膀胱上窝。

8. 观察胆囊、胆总管及肝管　从肝的胆囊窝中将胆囊稍加提起，分别辨认胆囊的底、体、颈。可见胆囊颈在肝门处急转向左上连于胆囊管；胆囊管则以锐角与肝总管汇合成胆总管．在此处验证胆囊三角由胆囊管、肝总管和部分肝右叶下面组成。在胆囊三角内寻找胆囊动脉并追踪它的起点是否是肝右动脉。胆囊动脉变异很多，但在胆囊三角内行程比较恒定。再沿肝总管起始部向肝门方向寻找肝总管及肝左、右管。

9. 观察肝　在离体肝标本上可观察到脏面有左、右2条纵沟和1条横沟。右纵沟前半部的胆囊窝内有胆囊，后半部的腔静脉沟内有下腔静脉；左纵沟的前半部内有肝圆韧带（脐静脉索），后半部内有静脉韧带（静脉导管索）。两纵沟之间的横沟称第一肝门，并在第一肝门处确认肝固有动脉的左、右支（肝左、右动脉），肝左管和肝右管以及肝门静脉左、右支的解剖关系；在第二肝门处有肝左、肝中和肝右静脉汇入下腔静脉。

10. 观察胰　在解剖的尸体上或在胰十二指肠模型上可观察到：①胰分头、颈、体、尾4部。被十二指肠包绕的是胰头，胰尾较细，与脾接触，胰头与尾之间为颈、体部，胰颈的后方有肝门静脉起始处。②十二指肠全长形似马蹄铁状，分上、降、水平和升部。

11. 观察胃　在解剖的尸体上或在离体胃标本上可观察到：①胃的形态：两口（贲门、幽门）、两壁（胃前壁、胃后壁）、两缘（胃小弯、胃大弯）及角切迹。②胃的分部：贲门部、胃底、胃体、幽门部。在解剖的尸体上观察腹腔干及其分支，并追寻分布到胃上的胃左动脉、胃右动脉、胃网膜右动脉、胃网膜左动脉、胃短动脉和胃后动脉。

### （五）观察肝门静脉系

在示肝门静脉系模型上观察肝门静脉系的组成、属支；并追寻其侧支循环的路径。

### （六）观察腹膜后间隙

1. 观察腹主动脉分支　暴露出腹膜后间隙，观察腹主动脉和下腔静脉的走行，找到腹腔干和肠系膜上、下动脉的根部，观察腹腔神经节，腹腔丛和肠系膜上、下丛，腹主动脉丛等。追踪腹主动脉的成对脏支和壁支，即肾上腺中动脉、肾动脉、睾丸动脉（卵巢动脉）、膈下动脉、4对腰动脉及其伴行静脉等。

2. 观察肾上腺血管　寻找来源不同的肾上腺上、中、下动脉，并观察其静脉注入情况。

3. 注意观察左、右睾丸静脉（卵巢静脉）注入的静脉及注入处所夹角度等的不同。

4. 观察腰交感干　沿腰大肌内侧缘与脊柱之间，观察腰交感干神经节和交通支。

5. 观察肾筋膜及血管　在解剖的尸体上找到已剖开的一侧肾蒂，观察肾动脉、肾静脉和肾盂的排列关系。将肾动脉、肾静脉分别追踪至腹主动脉和下腔静脉处，观察左、右侧的不同。在离体肾标本（示逐层切开的被膜）上观察肾的三层被膜，即由外向内依次为肾筋膜、脂肪囊、纤维囊。

## 四、强化训练

### （一）名词解释

1. Camper 筋膜

2. 腹直肌鞘

3. 白线

4. 腹股沟管浅环（皮下环）

5. 腹股沟韧带

6. 腹股沟管

7. 腹股沟区

## （二）选择题

**A 型题**

1. 关于腹前外侧壁结构的描述，错误的是
   A. 脐环以上的浅淋巴管汇入腋淋巴结
   B. 脐环以下的浅淋巴管汇入腹股沟浅淋巴结
   C. Scarpa 筋膜位于浅层
   D. 脐环以上的浅静脉经过胸腹壁静脉入腋静脉
   E. 脐环以下的浅静脉经腹壁浅静脉入大隐静脉

2. 两侧髂棘最高点的连线平对
   A. 第 2～3 腰椎间　B. 第 4～5 腰椎间　C. 第 3～4 腰椎间　D. 第 1～2 腰椎间
   E. 以上均不正确

3. 投影于右季肋区的腹腔器官为
   A. 胆囊的全部　　B. 右半肝的大部　　C. 右肾的全部　　D. 升结肠
   E. 结肠右侧半

4. 下列何者不是腹外斜肌腱膜直接或间接形成的结构
   A. 腹股沟韧带　　B. 腔隙韧带　　C. 耻骨梳韧带　　D. 腹股沟镰
   E. 腹股沟管浅环

5. 腹股沟镰
   A. 由腹横肌下部肌纤维构成
   B. 由腹内斜肌下部肌纤维构成
   C. 由腹外斜肌与腹横肌下部肌纤维构成
   D. 参与腹股沟管后壁的构成，在前正中线处与白线融合
   E. 位于腹股沟管内侧 1/3 后方，加强管的后壁

6. 关于腹股沟韧带的描述，错误的是
   A. 构成腹股沟管下壁的构成　　　　B. 参与腔隙韧带的构成
   C. 参与陷窝韧带的构成　　　　　　D. 参与腹股沟镰的构成
   E. 参与耻骨梳韧带的构成

7. 关于腹股沟管的描述，错误的是
    A. 位于腹股沟韧带内侧半的上方
    B. 下壁为腹股沟韧带
    C. 前壁为腹外斜肌腱膜和腹内斜肌起自腹股沟韧带的肌纤维
    D. 上壁为腹内斜肌和腹横肌的弓状下缘
    E. 后壁为腹横筋膜

8. 腹股沟管浅环（皮下环）
    A. 位于腹股沟韧带中、内 1/3 交界处　　B. 正对腹股沟外侧窝
    C. 由腹内斜肌腱膜形成　　　　　　　　D. 由腹外斜肌腱膜构成
    E. 有精索通过

9. 腹股沟管深环
    A. 位于腹壁下动脉的内侧　　　　　　　B. 是腹内斜肌上的开口
    C. 位于腹股沟韧带中点上方约一横指处　D. 位于腹股沟内侧窝
    E. 位于脐外侧襞的内侧

10. 不通过腹股沟管的结构是
    A. 生殖股神经的生殖支　　　　　　　　B. 输精管
    C. 髂腹股沟神经　　　　　　　　　　　D. 子宫圆韧带
    E. 髂腹下神经

11. 腹股沟三角的内侧界是
    A. 腹股沟韧带　　B. 腹直肌内侧缘　　C. 腹直肌外侧缘　　D. 腹壁下动脉
    E. 腹股沟镰

12. 手术中确定腹股沟斜疝的主要依据是
    A. 疝囊在腹股沟三角内　　　　　　　　B. 疝囊在阴囊根部
    C. 疝囊在耻骨结节下方　　　　　　　　D. 疝囊颈在腹壁下动脉外侧
    E. 疝囊在腹股沟管内

13. 胆囊底的体表投影在
    A. 肝前缘中点处　　　　　　　　　　　B. 右锁骨中线与第 6 肋交界处
    C. 右侧肋弓中点处　　　　　　　　　　D. 右腹直肌外缘与右肋弓相交处
    E. 右锁骨中线与肋弓交点内侧 1～2 cm 处

14. 在腹股沟管浅环处暴露腹股沟斜疝疝囊，由浅入深应依次切开
    A. 皮肤、浅筋膜、腹外斜肌腱膜、腹横筋膜、腹膜下筋膜
    B. 皮肤、浅筋膜、腹外斜肌腱膜、提睾肌、精索内筋膜
    C. 皮肤、浅筋膜、精索外筋膜、提睾肌、精索内筋膜
    D. 皮肤、浅筋膜、深筋膜、腹横筋膜
    E. 皮肤、浅筋膜、腹外斜肌腱膜、腹膜外筋膜、腹横筋膜

15. 关于胆囊三角的描述，错误的是
    A. 上界为肝下面　　　　　　　　　　　B. 右侧界为胆囊管
    C. 又称为 Calot 三角　　　　　　　　　D. 左侧界为胆总管
    E. 为手术中寻找胆囊动脉的标志

18. 关于腹直肌鞘的描述，错误的是
    A. 前层由腹外斜肌腱膜和腹内斜肌腱膜的前层构成
    B. 在脐环水平以下鞘的后层缺如
    C. 后层由腹内斜肌腱膜的后层和腹横肌腱膜构成
    D. 前层与腹直肌腱划连接紧密
    E. 前、后两层在腹直肌外缘融合成半月线

19. 关于腹股沟三角的描述，错误的是
    A. 外侧界为腹壁下动脉                    B. 内侧界为腹直肌外侧缘
    C. 下界为腹股沟韧带                      D. 腹股沟管内口位于腹壁下动脉的内侧
    E. 腹壁下动脉为手术中鉴别直疝和斜疝的标志

20. 腹股沟区薄弱的原因不包括
    A. 腹外斜肌腱膜较薄，又形成皮下环
    B. 腹股沟管的存在
    C. 腹股沟三角的存在
    D. 弓状下缘与腹股沟韧带之间缺少肌肉覆盖
    E. 站立时，此区所承受的压力比较大

21. 男性，30岁，结婚3年而未生育，精液检查为无精子，现拟对其行睾丸活检，以
    进一步检查原因。此手术依次经过哪些层次
    A. 皮肤、肉膜、睾丸鞘膜
    B. 皮肤、浅筋膜、睾丸白膜
    C. 皮肤、肉膜、精索外筋膜、精索、内筋膜、睾丸白膜
    D. 皮肤、肉膜、精索外筋膜、提睾肌、精索内筋膜、睾丸鞘膜、睾丸白膜
    E. 皮肤、浅筋膜、肉膜、精索外筋膜、提睾肌、精索内筋膜、睾丸鞘膜

22. 男性，40岁，右侧腹股沟斜疝修补术后1个月，述右侧阴囊麻木感，检查发现提
    睾反射右侧阴性，左侧阳性，右侧阴囊针刺无感觉。可能是疝修补术中损伤了
    A. 精索            B. 髂腹下神经         C. 提睾肌            D. 腹壁下动脉
    E. 髂腹股沟神经和生殖股神经生殖支

23. 女，50岁，患子宫内膜癌，于3天前施行子宫切除术，术后患者诉腰胀，B超发
    现左肾有积水。其可能的原因是
    A. 左肾损伤        B. 右侧输尿管损伤  C. 误扎输尿管动脉  D. 误扎左侧输尿管
    E. 膀胱损伤

24. 有一患胃溃疡的男性患者，一次由于饮酒过量致使溃疡穿孔，胃内容物溢出造成网
    膜囊胃后壁大片粘连。下列脏器中不会累及的是
    A. 十二指肠水平部                        B. 胰腺
    C. 脾脏                                  D. 左肾及左肾上腺
    E. 横结肠及其系膜

25. 男，58岁，右半结肠癌患者，拟行右半结肠切除术。术中下列哪条动脉可能不须结扎
    A. 右结肠动脉    B. 中结肠动脉      C. 阑尾动脉        D. 回结肠动脉
    E. 直肠上动脉

**B 型题**

（1～3 题共用备选答案）

　A. 腹壁下动脉　　　　　　　　　B. 腹股沟韧带

　C. 腹股沟韧带内侧半　　　　　　D. 腹壁浅动脉

　E. 腹直肌外侧缘

1. 腹股沟三角的外侧界为

2. 腹股沟管的下壁为

3. 腹股沟三角的下界为

（4～7 题共用备选答案）

　A. 有裸区　　　　　　　　　　　B. 小网膜

　C. 大网膜　　　　　　　　　　　D. 有"鸦爪"形分布（迷走神经）

　E. 有底的结构

4. 胃和胆囊

5. 肝

6. 胃左、右动脉走行在

7. 幽门部

（8～10 题共用备选答案）

　A. 第一肝门　　　B. 第二肝门　　　C. 第三肝门　　　D. 肝正中裂

　E. 肝镰状韧带

8. 肝管出

9. 肝静脉出肝

10. 肝门静脉入

（11～15 题共用备选答案）

　A. 食管静脉曲张　　　　　　　　B. 肝门静脉阻塞

　C. 附脐静脉回流障碍　　　　　　D. 肠系膜下静脉末端瘀血

　E. 肠系膜上静脉回流障碍

肝硬化晚期的患者，出现一系列症状，这些症状与上述循环障碍有关：

11. 呕血

12. 黑便

13. 腹水

14. 痔

15. 脐周静脉曲张

## （三）填空题

1. 腹部的下界由 _____、_____、_____、_____、_____ 和 _____ 的连线构成。

2. 腹直肌鞘的前层由 _____ 和 _____ 构成，后层由 _____ 和 _____ 构成。

3. 在弓状线以下，腹直肌鞘的前层由 _____、_____ 和 _____ 构成，而腹直肌的后面则直接与_____相贴。

4. 腹壁下动脉的体表投影为_____的中、内 1/3 交点与_____的连线。

5. 髂腹下神经在_____肌与_____肌之间斜向前下，行于髂前上棘内侧约_____ cm 处穿过_____，达_____的深面，在浅环上方约_____ cm 处穿过_____，分布于耻骨联合上方的皮肤。

6. 腹股沟三角（Hesselbach 三角）由_____、_____和_____围成。

7. 腹股沟管的前壁由_____和_____构成，后壁由_____和_____构成，上壁由_____和_____的弓状下缘构成，下壁为_____。

8. 腹股沟管的内口位于_____中点上方约一横指处，_____动脉的外侧，是由_____外突形成的卵圆形孔，外口是由_____在耻骨结节的外上方形成的三角形裂隙。

9. 临床上经腹前壁正中线切口时，依次经_____、_____、_____、_____及_____后进入腹膜腔。

10. 临床上在脐水平以上，经腹直肌切口时，依次经_____、_____、_____、_____、_____、_____及_____后进入腹膜腔。

11. 临床上在弓状线以下经腹直肌切口时，依次经_____、_____、_____、_____、_____及_____后进入腹膜腔。

12. 供应腹前外侧壁的动脉有_____、_____、_____、_____、_____、_____及_____。

## （四）简答题

1. 简述腹股沟管的位置、构成、内容及临床意义。

2. 结合腹股沟区的操作与观察，试分析腹股沟疝手术中如何加强腹股沟管前壁与后壁。

3. 临床上鉴别腹股沟直疝与斜疝的理论依据是什么？

4. 临床上经脐下腹前壁正中线切口行剖宫产手术，依次切开哪些结构才能到达子宫腔？

5. 经麦氏点（McBurny 点）切开行阑尾炎手术时，需经过哪些层次结构才能到达腹膜腔？

6. 简述腹直肌鞘的构成及鞘内的结构。

7. 简述腹股沟三角（Hesselbach 三角）的构成及临床意义。

# 第十六章　脊柱区

## 一、学习目的与要求

1. 掌握：枕下三角、听诊三角、腰上三角和腰下三角的境界及其内容物和临床意义；椎管壁的构成、椎管内容物及其临床意义。

2. 熟悉：脊柱区的结构特点，胸腰筋膜的分层；脊髓被膜和脊髓腔隙及其临床意义。

3. 了解：脊柱区的血管分布。

## 二、学习指导

脊柱区是指脊柱及其后方和两侧软组织所配布的区域，可分为项区、胸背区、腰区和骶尾区，主要包括脊柱区软组织和脊柱两大部分。

### （一）脊柱区软组织

1. 浅层结构　了解脊柱区皮肤、浅筋膜、浅血管、皮神经。

2. 深筋膜　项区的深筋膜：浅层覆盖在斜方肌表面，深层在该肌的深面，称项筋膜。胸背区和腰区的深筋膜：浅层薄弱，位于斜方肌和背阔肌表面；深层较厚，称胸腰筋膜。骶尾区深筋膜：薄弱，与骶骨背面的骨膜相愈合。

　　要点：胸腰筋膜。

3. 肌和肌间三角　脊柱区的肌由背肌和部分腹肌组成。肌间三角主要包括枕下三角、听诊三角、腰上三角和腰下三角。

　　要点：枕下三角、听诊三角、腰上三角和腰下三角。

### （二）脊柱

1. 椎管形态　椎管是由各部椎骨的椎孔和骶骨的骶管连接而成的一骨纤维性管道，上接枕骨大孔与颅腔相通，下达骶管裂孔。内有脊髓、脊神经根、被膜及其血管等。

2. 椎管内容物　椎管内主要有脊髓、脊髓被膜、脊膜腔、脊神经根和血管等。

　　要点：脊髓被膜、脊膜腔。

## 三、实验指导

### 【实验目的】

1. 掌握枕下三角，腰上、下三角的境界、内容和临床意义。

2. 掌握椎管内脊髓被膜的特点和其形成的腔隙以及临床意义。
3. 掌握脊柱区各横断面的椎体、椎间盘、椎管、脊髓及其周围间隙形态特点。
4. 熟悉脊髓节段与椎骨的对应关系。
5. 了解脊柱区的血管分布。

【实验材料】

1. 整体标本。
2. 脊柱区离体标本及模型。
3. 脊柱区正中矢状面标本、模型。
4. 脊柱区削开标本。

【实验内容】

（一）尸位

取俯卧位，颈下垫高或使头垂于台端。

（二）摸认体表标志

根据脊柱区体表标志，在尸体上进行触摸、辨认。

（三）模拟腰椎穿刺

取穿刺针在第 4～5 腰椎棘突之间穿刺，缓慢进针，体会进针感。当穿刺针穿透黄韧带时，有明显突破感，此时穿刺针针尖位于硬膜外腔，再向前进针，穿破硬脊膜和蛛网膜，进入蛛网膜下腔。在活体穿刺时，针尖进入蛛网膜下腔时，有脑脊液流出。

（四）皮肤切口及翻皮

1. 背中线切口　自枕外隆突沿后正中线向下切至骶骨后面中部。
2. 枕部横切　自枕外隆突沿上项线向外侧切至乳突。
3. 肩部横切口　自第 7 颈椎棘突向外侧切至肩峰。
4. 背部横切口　平肩胛骨下角自后正中线向外侧切至腋后线。
5. 髂嵴弓形切口　自骶骨后面正中线向外侧沿髂嵴作弧形切至髂前上棘。注意此切口不可太深，以免损伤由竖脊肌外侧缘浅出的臀上皮神经。
　　按上述 5 条切口，可将背部两侧皮肤各分为上、中、下 3 皮片。按上述切口分别自内侧向外侧剥离皮瓣。上皮瓣翻至项部侧方；中、下皮瓣翻至腋后线。

（五）解剖浅层结构

　　解剖皮神经及浅血管　在浅筋膜内解剖皮神经，背部皮神经一般在距正中线约 3 cm 处穿出深筋膜。背上部的为上 6 对胸神经后支，水平行向外侧。背下部的为下 6 对胸神经后支，斜向外下行。在背上、下部各解剖 2～3 支皮神经，观察它们分布的形式和节段性，其中第 2 胸神经后支的皮支最长，可平肩胛冈寻找。在枕外隆突外侧 2～3 cm 处剖出枕大神经，向上行至颅后，其外侧有枕动脉伴行。在枕大神经下方解剖第 3 枕神经。于竖脊肌下部外侧缘清除脂肪，剖出臀上皮神经。

脊柱区皮神经解剖出来后，观察皮神经的浅出部位、分布形式和节段性，同时注意与之伴行的浅血管。

### （六）解剖深层结构

1. 解剖背部深筋膜浅层　清除背部残余浅筋膜，可见（背部）深筋膜浅层，它包裹斜方肌和背阔肌，其内侧附着于腰、胸椎的棘突、棘上韧带和骶正中嵴；外侧部附着于肋角外面，在腰部于竖脊肌外侧缘处与中层融合，并与背阔肌腱膜融合，下方附于髂嵴。边观察边解剖，修洁斜方肌、背阔肌和腹外斜肌。修洁深筋膜浅层时顺肌纤维方向清除。

2. 观察背浅层肌和浅部肌间三角　观察斜方肌和背阔肌的起止点。在斜方肌外下缘、背阔肌上缘和肩胛骨脊柱缘之间查认听诊三角。在背阔肌外下缘、髂嵴和腹外斜肌后缘之间查认腰下三角，其深面为腹内斜肌。

3. 解剖斜方肌和背阔肌

（1）解剖斜方肌：沿斜方肌下缘紧贴肌肉深面钝性分离至胸椎棘突起始部，沿中线外侧 1 cm 处，由下向上纵行切断此肌，沿上项线外侧部切断该肌起始部并向外侧翻起，至肩胛冈的止点处。注意不要伤及该肌深面的枕动脉、枕大神经、副神经和菱形肌。

（2）剖查背阔肌：从背阔肌下缘紧贴肌的深面钝性分离，然后沿背阔肌肌腹与腱膜移行线外侧 1 cm 处切断此肌，翻向外侧。翻起时注意其深面的下后锯肌。至肩胛骨下角的水平处，可见与该肌外下缘平行走行的胸背动脉及胸背神经。原位观察位于该肌深面，由下后锯肌下缘、竖脊肌外侧缘和腹内斜肌后缘共同围成的腰上三角（当下后锯肌下缘与腹内斜肌不相连时，第 12 肋也参与构成一边，即成为四边形）。

4. 剖查背部肌第 2 层肌和腰上三角

（1）剖查背部第 2 层肌：首先观察背部第 2 层肌，即肩胛提肌、菱形肌、下后锯肌的位置、起止。在肩胛骨上方和内侧修洁肩胛提肌和菱形肌，沿中线外侧 1 cm 处切断菱形肌，翻向外侧，显露上后锯肌。在肩胛提肌和菱形肌深面剖查肩胛背神经和血管。按前法切断上后锯肌，翻向外侧，显露夹肌。

（2）剖查腰上三角：剖查腰上三角的位置、组成和内容，该三角浅面为背阔肌覆盖，深面为腹横肌腱膜起始部，三角范围内腹横肌深面有肋下神经、髂腹下神经和髂腹股沟神经经过，此处为经腰区进行肾手术的入路。

5. 解剖胸腰筋膜和竖脊肌　先观察胸腰筋膜，该筋膜覆盖竖脊肌，在胸背部比较薄弱，向下增厚，在腰区特别发达，分为 3 层。沿竖脊肌中线纵向切开，将胸腰筋膜后层翻向两侧，显露竖脊肌，沿该肌外缘钝性分离，牵向内侧，观察此肌深面的胸腰筋膜中层，体会竖脊肌鞘的形成。胸腰筋膜前层为腰方肌筋膜，可不解剖。剖查竖脊肌：竖脊肌为背深层肌，纵列于脊柱侧面，下方起于骶骨背面和髂嵴后部，向上分 3 列。从腰部钝性分离此肌的 3 列，即外侧列为髂肋肌，止于各肋；中间列为最长肌，止于各椎骨横突；内侧列为棘肌，止于棘突。

6. 解剖枕下三角　于项部和胸背部移行处，沿中线外侧切断头夹肌起点，翻向外上可见其深面的头半棘肌，切断头半棘肌上端并翻向下，显露枕下部，可看到枕下三角。该三角的上内侧界为头后大直肌，上外侧界为头上斜肌，下外侧界为头下斜肌。三角内有从外侧向内侧横行的椎动脉，还有紧贴椎动脉下缘浅出的枕下神经。

7. 解剖椎管

（1）解剖椎管：将尸头置于解剖台外，垫高腹部。清除附着在棘突、椎弓板和骶骨后面的肌肉，保留一些脊神经后支，留待追查其与脊髓的连接。自第 3 颈椎至骶管裂孔，紧邻关节突与骶骨中间嵴内侧锯断椎弓板，从上、下两端凿开椎管后壁，翻起观察相邻椎弓板间的黄韧带。

（2）观察椎管内容：首先看到的是硬脊膜以及位于硬脊膜与椎管壁之间的硬膜外腔，腔内有脂肪组织和椎内静脉丛，清除脂肪组织和椎内静脉从。沿中线小心剪开硬脊膜，注意此膜与其深面菲薄透明的蛛网膜之间潜在的硬膜下腔。提起并剪开蛛网膜，观察贴附于脊髓表面的软脊膜以及存在于两膜之间的蛛网膜下腔和其下端的终池。软脊膜是一层富含血管和神经的结缔组织膜，于脊髓的两侧可见软脊膜构成的齿状韧带。观察脊髓的形态和位置，注意脊髓节段与椎骨的对应关系。蛛网膜下腔的下端形成终池，池内有终丝和马尾。最后用咬骨钳咬除几个椎间孔的后缘，查认脊神经节、脊神经根、脊神经和脊神经前、后支。

## 四、强 化 训 练

### （一）名词解释

1. 肋脊角

2. Luschka 关节

3. 硬膜外隙

4. 听诊三角

5. 胸腰筋膜

### （二）选择题

**A 型题**

1. 两肩胛骨下角的连线，平对
   A. 第 5 胸椎棘突　　B. 第 6 胸椎棘突　　C. 第 7 胸椎棘突　　D. 第 8 胸椎棘突
   E. 第 9 胸椎棘突

2. 胸腰筋膜中层张于第 12 肋与第 1 腰椎横突之间的韧带是
   A. 腰肋韧带　　B. 横突间韧带　　C. 翼状韧带　　D. 棘间韧带
   E. 棘上韧带

3. 关节突呈水平位，受斜行或横行暴力时易脱位的椎骨是

    A. 颈椎               B. 胸椎               B. 腰椎            D. 骶骨

    E. 尾骨

4. 与颅腔不通，腔内为负压的间隙是

    A. 硬膜下腔        B. 蛛网膜下腔        C. 终池         D. 小脑延髓池

    E. 硬膜外腔

5. 硬膜外麻醉时穿过的结构是

    A. 蛛网膜           B. 软脊膜           C. 硬脊膜         D. 黄韧带

    E. 后纵韧带

6. 第 3 腰椎的横断面，其椎管形态是

    A. 卵圆形           B. 三角形           C. 三叶形         D. 圆形

    E. 以上都不是

7. 某患者因外伤导致脊柱骨折，双下肢瘫痪，大小便失禁，脐平面以下浅、深感觉丧失。脊髓损伤的节段是

    A. 胸髓第 7 节段    B. 胸髓第 8 节段    C. 胸髓第 10 节段    D. 腰髓第 1 节段

    E. 腰髓第 2 节段

8. 某患者，10 岁，发热，头痛 1 周，近日体温持续高温，伴有呕吐和癫痫发作，因诊断需要抽取脑脊液。穿刺针最后穿过何结构进入蛛网膜下腔

    A. 棘上韧带        B. 棘间韧带        C. 黄韧带         D. 硬脊膜

    E. 蛛网膜

**B 型题**

（1~2 题共用备选答案）

    A. 齿状韧带        B. 棘上韧带        C. 横突间韧带        D. 髂腰韧带

    E. 翼状韧带

1. 介于脊神经前后根之间，维持脊髓正常位置的是

2. 肥厚增生可压迫腰神经后支的是

## （三）填空题

1. 脊柱区分布于枕区的皮神经为_____，它是_____的分支，分布于臀区上部的皮神经是_____，它是_____的分支。

2. 骶管麻醉经_____进针，其定位标志是_____。

3. 椎弓间连结的韧带有_____、_____、_____和_____。

4. 脊髓的动脉来源有起于椎动脉的_____和起于节段性的_____。

5. 经颈 6~7 椎间盘横断面，该断面椎体的前外侧有_____，在横突前方有_____。

## （四）简答题

1. 肾手术时腰部斜切口的层次如何？

2. 简述脊柱区各肌间三角的组成、内容、特点及临床意义。

3. 简述脊髓的被膜及各脊膜腔的特点。

4. 成人常用的腰椎穿刺部位在何处？如何确定？经过的层次结构是哪些？

5. 试述经胸椎 9～10 之间椎间盘横断面的主要结构。

# 第十七章 盆部、会阴

## 一、学习目的与要求

1. 掌握：盆部、会阴的境界；盆部、会阴的体表标志；盆腔脏器的位置比邻；盆壁肌、盆膈。
2. 熟悉：盆筋膜、盆筋膜间隙。
3. 了解：盆部及会阴部血管神经配布。

## 二、学习指导

### (一) 骨盆的构成

骨盆是由骶骨、尾骨和两块髋骨所组成。骶骨与髂骨和骶骨与尾骨间，均有坚强韧带支持连结，形成关节，一般不能活动，妊娠后在激素的影响下，韧带稍许松弛，各关节因而略有松动，对分娩有利。两侧髂耻线及骶岬上缘的连线形成骨盆"界线"。该界线将骨盆分成上下两部，上为大骨盆或称假骨盆，下为小骨盆或称真骨盆（简称骨盆）。

### (二) 骨盆的关节

1. 耻骨联合　两耻骨间有纤维软骨连结。
2. 骶髂关节　位于骶骨与髂骨间，有宽厚的骶髂骨韧带连接。
3. 骶尾关节　活动性较大，分娩时可后移 2 cm，使骨盆出口径线增大。

### (三) 骨盆特点

1. 骨盆四壁　耻骨联合短而宽，耻骨弓角度较大，骶岬突出较小，坐骨棘平伏，骨盆腔呈圆筒形，浅而宽。
2. 骨盆上口　近乎圆形或椭圆形。
3. 骨盆下口　宽大、坐骨结节间距宽阔。

### (四) 盆膈肌、盆壁肌

1. 肛提肌　起自耻骨联合后面、盆筋膜腱弓（又称肛提肌腱弓）和坐骨棘。两侧肌纤维向后下在中线会合，呈尖向下的漏斗状，止于尾骨、肛尾韧带和会阴中心腱。在直肠后方，左、右侧肛提肌有部分肌纤维会合形成"U"形肌束，袢绕直肠后壁，参与组成肛直肠环。

2. 尾骨肌　三角形，起自坐骨棘，肌纤维呈扇形扩展，附着于尾骨和骶骨侧缘，此肌上缘接梨状肌，下缘邻接肛提肌，参与构成盆膈的后部。

3. 闭孔内肌　起自闭孔盆面周围的骨面和闭孔膜，肌束向后集中成腱出坐骨小孔，止于转子窝。

4. 梨状肌　覆盖盆侧壁后部，起自骶前孔外侧和骶结节韧带，肌束穿坐骨大孔，止于大转子。

闭孔内肌和梨状肌均有使髋关节外旋的作用。

### (五) 盆筋膜

盆筋膜为腹内筋膜的直接延续。按其部位不同可分为盆壁筋膜、盆膈筋膜、盆脏筋膜。

1. 盆壁筋膜　也称盆筋膜壁层，覆盖于盆壁内面。位于骶骨前方的部分，称骶前筋膜。它与骶骨之间含有丰富的静脉丛，直肠切除时，勿剥离此筋膜，以免伤及静脉丛，引起难以控制的出血。覆盖梨状肌内表的部分，称梨状肌筋膜，而在闭孔内肌内面的部分为闭孔筋膜。盆壁筋膜在耻骨盆面至坐骨棘之间明显增厚，形成盆筋膜腱弓，为肛提肌起端及盆膈上筋膜的附着处。

2. 盆膈筋膜　覆盖于肛提肌与尾骨肌上面的部分，称盆膈上筋膜，为盆壁筋膜的向下延续，此筋膜并向盆内脏器周围移行为盆脏筋膜。盆膈下筋膜覆盖于肛提肌与尾骨肌下面，为臀筋膜向会阴的直接延续。

3. 盆脏筋膜　也称为盆筋膜脏层，包绕盆内脏器表面。在脏器周围分别形成筋膜鞘、筋膜隔及韧带等，具有支持和固定脏器的作用。

### (六) 盆筋膜间隙

在盆壁筋膜和盆脏筋膜之间，或相邻的盆脏筋膜之间存在间隙，称盆筋膜间隙，充填有疏松结缔组织、神经、血管等。

1. 骨盆直肠隙　位于盆底腹膜和盆膈之间，后方为直肠筋膜，前方在男性为膀胱及前列腺的筋膜，在女性为子宫及阴道上部的筋膜。女性的骨盆直肠隙即直肠阴道隙，该隙为一潜在的较易分离的间隙，若此间隙有积脓，可用直肠指检在直肠壶腹下部两侧触及。

2. 直肠后隙　又称骶前间隙，位于直肠筋膜与骶前筋膜之间。此隙向上与腹膜后隙相通。临床上作骶前封闭或腹膜后注气造影即在此间隙进行。

3. 耻骨后隙　也称膀胱前隙，位于耻骨联合与膀胱之间，正常时有大量的结缔组织占据。外科手术的耻骨上切口可经此间隙到达膀胱，可避免损伤腹膜。

上述筋膜间隙之间相互连通，因此盆筋膜间隙内的脓肿、血肿或尿外渗等可互相蔓延。

### (七) 男性盆腔脏器及其毗邻

1. 膀胱　分为膀胱尖、体、底、颈4部。注意位于耻骨后方的膀胱下外侧面和膀胱底有无腹膜覆盖，膀胱与耻骨联合和耻骨上支之间的耻骨后间隙。在膀胱底内面两侧输尿管口，膀胱颈处的尿道内口3个开口之间的范畴即膀胱三角。

2. 直肠　上端在第3骶椎平面接乙状结肠，在齿线处与肛管相连，长12～15 cm。直肠有两个生理弯曲，上方为直肠骶曲，凸向后侧，下方称直肠会阴曲，凸向前。直肠的腔面常有 2～3 个半月形皱襞，称直肠横襞，由黏膜与环形肌构成，其中位置最恒定、最大的一个位于直肠的右前壁，距离肛门 7～8 cm，可作为直肠镜检的定位标志。

3. 前列腺  可分为 5 叶，分别称作前叶、中叶、后叶和两侧叶，尿道从前列腺中央穿过，前列腺包绕于尿道周围。被前列腺包绕的这段尿道称为尿道前列腺部。在尿道前列腺部的后壁上，其正中线为一纵行隆起，尿道嵴的中部突起膨大成圆丘，称为精阜。

4. 精囊  又叫精囊腺，为长椭圆形的囊状器官，位于膀胱底的后方，输精管壶腹的外侧，左右各一，其排泄管与输精管壶腹的末端合成射精管。

### （八）女性盆腔脏器及其毗邻

1. 膀胱  注意膀胱底与子宫颈的关系。注意子宫体伏于膀胱上面，其间由膀胱子宫陷凹分隔。

2. 直肠  借直肠子宫陷凹与子宫颈和阴道穹后部分开；注意在腹膜返折线以下，直肠前壁仍与阴道毗邻。

3. 子宫  位于小骨盆腔中央，界于膀胱与直肠之间，呈倒置的梨形，前面扁平，分为子宫底、子宫体和子宫颈三部分。成人正常的子宫呈前倾、前屈位。直立时，子宫体几乎与水平面平行，子宫底伏于膀胱的后上方，子宫颈保持在坐骨棘平面以上。子宫的正常位置主要由盆膈和子宫阔韧带固定和承托。固定子宫的韧带有子宫阔韧带、子宫主韧带、子宫圆韧带和骶子宫韧带。如果这些结构因分娩时损伤可引起子宫脱垂。子宫动脉起自髂内动脉的前干，沿盆侧壁向前内下方走行，进入子宫阔韧带基底部，在距子宫颈外侧约 2 cm处，横向越过输尿管盆部的前上方，至子宫颈侧缘再沿子宫两侧缘迂曲上行，分布于子宫、输卵管、卵巢和阴道上部。临床上行子宫全切结扎子宫动脉时，注意勿误扎输尿管。

4. 输卵管  为一对细长而弯曲的管，位于子宫阔韧带的上缘，内侧与宫角相连通，外端游离，与卵巢接近，全长为 8～12 cm。可分为子宫部、输卵管峡（结扎部位）、输卵管壶腹部（受精场所）、输卵管漏斗部。

5. 卵巢  是女性的一对生殖腺。位于髂内、外动脉分叉处的卵巢窝内，其上端以卵巢悬韧带（骨盆漏斗韧带）连于盆侧壁，此韧带为隆起的腹膜皱襞，内有卵巢血管、淋巴管及卵巢神经丛等。

### （九）会阴

狭义的会阴仅指肛门和外生殖器之间的软组织。广义的会阴是指盆膈以下封闭骨盆下口的全部软组织。

1. 肛区  又称为肛门三角，有肛管和坐骨直肠窝。

（1）肛管  长约 4 cm，上续直肠，向后下贴尾骨尖终于肛门。通过肛柱下端及肛瓣的边缘连成锯齿状的环状线，称齿状线。肛门内括约肌、肠壁的纵行肌，肛门外括约肌浅、深部和耻骨直肠肌在肛管直肠移行处形成的肌性环，称为肛直肠环。此环在肠管的两侧和后方发达，而在肠管前方纤维较少。若外科手术不慎切断此环，可引起大便失禁（表 17-1）。

表 17-1　齿状线上、下结构的区别

| | 齿状线以上 | 齿状线以下 |
|---|---|---|
| 上皮 | 复层立方上皮（黏膜，属内胚层） | 复层扁平上皮（皮肤，属外胚层） |
| 动脉 | 直肠上、下动脉 | 肛动脉 |
| 静脉 | 直肠下静脉（属肝门静脉系） | 肛静脉（属下腔静脉系） |
| 淋巴回流 | 髂内淋巴结、肠系膜下淋巴结 | 腹股沟浅淋巴结 |
| 神经分布 | 内脏神经（痛觉不敏锐） | 躯体神经（痛觉敏锐） |

（2）坐骨直肠窝：位于肛管的两侧，略似尖朝上、底朝下的锥形间隙。锥尖由盆膈下筋膜与闭孔筋膜汇合而成，锥底为肛门三角区的浅筋膜及皮肤。内侧壁的下部为肛门外括约肌，上部为肛提肌、尾骨肌以及覆盖它们的盆膈下筋膜。外侧壁的下份为坐骨结节内侧面，上份为闭孔内肌和其筋膜。前壁为尿生殖膈，后壁为臀大肌下份及其筋膜和深部的骶结节韧带。坐骨直肠窝向前延伸到肛提肌与尿生殖膈会合处，形成前隐窝。向后延伸至臀大肌、骶结节韧带与尾骨肌之间，形成后隐窝。窝内有大量的脂肪组织，称坐骨直肠窝脂体，具有弹性垫作用。窝的外侧壁有一筋膜鞘称阴部管，管内有阴部内动、静脉和阴部神经通过。坐骨直肠窝为脓肿好发部位，脓肿可穿破肛提肌形成骨盆脓肿，或穿过直肠及皮肤形成肛瘘。

2. 尿生殖区　又称尿生殖三角，男性有尿道通过，女性有尿道及阴道通过。

（1）浅筋膜：此区浅筋膜分为浅、深两层，浅层为脂肪层，深层为膜性层，又称为会阴浅筋膜或 Colles 筋膜。会阴浅筋膜前接阴囊肉膜、阴茎浅筋膜及腹前壁的浅筋膜深层（Scarpa 筋膜），两侧附于耻骨弓和坐骨结节下缘，并与尿生殖膈下、上筋膜及会阴浅横肌相互愈着。

（2）会阴深筋膜：可分为浅层的尿生殖膈下筋膜（又称会阴膜）和深层的尿生殖膈上筋膜。两层筋膜皆为三角形，在两侧附着于耻骨弓上。

（3）会阴浅隙：又称会阴浅袋，位于浅会阴筋膜与尿生殖膈下筋膜之间，此间隙向前上方开放，与腹前壁 Scarpa 筋膜深面的间隙相通。该间隙内有会阴肌浅层、阴部神经、阴部内动脉的末支及其伴行的静脉。男性尚有阴茎脚、尿道球；女性有尿道、阴道下部、阴蒂脚、前庭球以及前庭大腺。

（4）会阴深隙：又称会阴深袋。由尿生殖膈上筋膜和尿生殖膈下筋膜所围成。由于上、下筋膜的周边部完全愈着，因此，会阴深隙是一封闭的筋膜间隙。其内有阴部内血管及阴部神经的分支，还有尿道球腺及尿道括约肌（此肌在女性则为尿道阴道括约肌）和会阴深横肌通过。

尿生殖膈上、下筋膜和其间的会阴深横肌共同围成的三角形结构，称尿生殖膈，与盆膈共同封闭骨盆下口。

## 三、实 验 指 导

【实验目的】

1. 掌握骨盆的组成、骨盆上口、骨盆下口、骶结节韧带、骶棘韧带。

2. 掌握会阴部的分界、盆膈的组成。

3. 掌握肛门三角、尿生殖三角、坐骨肛门窝的组成。

4. 熟悉盆部重要的骨性标志、盆腔脏器的位置及毗邻。

5. 熟悉会阴浅隙、会阴深隙的结构。

6. 了解骨盆性别的形态差异及临床意义。

【实验材料】

1. 骨盆骨架、骨盆模型。

2. 大体正中矢状切标本（盆部）。

3. 盆底肌模型。

【实验内容】

### (一) 触摸体表标志

触摸耻骨联合、耻骨结节、髂前上棘、髂结节、尾骨尖和坐骨结节等体表标志。

观察大、小骨盆及其分界。界线，其由骶岬、弓状线、耻骨梳、耻骨结节以及耻骨联合上缘的连线构成。界线以上为大骨盆（又称假骨盆），以下为小骨盆（又称真骨盆）。骨盆腔有上、下两口，上口即为界线；下口则由耻骨联合下缘、耻骨下支、坐骨支、坐骨结节、结节韧带和尾骨尖所围成。骨盆前外侧部有闭孔，大部分由闭孔膜封闭，留有闭膜管以利血管、神经通行。

### (二) 盆膈肌的观察

在标本或模型上观察，盆膈肌由肛提肌及尾骨肌组成。

1. 肛提肌 一对，起自耻骨联合后面、盆筋膜腱弓（又称肛提肌腱弓）和坐骨棘。两侧肌纤维向后下在中线会合，呈尖向下的漏斗状，止于尾骨、肛尾韧带和会阴中心腱。在直肠后方，左、右侧肛提肌有部分肌纤维会合形成"U"形肌束，袢绕直肠后壁，参与组成肛直肠环。

2. 尾骨肌 三角形，起自坐骨棘，肌纤维呈扇形扩展，附着于尾骨和骶骨侧缘，此肌上缘接梨状肌，下缘邻接肛提肌，参与构成盆膈的后部。

### (三) 盆壁肌的观察

1. 闭孔内肌 特制标本观察可见闭孔内肌起自闭孔盆面周围的骨面和闭孔膜，肌束向后集中成腱出坐骨小孔，止于转子窝。

2. 梨状肌 覆盖盆侧壁后部，起自骶前孔外侧和骶结节韧带，肌束穿坐骨大孔，止于大转子。

### (四) 盆筋膜间隙的观察

1. 直肠后隙 又称骶前间隙。位于直肠骶曲后面与骶骨前面的骶前筋膜之间。用手指伸入此间隙探查，其向上可与腹膜后间隙相通。其内有脂肪、骶丛、奇神经节、直肠上血管及骶淋巴结等。

2. 耻骨后隙　又称膀胱前隙。位于耻骨联合后面与膀胱前面之间。用手指伸入此间隙探查，其上界为腹膜返折部（腹前壁腹膜移行于膀胱上面处），其下界为尿生殖膈，其内有脂肪及静脉丛。

### （五）男性盆腔脏器及其毗邻的观察

1. 膀胱　区分膀胱尖、体、底、颈 4 部。注意位于耻骨后方的膀胱下外侧面和膀胱底有无腹膜覆盖，再次探明膀胱与耻骨联合和耻骨上支之间的耻骨后间隙。在膀胱底内面找到输尿管间襞，沿此襞向两侧找输尿管口，然后在膀胱颈处找尿道内口。3 个开口之间的范畴即膀胱三角，注意此处黏膜与膀胱其他部分黏膜的区别。

2. 直肠和肛管　观察直肠（直肠盆部）和肛管（直肠肛门部）的分界及直肠骶曲和直肠会阴曲的走向。观察直肠壶腹黏膜形成的 3 条直肠横襞，注意中直肠横襞的位置及其与盆内最低腹膜返折线平面的关系。用中指插入直肠内，测定此襞与肛门的距离。

3. 前列腺　观察标本，可见其底朝上，与膀胱颈邻接；在通过尿道的前列腺切面上，可见尿道从腺中穿过，称为尿道前列腺部。在尿道后方者为前列腺中叶和后叶，两者间可见射精管穿过，开口于该段尿道。

4. 精囊和输精管盆部　在矢状切盆腔标本的膀胱后面找到呈不规则囊袋状的精囊及其内侧的输精管壶腹。精囊排泄管与输精管末端汇合成射精管。此管穿过前列腺而开口于尿道前列腺部。

### （六）女性盆腔脏器及其毗邻的观察

1. 膀胱　注意观察膀胱底与子宫颈的关系。注意子宫体伏于膀胱上面，其间由膀胱子宫陷凹分隔。

2. 直肠　借直肠子宫陷凹与子宫颈和阴道穹后部分开；注意在腹膜返折线以下，直肠前壁仍与阴道毗邻。

3. 子宫、输卵管、卵巢　在腹膜完整的盆腔标本上观察子宫的位置和形态，正确理解子宫前倾、前屈的含义；分清子宫底、体、颈 3 部。辨认其游离上缘所包裹的输卵管。区分输卵管的子宫部、峡部、壶腹部和漏斗部 4 部及其腹腔口和子宫口。

### （七）会阴区的观察（肛区在消化系统已观察，会阴深隙由于不好解剖暂不观察）

1. 会阴浅隙　会阴筋膜、阴囊肉膜向后越过会阴浅横肌与尿生殖膈下筋膜的后缘相连，以及在两侧附着于耻骨弓的情况；向前外侧壁的方向，可越过耻骨联合前面伸到腹壁浅筋膜深层（Scarpa 筋膜）的深面。浅会阴筋膜两侧附于耻骨弓；后方与尿生殖膈下筋膜的后缘愈着；向前与阴茎浅筋膜、阴囊肉膜及腹前外侧壁浅筋膜深层相延续。

2. 会阴浅隙内结构　会阴浅横肌位于尿生殖三角后缘处，其肌束稀疏，由坐骨结节行向会阴中心腱（会阴体）；球海绵体肌，位于尿生殖三角中央，肌纤维呈羽毛状，包绕尿道球和尿道海绵体后部，其最前份的纤维终止于阴茎背面；在女性该肌围绕阴道前庭两侧，并覆盖在前庭球和前庭大腺表面，又名阴道括约肌；坐骨海绵体肌，位于尿生殖三角的两侧，附着于耻骨下支和坐骨支，并覆盖在阴茎（蒂）脚上。

## 四、强 化 训 练

### (一) 名词解释

1. 肛直肠环

2. 盆膈

3. 坐骨直肠窝

4. 耻骨后隙

5. 尿生殖膈

6. 会阴深隙

7. 会阴中心腱

### (二) 选择题

**A 型题**

1. 关于肛门内括约肌的叙述，下列哪项正确
   A. 前份参与组成会阴中心腱，后份附于尾骨尖
   B. 可协助排便，但不能控制排便
   C. 其下缘与肛门外括约肌的深部相连接
   D. 不参与构成肛直肠环
   E. 其上缘的外面由肛门外括约肌的浅部围绕

2. 关于阴部神经的叙述，下列哪项正确
   A. 起自第 2～4 骶神经
   B. 经梨状肌上孔出盆腔后与阴部内血管伴行
   C. 穿经坐骨小孔，神经走在动脉的外侧
   D. 分为肛神经、会阴神经、阴茎（蒂）背神经 3 支
   E. 阴部神经阻滞麻醉时进针部位在坐骨结节与肛门连线中点，刺向坐骨棘上方

3. 关于会阴浅隙的叙述，下列哪项正确
   A. 位于浅会阴筋膜与尿生殖膈上筋膜之间
   B. 位于浅会阴筋膜与尿生殖膈下筋膜之间
   C. 位于盆膈上、下筋膜之间
   D. 位于尿生殖膈上、下筋膜之间
   E. 位于盆膈筋膜与尿生殖膈筋膜之间

4. 关于阴部管的叙述，下列哪项正确
   A. 内有阴部血管和阴部神经通过
   B. 为冠状位的管状裂隙
   C. 位于坐骨肛门窝外侧壁闭孔内肌表面的筋膜内
   D. 前达尿生殖膈后缘，后达坐骨大孔
   E. 前达尿生殖膈前缘，后达坐骨小孔

5. 属于男性会阴浅隙的内容是
   A. 尿道球腺、尿道膜部、尿道括约肌
   B. 尿道球部、尿道膜部、会阴浅横肌
   C. 尿道球及其内的尿道、阴茎脚、会阴浅横肌
   D. 尿道前列腺部、尿道球腺、会阴深横肌
   E. 尿道球部、尿道球腺、尿道膜部

6. 男性尿生殖膈由
   A. 尿生殖膈上、下筋膜，会阴深横肌，尿道括约肌共同构成
   B. 尿生殖膈上、下筋膜，会阴浅横肌，会阴深横肌共同构成
   C. 尿生殖膈上、下筋膜，盆膈筋膜共同构成
   D. 尿生殖膈上、下筋膜，肛提肌，尿道括约肌共同构成
   E. 尿生殖膈上、下筋膜，盆膈筋膜，盆膈肌共同构成

7. 关于会阴中心腱的叙述，下列哪项正确
   A. 位于肛门前 2 cm 处
   B. 会阴诸肌附着于其深面
   C. 由尿生殖膈后缘正中央与肛门外括约肌前端结合而成
   D. 女性会阴中心腱不如男性的发育好
   E. 一旦发生撕裂，应分层缝合修补，以免发生变形

8. 关于前列腺的说法，哪项是错误的
   A. 位于膀胱底与尿生殖膈之间
   B. 底的前部有尿道穿入，后部有左、右射精管穿入
   C. 通常分为前、中、后、左和右 5 叶
   D. 后面正中有前列腺沟
   E. 前列腺鞘与固有膜之间有静脉丛

9. 子宫
   A. 位于膀胱与直肠之间　　　　　　B. 直立时子宫位于膀胱下方
   C. 子宫颈阴道上部与尿道相邻　　　D. 子宫颈下端在坐骨棘平面稍下方
   E. 后方紧贴骶骨

10. 子宫的淋巴回流，不到哪一组淋巴结
    A. 腰淋巴结　　　　　　　　　　　B. 腹股沟浅淋巴结
    C. 腹股沟深淋巴结　　　　　　　　D. 髂内淋巴结
    E. 髂外淋巴结

11. 对盆膈的描述，以下哪项错误
    A. 又称盆底
    B. 完全封闭骨盆出口
    C. 封闭肛门三角
    D. 为直肠与肛管分界处
    E. 盆膈肌包括肛提肌及尾骨肌

12. 在盆腔内输尿管的行程
    A. 分为盆段和壁内段
    B. 左侧跨越左髂总动脉末端后方
    C. 男性经过输精管前上方至膀胱底
    D. 女性经过子宫动脉的前上方至膀胱底
    E. 壁内段开口于膀胱体

13. 关于膀胱的描述，正确的是
    A. 为腹膜外位器官
    B. 男性膀胱下方邻精囊
    C. 女性膀胱后方邻子宫与直肠
    D. 新生儿膀胱位置较成人的低
    E. 充盈时可升至耻骨联合上缘以上

14. 某男性患者有尿痛及血尿史，为确诊须进行膀胱镜检查，下述说法哪项错误
    A. 插入膀胱镜时应提起阴茎以消除耻骨下弯
    B. 须依次通过尿道外口、膜部及内口 3 个狭窄
    C. 如误伤膜部尿道时，尿可能渗入会阴深隙
    D. 膀胱镜到达膀胱后可通过输尿管间襞寻找两输尿管口
    E. 两输尿管口与尿道内口间的平滑区即膀胱三角

15. 某男性患者须肛门直肠指检，下列结构中哪项不被触及
    A. 精囊
    B. 输精管壶腹
    C. 前列腺
    D. 膀胱
    E. 尿道

16. 某女性患者患子宫癌，行子宫全切术，须结扎子宫动脉。该动脉走行于下述哪一结构中
    A. 骶子宫韧带
    B. 卵巢悬韧带
    C. 子宫圆韧带
    D. 卵巢子宫索
    E. 子宫阔韧带

17. 男性，62 岁，因排尿困难，肛查发现前列腺沟消失，诊断为前列腺肥大。病变位置主要在前列腺哪一叶
    A. 前叶
    B. 中叶
    C. 后叶
    D. 左叶
    E. 右叶

**B 型题**

（1~3 题共用备选答案）
    A. 耻骨后隙
    B. 直肠旁间隙
    C. 直肠后隙
    D. 会阴浅隙
    E. 会阴深隙

1. 膀胱前壁损伤时尿可能渗入
2. 临床上腹膜后间隙空气造影通过
3. 直肠指检可触及直肠壶腹下份的两侧即

（4~5 题共用备选答案）
    A. 盆内脏神经
    B. 骶交感干

    C. 骶前神经（上腹下丛）　　　　　　D. 盆丛

    E. 骶丛

4. 位于盆后壁，梨状肌表面的是

5. 分布于结肠左曲以下消化管的副交感神经节前纤维来自

（6～8 题共用备选答案）

    A. 会阴浅隙　　　　B. 会阴深隙　　　　C. 坐骨直肠窝　　　D. 肛周隙

    E. 骨盆直肠隙

6. 位于尿生殖膈上、下筋膜之间的间隙称

7. 位于尿生殖膈下筋膜与浅会阴筋膜之间的间隙称

8. 位于直肠和坐骨之间呈楔形的腔隙称

## （三）填空题

1. 直肠上部前面男性隔_____与_____和_____相邻；女性隔_____与_____及_____相邻。

2. 肛提肌按其纤维起止，由前内向后外可分为_____、_____、_____和_____ 4 部分。

3. 盆膈由_____、_____和_____、_____组成。

4. 前列腺位于_____和_____之间。前列腺底前部有_____穿入；后部有_____向前下穿入。

5. 子宫前面隔_____与_____相邻，子宫颈阴道部前面借_____与_____相邻。子宫后面借_____及_____与_____相邻。

6. 子宫阔韧带可分为_____、_____和_____ 3 部分。

7. 临床上常称_____及_____为子宫附件。

8. 直肠后隙的上界为_____，在骶骨前面的返折部，下界为_____。

9. 临床上做腹膜后间隙空气造影常通过_____进行。

10. 男性会阴浅隙位于_____与_____之间，其内有_____、_____、_____、_____、_____，还有_____、_____。

11. 男性会阴深隙位于_____与_____之间，其内有_____、_____、_____和_____。

## （四）简答题

1. 简述盆壁的构造。

2. 简述男性直肠的毗邻。

3. 何谓盆筋膜间隙？重要的盆筋膜间隙有哪些？各位于何处？有何临床意义？

4. 试述子宫的位置及毗邻。

5. 简述子宫的血管及淋巴回流。

6. 简述髂内动脉的分支。

7. 试述坐骨肛门窝的边界及其内容。

8. 尿道球部破裂及尿道膜部破裂，尿液渗透范围有何不同？

# 第十八章　上肢

## 一、学习目的与要求

1. 掌握：上肢的重要表面解剖；头静脉及贵要静脉的起止、行程、回流及交通关系，及肘正中静脉的形成。
2. 熟悉：上肢的境界、分部和划区。
3. 了解：上肢的浅层结构，上肢皮神经的分布概况。

## 二、学习指导

### （一）肩部

1. 了解局部的分区及各区的内容。
2. 腋区　了解腋区的境界、位置；掌握腋腔各壁的构成，腋腔前壁的层次结构。腋腔后壁及三浅孔与四边孔；腋腔的内容。掌握腋动脉分段、分支及其与臂丛的位置关系。掌握腋神经和旋肱后动脉的行程及其与肱骨外科颈的关系。

### （二）臂区

1. 臂前区　了解臂前区的浅层结构及前骨筋膜的构成及肌肉；掌握肱血管、正中神经及尺神经的行程。
2. 臂后区　了解后骨筋膜鞘的构成；掌握桡神经及肱深血管的行程、分支及分布。

### （三）肘部

1. 肘前区　掌握肘前区的浅层结构；掌握肘窝的构成及其内容的毗邻关系。
2. 肘后区　了解肘后区浅、深层结构；掌握尺神经的位置及临床意义。

### （四）前臂部

1. 前臂前区　了解前骨筋膜鞘的构成及肌肉的配布；掌握尺、桡血管、神经及正中神经的行程与分布；了解旋前肌的起止和临床意义。
2. 前臂后区　了解后骨筋膜鞘的构成及肌肉的配布；掌握骨间后血管、神经的行程和分布。

### （五）腕与手部

1. 腕前区及手掌　了解腕前区及手掌的皮肤及皮下组织特点，皮神经的分布区；掌握腕前区及手掌表面解剖；掌握腕管的构成、内容的排列关系及其临床意义；掌握手掌深筋膜、掌腱膜的构成及掌中间筋膜鞘的构成、结构；掌握手掌的层次结构及血管、神经的位置和分支分布；掌握掌中间隙和鱼际间隙的位置及其交通关系；了解手指腱滑液鞘及手掌滑液囊的形态特点。

2. 腕后区及手背　了解手背皮肤及浅筋膜的结构特点；掌握手背浅静脉及皮神经分布；掌握解剖学"鼻烟壶"的组成及其与血管、神经的毗邻关系。

3. 手指的解剖　了解手指掌侧结构特点及其临床意义。

## 三、实验指导

### 【实验目的】

1. 掌握腋腔的构成及内容，腋淋巴结的分群、位置、收集范围及淋巴回流。

2. 掌握臂前区与前壁前区的血管神经束、正中神经与肱动脉的毗邻关系及其临床意义。肘前区的血管、神经配布。

3. 掌握前壁后区肌群的层次，腕管神经束的经过，正中神经的体表投影。

4. 熟悉腋区皮肤及浅、深筋膜的特点。三角肌区及肩胛区浅、深层肌肉的配布以及血管神经束的行程。

5. 熟悉桡、尺骨间的连结，肘窝的境界。

6. 熟悉手掌的层次、手掌的深筋膜及筋膜鞘。

### 【实验材料】

1. 尸体标本。

2. 上肢示教标本。

3. 解剖手术器械。

### 【实验内容】

### （一）腋窝、肩部解剖

1. 皮肤切口　尸体仰位，沿腋前襞转到臂内侧面向下做纵向切口至臂上、中 1/3 交点处，然后在此切口下端环切臂部皮肤至臂外侧，向四周翻开肩部皮肤。

2. 浅层解剖　在三角肌后缘中点下方找到臂外侧皮神经，在三角肌胸大肌间沟处找到头静脉。除去浅筋膜，显露深筋膜。

3. 深层解剖

（1）腋腔前壁的解剖结构

1）解剖穿胸小肌上缘主要结构：胸小肌上缘的血管神经均从锁胸筋膜穿过。①解剖胸外侧神经：小心剥离和追踪胸外侧神经，可见其起自臂丛外侧束，经腋动脉前方，至锁胸筋膜深面，观察其分支分布。②解剖胸肩峰动脉：剥离胸肩峰动脉，追踪至腋动脉处，观察其分支分布。③解剖头静脉和锁骨下淋巴结：在锁骨下方，头静脉末端附近，可见数个锁骨下淋巴结，观察后清除，修洁头静脉末端直至注入腋静脉处。

2）解剖胸小肌止点至腋窝的结构：清理胸小肌表面的筋膜，观察其形态、止点。打开腋窝前壁，翻开时，将进入该肌的胸内侧神经及伴行血管充分游离，尽量保留。剖查胸外侧动脉，在胸小肌下缘以下，前锯肌表面寻找和剥离胸外侧动脉及伴行静脉，追踪该动脉至腋动脉起始处。

（2）腋腔外侧壁毗邻结构解剖：以喙肱肌为标志观察腋窝外侧壁的有关血管神经。

1）小心除去腋窝外侧壁的疏松结缔组织和残留的腱鞘及血管周围的外侧淋巴结。

2）解剖腋窝底：将臂外展 90°，细心清除腋筋膜及其深面的疏松结缔组织，观察位于其内的中央淋巴结，观察后清除。

3）从喙突向下修洁肱二头肌短头和喙肱肌。

4）在喙肱肌内侧剖出进入该肌的肌皮神经及正中神经外侧根和正中神经，并观察臂丛外侧束。循正中神经向内上，剖出正中神经内侧根及位于二根之间的腋动脉，查看臂丛内侧束。

5）切断腋静脉的属支，保留腋静脉主干。

6）剖出位于腋动脉与腋静脉之间较粗的尺神经和前臂内侧皮神经及位于腋静脉内侧的臂内侧皮神经。

7）观察腋动脉的分段，剖出各段的分支。

8）在腋动脉后方，找出桡神经。

（3）解剖腋窝后壁穿三边孔、四边孔的结构

1）剖查穿三边孔的结构：在肩胛下肌和大圆肌表面分离出肩胛下动脉及其分支胸背动脉和旋肩胛动脉，追踪旋肩胛动脉向后穿三边孔。

2）剖查穿四边孔的结构：于腋动脉后方清理出腋神经和旋肱后动脉，向后追踪以上结构至四边孔。

3）解剖胸背神经：剖出与胸背动脉伴行的胸背神经，追踪至背阔肌。

4）解剖肩胛下神经上支和下支：在腋窝后壁上部找出肩胛下神经上支，该支常分两支，分布于肩胛下肌和小圆肌，在肩胛下动脉后方剖出肩胛下神经下支，追踪至大圆肌。

5）解剖腋窝内侧壁胸大肌下缘的结构：清理前锯肌，在胸大肌下缘可见胸外侧血管的分支与属支。在胸外侧血管的后方，沿腋中线附近剖出胸长神经，向上、向下略加追踪，观察其分布。

（4）腋腔内侧壁胸大肌下缘结构解剖：在前锯肌表面沿胸小肌下缘向下找出胸外侧动脉，起于腋动脉第 2 段。在胸外侧动脉的后方，可找到发自臂丛根部、支配前锯肌的胸长神经。胸外侧动脉的附近，前锯肌的浅面可见腋淋巴结前群。

## （二）上肢前面解剖

1. 皮肤切口　尸位仰卧位，上肢平置外展，切口如下。

（1）在臂前区、肘前区与前臂前区做一纵向切口。

（2）在肱骨内、外上髁水平做一横切口。

（3）在腕部相当于腕横纹处做一横切口，分别与纵向切口交会。然后将上、下两部皮肤分别向内、外侧翻开。

2. 浅层解剖　在三角肌胸大肌间沟处找到头静脉，修洁其全长到腕前区。在臂下部可找到与其伴行的前臂外侧皮神经。在臂部下段肱二头肌内侧沟处找出贵要静脉及与其伴行的前臂内侧皮神经，于臂中份二者一起穿入深筋膜的深面。在肘前区的浅筋膜内找到连接头静脉和贵要静脉的肘正中静脉。在肱骨内上髁上方，贵要静脉附近可找到肘浅淋巴结。

3. 深层解剖

（1）臂前区解剖

1）剥离臂部深筋膜：观察内侧肌间隔与外侧肌间隔，桡神经在臂下端穿过外侧肌间隔至臂屈侧。

2）解剖肱二头肌内侧沟、外侧沟及臂下部结构：在肱二头肌内侧沟找出肱动脉，可发现起自肱动脉的肱深动脉。在肱动脉外侧，可找到正中神经，一般于臂中点处跨过肱动脉的前方行至其内侧。肌皮神经穿喙肱肌，行于肱二头肌与肱肌之间，至肱二头肌腱外侧缘穿出改名为前臂外侧皮神经。

3）桡神经：微屈肘关节，仔细分离肱肌和肱桡肌，在肘关节上方找出桡神经，该神经较粗，是从臂后区穿过外侧肌间隔到臂前区。注意桡神经与前臂外侧皮神经是以肱肌相隔的。

4）修洁尺神经：从臂丛内侧束向下追踪其至臂中部，观察其与肱动脉的位置关系。

（2）肘窝：前臂前面的深筋膜在肘部，由于肱二头肌腱膜的加强而增厚，前臂下份的筋膜较薄，但近腕部则有腕掌侧韧带加强。

1）肘窝的境界：自肱骨内上髁前方的旋前圆肌为内侧界，由上臂外侧下行的肱桡肌为外侧界，旋前圆肌和肱桡肌在前臂上份前面围成一个夹角，二肌之间向深部嵌入形成凹陷，构成肘窝。

2）解剖肘窝内结构：修洁肱二头肌肌腱，在其内侧剖出和修洁肱动脉的末端至分为桡动脉、尺动脉为止。于肱动脉的内侧修洁正中神经，拉开旋前圆肌，寻找正中神经发出的骨间神经和尺动脉发出的骨间总动脉。

（3）前臂前区解剖

1）解剖和辨认前臂浅层肌。

2）前臂血管与神经解剖：将肱二头肌腱膜在其近肌腱处切断，在肱二头肌腱的内侧找出肱动脉和正中神经。在肱二头肌腱膜下缘与旋前圆肌交界处，可见肱动脉分为桡动脉和尺动脉，桡动脉跨过肱二头肌腱的下端，进入肱桡肌前缘的深面，再跨过旋前圆肌止点浅面而下行。桡动脉上部位于肱桡肌与旋前圆肌之间，下部位于肱桡肌与桡侧腕屈肌之间。肱动脉的另一分支是尺动脉，它行于肱二头肌腱的内侧。正中神经穿入旋前圆肌。在穿过该肌之前先发出若干至浅层屈肌的肌支。这些分支均起自神经的内侧，清理时应从正中神经外侧缘进行。桡神经在肱骨外上髁前方分为深、浅2支，深支走行于肱桡肌深面，浅支为桡神经本干的延续，其行程大部分为肱桡肌前缘所覆盖。骨间总动脉发自尺动脉后即分为骨间前动脉和骨间后动脉。

3）剖查前臂前群肌深层：将指浅屈肌拉向内侧，观察深面的拇长屈肌、指深屈肌和旋前方肌。

## （三）上肢后面及手的解剖

1. 皮肤切口　尸体俯卧位，做如下切口。

（1）从第 7 颈椎棘突至肩峰做横切口。

（2）从第 7 颈椎棘突至第 12 胸椎棘突做纵切口。

（3）从第 12 胸椎棘突至腋窝顶做斜切口。

（4）在臂上、中 1/3 交界处后面做横切口与前面切口相接。

（5）在腕横纹处做一横切口。

（6）于各掌指关节各做一横切口。

（7）在前面 4、5 两条横切口处做正中切口。

（8）从中指根部至指尖做一纵切口。

2. 浅层解剖　在三角肌后缘中点下方找到臂外侧皮神经，在臂后区中部找到臂后皮神经。在前臂后区找贵要静脉、头静脉与前臂内、外侧皮神经，在中间部剖出前臂后皮神经。保留皮神经和浅静脉，除去所有浅筋膜，显露深筋膜。

3. 深层解剖

（1）三角肌解剖：观察三角肌的起止点和纤维方向，从其中份横行切断该肌，观察进入三角肌的腋神经和旋肱后动脉。

（2）解剖肩胛上动脉和肩胛上神经：清理出冈上肌、冈下肌、大圆肌、小圆肌、背阔肌及肱三头肌长头。肩胛上动脉于肩胛横韧带上方跨入冈上窝，而肩胛上神经从韧带下方进入。从三边孔内找出旋肩胛动脉。

（3）解剖桡神经、肱深动脉：清理肱三头肌及其筋膜，找出桡神经和肱深动脉，并沿桡神经沟方向由相应孔裂插入镊子引导，进入肱骨肌管，沿管的方向切断肱三头肌外侧头。清理管内的桡神经及肱深动脉。追踪桡神经到上臂中点以下处，至看到它穿过外侧肌间隔为止。肱深动脉的终末支（桡侧副动脉）伴同桡神经，穿到前臂前区，参与构成肘关节动脉网。

（4）解剖尺神经：在肱骨内上髁的后上方，清理出自上臂前区穿出至后区的尺神经及与它伴行的动脉。尺神经到肱骨尺神经沟后又转至前臂的前面。

（5）解剖前臂背侧深层结构：清理并切开前臂后区的深筋膜，保留腕背侧韧带，清理前臂背侧肌并切断指伸肌，分离前臂背侧各肌。

4. 手部解剖

（1）手掌解剖：分离皮肤与浅筋膜，找到尺神经、正中神经与桡神经。观察屈肌支持带，找到腕管，观察其构成及下方通过的结构，循尺动脉与桡动脉找到掌浅弓和掌深弓，观察其构成与分支；清理手掌的骨骼肌，位于外侧的鱼际、内侧的小鱼际，位于中间的蚓状肌和骨间肌，并分离出指浅屈肌腱、指深屈肌腱；探查手掌的筋膜间隙；解剖中指掌侧，观察中指两侧的血管与神经。

（2）手背解剖：除去手背浅筋膜，修洁静脉网，桡神经与尺神经的手背支，掌背动脉、神经，前臂后肌群的肌腱、手背肌，观察手背腱膜、腱间结合。

## 四、强 化 训 练

### （一）名词解释

1. 四边孔

2. 肘窝

3. 肱骨肌管

4. 腋鞘

5. 腕管

### （二）选择题

**A 型题**

1. 有关头静脉的描述，以下错误的是
   A. 起于手背静脉网的桡侧端
   B. 沿肱二头肌内侧沟上行
   C. 行走在三角肌胸大肌间沟内
   D. 穿过锁胸筋膜汇入腋静脉
   E. 通过肘正中静脉与贵要静脉相吻合
2. 胸小肌上缘穿入锁胸筋膜的结构是
   A. 胸内侧神经
   B. 胸肩峰动脉
   C. 胸外侧动脉
   D. 胸外侧神经
   E. 头静脉
3. 有关胸长神经的描述，以下错误的是
   A. 支配前锯肌
   B. 位于胸外侧动脉的后方
   C. 在背阔肌的外侧缘向胸壁的表面投影处可找到该神经
   D. 发自臂丛的内侧束
   E. 腋淋巴结的胸肌淋巴结与其相毗邻
4. 有关喙肱肌的描述，以下错误的是
   A. 有肌皮神经穿过
   B. 正中神经外侧头位于其和腋动脉之间
   C. 在其内侧，腋动脉和腋静脉之间可找到尺神经
   D. 在其下端与肱二头肌之间有肌皮神经穿出，改名前臂外侧皮神经
   E. 其为臂部寻找血管、神经的一个重要标志

5. 尺神经
    A. 自臂丛外侧束发出
    B. 支配指浅屈肌尺侧份
    C. 自旋前圆肌止点的浅面经过
    D. 与尺动脉全长均伴行，并位于尺动脉的尺侧
    E. 在臂中点处，自前向后穿内侧肌间隔

6. 正中神经
    A. 在前臂上份其外侧缘为安全缘    B. 支配全部指深、浅屈肌
    C. 行于肱二头肌外侧沟内    D. 经肱二头肌腱下方入肘窝
    E. 支配前臂前群肌第一、二层及指深屈肌桡侧半

7. 腋神经
    A. 起自臂丛后束，与旋肱前动脉伴行    B. 与肱深血管伴行，穿肱骨肌管
    C. 与旋肩胛动脉伴行，穿三边孔    D. 与旋肱后动脉伴行，穿四边孔
    E. 以上都不是

8. 肱动脉
    A. 在肘窝处与正中神经及尺神经伴行
    B. 在臂部与头静脉伴行
    C. 在肱二头肌腱下缘与旋前圆肌交叉处分为桡动脉和尺动脉
    D. 在臂中点处正中神经由其外侧转到内侧
    E. 在背阔肌腱上方发出肱深动脉与桡神经伴行

9. 沿胸外侧血管排列的腋淋巴结是
    A. 锁骨下淋巴结群（尖群）    B. 胸肌淋巴结群（前群）
    C. 肩胛下淋巴结群（后群）    D. 外侧淋巴结群
    E. 中央群

10. 行经肱二头肌内侧沟的有
    A. 肱血管和正中神经    B. 肱血管、正中神经及贵要静脉
    C. 肱血管、正中神经及桡神经    D. 肱血管、正中神经及头静脉
    E. 肱血管、正中神经及尺神经

11. 在肘窝内，肱二头肌腱内侧有
    A. 肱动脉及其两条伴行静脉    B. 尺神经
    C. 桡神经    D. 尺侧上副动脉
    E. 以上都不是

12. 下列有关桡动脉的描述，错误的是
    A. 前臂中 1/3 处与桡神经浅支伴行
    B. 有两条伴行静脉
    C. 位于肱桡肌深面
    D. 于"鼻烟壶"底部可触及其搏动
    E. 位于桡侧腕屈肌腱尺侧

13. 前臂
    A. 桡动脉位于肱桡肌桡侧
    B. 桡神经浅支与桡侧腕屈肌腱有交叉
    C. 骨间前动脉从尺动脉本干发出，行于骨间膜前面
    D. 桡神经深支行于旋后肌深浅两层间
    E. 尺动脉深支穿腕管与桡动脉深支构成掌深弓

14. 经过腕管的结构为
    A. 尺侧腕屈肌      B. 尺神经的深支      C. 尺动脉      D. 正中神经
    E. 桡动脉

15. 正中神经返支
    A. 发自内侧支
    B. 支配鱼际诸肌
    C. 跨过拇短屈肌浅面，深入拇短屈肌深面
    D. 支配第 1 蚓状肌
    E. 以上都不是

16. 掌深弓
    A. 由尺动脉终支与桡动脉深支构成      B. 弓顶投影适对掌中纹
    C. 位于掌中间隙内      D. 一般位于尺神经深支的浅面
    E. 发出 3 条指掌侧总动脉

17. 鱼际间隙
    A. 位于拇收肌筋膜的后方
    B. 内侧界为掌中间隔
    C. 近侧经腕管与前臂屈肌后间隙相通
    D. 内有正中神经返支
    E. 内有掌浅弓

18. 肱骨肌管
    A. 内有肱动脉
    B. 由肱肌、肱桡肌与肱骨桡神经沟围成
    C. 肱深动脉在其中无分支
    D. 桡神经在其中分支支配肱三头肌外侧头、内侧头及肘肌
    E. 以上均错

19. 桡神经深支穿过
    A. 喙肱肌      B. 旋前圆肌      C. 旋后肌      D. 三边孔
    E. 四边孔

20. 穿三边孔的结构
    A. 腋神经及腋血管      B. 旋肱前动脉
    C. 腋神经及旋肱后动脉      D. 旋肩胛动脉及胸背神经
    E. 以上都不对

21. 在做胸前区解剖时，由浅至深暴露腋动脉第 1 段的层次为
    A. 皮肤、浅筋膜、胸小肌、锁胸筋膜
    B. 皮肤、浅筋膜、胸大肌、锁胸筋膜、腋鞘
    C. 皮肤、浅筋膜及其筋膜
    D. 皮肤、浅筋膜、筋膜
    E. 无上述情况

22. 胸小肌为胸前区的一个标志性结构，包绕它的深筋膜向上附着于锁骨下肌，形成了锁胸筋膜，在其上缘穿入筋膜的结构是
    A. 胸内侧神经                    B. 胸肩峰动脉
    C. 胸外侧动脉                    D. 胸外侧神经
    E. 头静脉

23. 胸小肌为胸前区的一个标志性结构，包绕它的深筋膜向上附着于锁骨下肌，形成了锁胸筋膜，在其上缘穿出筋膜的结构是
    A. 头静脉        B. 胸外侧神经        C. 胸内侧神经        D. 胸外侧动脉
    E. 以上都不对

24. 在做乳腺癌切除术时，要切除沿胸外侧血管排列的腋淋巴结是
    A. 胸肌淋巴结群    B. 锁骨下淋巴结    C. 中央群        D. 肩胛下淋巴结群
    E. 外侧淋巴结群

25. 某女性患者，38 岁，右侧乳房外侧份发现有肿块，并被诊断为乳腺癌，为了检查其癌细胞有否转移，医生要检查其胸肌淋巴结。该触及的部位是
    A. 腋后襞深面      B. 腋窝底部      C. 腋前襞深面        D. 臂上端内侧
    E. 无上述情况

26. 肱骨外科颈骨折时，常可伴有三角肌的瘫痪，这是因为损伤了从臂丛后束发出的，并穿过四边孔的神经。该神经是
    A. 肩胛下神经      B. 胸长神经      C. 胸背神经        D. 腋神经
    E. 桡神经

27. 患者主诉右手桡侧 3 个半手指发麻，夜间痛醒，医生检查后认为是通过腕管的神经受损。该神经为
    A. 桡神经深支                    B. 桡神经浅支
    C. 正中神经                      D. 尺神经手背支
    E. 尺神经

28. 患者右侧锁骨中、外 1/3 处骨折，发现其内侧断端向上，外侧断端向下移位。内侧断端向上移位是下列什么肌牵拉所致
    A. 胸锁乳突肌      B. 锁骨下肌      C. 三角肌        D. 斜方肌
    E. 胸大肌

29. 在肘窝部将肘正中静脉与其深面的神经血管分开的结构是
    A. 包被肱肌的筋膜                B. 肘浅筋膜
    C. 肱二头肌腱膜                  D. 肘肌
    E. 肱二头肌腱

30. 正中神经和尺神经的运动纤维，共同支配的肌是
    A. 骨间掌侧肌    B. 骨间背侧肌    C. 蚓状肌    D. 拇对掌肌
    E. 小指对掌肌

**B 型题**

（1～7 题共用备选答案）
    A. 胸小肌    B. 喙肱肌    C. 背阔肌    D. 旋后肌
    E. 旋前圆肌

1. 腋动脉的分段标志是
2. 胸内侧神经穿过
3. 桡神经深支穿过
4. 正中神经穿过
5. 肌皮神经穿过
6. 腋、肱动脉分界标志是
7. 解剖操作时，寻找腋腔内血管、神经的标志是

（8～10 题共用备选答案）
    A. 肩峰    B. 肱骨内上髁    C. 桡骨茎突    D. 桡骨粗隆
    E. 肱二头肌内侧沟中下份

8. 触摸桡动脉的标志是
9. 触摸尺神经的标志是
10. 触摸肱动脉的标志是

## （三）填空题

1. 锁胸筋膜是连于_____、_____与_____上缘之间的筋膜。
2. 手指腱鞘由_____和_____两部分组成。
3. 掌中间隙的内侧界是_____，外侧界是_____，它向近侧与_____相通，向远侧通向_____的背侧。
4. 贵要静脉起自_____，经前臂尺侧，于肱二头肌内侧，在_____处，穿深筋膜注入_____静脉。
5. 肘关节由_____下端和_____上端构成，关节囊两侧有_____和_____加强。
6. 锁骨下动脉于_____处延续为腋动脉，腋动脉于_____处更名为肱动脉。
7. 腋动脉第 3 段的主要分支有_____、_____、_____。
8. 爪形手是_____神经受损的表现，垂腕是_____神经损伤的表现，猿手是_____神经和_____神经共同受损的表现。
9. 鼻烟壶桡侧界为_____肌腱和_____肌腱，尺侧界为_____肌腱，近侧界为_____茎突，窝底为_____骨及_____骨，可触及_____动脉搏动。
10. 肱深动脉起自_____动脉，与_____神经伴行于_____，穿肱骨肌管至臂后区，分支营养_____和_____，其终末支为_____动脉，参与构成肘关节网。

## (四) 简答题

1. 在胸小肌上、下缘各能观察到哪些结构?

2. 以喙肱肌为标志,简述腋腔内神经、血管和淋巴结的毗邻关系。

3. 以肱二头肌腱膜及其肌腱为标志,简述神经血管的局部位置关系。

4. 简述前臂屈侧上 1/3 的神经血管的局部位置关系。

5. 肩胛区和臂后区的腋神经、桡神经与什么动脉伴行? 局部位置有何特点? 当肱骨外科颈或肱骨中份骨折时可能损伤哪些神经和血管? 患者会出现哪些临床症状?

6. 简述手掌的主要层次结构、神经行程及分布范围 (感觉和运动)。

7. 简述桡神经行程、分布范围及损伤后的主要表现。

8. 简述旋后肌的起止点,并以其为标志叙述前臂后区相关结构。

9. 简述腋腔的位置及各壁的构成。

10. 手指血管、神经的走行特点和临床意义有哪些?

# 第十九章　下肢

## 一、学习目的与要求

1. 掌握：下肢的重要体表标志和动脉、神经的体表投影；大、小隐静脉的起止、行程、瓣膜、交通关系、属支类型及其临床意义；下肢皮神经分布范围。
2. 熟悉：下肢的境界与分区。
3. 了解：皮肤及浅筋膜。

## 二、学习指导

### （一）臀部

掌握臀部的表面解剖及其肌肉的层次；掌握梨状肌上、下孔及坐骨小孔的构成，及穿行这些孔道的血管和神经；了解坐骨神经与梨状肌的关系和类型。

### （二）股部

1. 股前内侧区　掌握肌腔隙与血管腔隙的境界及其内容；了解股前内侧区浅血管和皮神经的分布。了解阔筋膜形成的结构；掌握股三角的境界、位置、构成及内容的位置关系。掌握股鞘与股管。掌握收肌管的构成及内容的位置关系。掌握股动脉、股神经的分支分布。
2. 股后区　掌握坐骨神经的行程、分支和分布。

### （三）膝部

1. 膝前区　了解膝前区是浅层结构及深层结构。
2. 膝后区　了解膝后区皮肤及浅筋膜、皮神经；掌握腘窝的境界、位置及其内容的位置关系。

### （四）小腿部

1. 小腿前外侧区　了解小腿前骨筋膜鞘及外侧骨筋膜鞘的构成及肌肉；掌握胫前血管、腓深神经的起止、行程及分布；掌握腓浅神经的行程、分布及其临床意义。
2. 小腿后区　了解小腿后骨筋膜鞘的构成，肌肉配布；掌握胫后血管和胫神经的起止、行程、分支和分布。

### （五）踝与足部

了解足部浅筋膜与皮神经的分布；掌握足背动脉的位置、分支分布及其与腓深神经的关系；掌握踝管的构成及其通过内容的排列关系；了解足底深筋膜的特点及筋膜鞘，足底肌分群；了解足底部血管、神经的行程及其分布。了解踝区动脉网的构成及其应用意义。

## 三、实验指导

### 【实验目的】

1. 掌握通过梨状肌上、下孔及坐骨小孔的血管和神经。

2. 掌握腹股沟浅淋巴的分群、位置、收集范围及淋巴回流，阔筋膜及其所形成的髂胫束、隐静脉裂孔的形态特点，股三角组成及内容，股管的组成及其临床意义，收肌管的组成及内容。

3. 掌握踝管的形成，通过的结构及其临床意义，足底部的血管和神经。

4. 熟悉腘窝的境界、内容及血管、神经的位置关系。

5. 熟悉股前、内侧肌的分群，髂腹股沟神经、股外侧皮神经、隐神经的行程及分布，肌腔隙、血管腔隙、股鞘的组成及内容。

6. 熟悉胫后动脉、腓动脉及胫神经的行程。

### 【实验材料】

1. 尸体标本与示教标本。

2. 解剖操作台与解剖手术器械。

### 【实验内容】

### （一）臀部、股后区、腘窝的解剖

1. **皮肤切口** 尸体俯卧，做如下切口。

（1）从两侧髂后上棘连线的中点向下做一纵切口至尾骨尖。

（2）自纵切口上端沿髂嵴向前外做一弧形切口至髂前上棘。

（3）从尾骨尖沿臀沟下方斜向下外切至股外侧中、上 1/3 交点处。

（4）从股前区已做的胫骨粗隆平面横切口的内侧端，经小腿后面向外侧水平切开。沿皮肤切口分别将臀部、股后区和腘窝的皮肤翻向外侧。

2. **解剖浅层结构** 将臀部皮肤翻向外侧，股后区和腘窝皮肤翻向两侧。解剖浅筋膜中的皮神经，但有时这些神经不易找到，不必花费过多时间去找。在清除腘窝浅筋膜时，应注意在窝下角正中线附近的浅筋膜内找出小隐静脉的近侧段，在腘窝下外侧、腓骨头的后内方找出腓总神经发出的腓肠外侧皮神经。

3. **解剖深层结构**

（1）臀大肌解剖：沿臀大肌纤维走行方向，剥离并除去深筋膜。在臀大肌下缘与股二头肌相交处，纵行切开筋膜直达腘窝。在未切断臀大肌之前先用手指或刀柄伸入其深面，尽可能地分离，再沿臀大肌起点约 2 cm 处弧形切开臀大肌，边分边切，注意不要损伤其深面的血管神经，也要注意不要在切断臀大肌的同时切断臀中肌。臀大肌在其外上部未覆盖臀中肌，注意观察分离。

注意臀大肌有部分纤维起自骶结节韧带，需用刀尖将肌纤维由韧带上剥离。将臀大肌翻向外下，在臀大肌深面有臀上、下血管和臀下神经，修洁后，可在靠近肌肉处将血管、神经切断。在大转子处探查臀大肌深面的滑膜囊，切开此囊即可将该肌止端充分翻向外下。此时应确认臀大肌止于股骨和髂胫束的情况。

（2）解剖臀部中层肌：从上往下依次找出臀中肌、梨状肌、上孖肌、闭孔内肌腱、下孖肌和股方肌。

（3）解剖梨状肌上、下孔的穿行结构：在梨状肌上缘和臀中肌之间可找到臀上血管浅支。循臀上血管浅支，将臀中肌与其深面和臀小肌做钝性分离。然后做一凸向上方的弧形切口达髂前上棘处，将臀中肌切断，观察其深面的臀小肌、臀上血管的深支和臀上神经的分支。

在坐骨结节和大转子之间、梨状肌下缘的结缔组织中，钝性分离出坐骨神经、股后皮神经、臀下血管和神经。它们出入于梨状肌下孔，注意坐骨神经的穿出部位与梨状肌的位置关系及其表面标志。将骶结节韧带部分切断，显露坐骨小孔，找出阴部神经及阴部内动脉、静脉。

（4）股后区及坐骨神经解剖：坐骨神经由臀大肌深面下行，经股二头肌长头的深面，至腘窝上角处分为胫神经和腓总神经。坐骨神经在臀部无分支，在股后区发出分支支配大腿后群诸肌，除至股二头肌短头的分支自其外侧发出外，其余均自内侧发出。观察半腱肌、半膜肌和股二头肌，长头都起自于坐骨结节。

（5）解剖腘窝：除去所有浅筋膜，从股后面观察大腿肌前、后群之间的股外侧肌间隔及位于后群与内收肌群之间的股后肌间隔。清除腘窝内的脂肪，找出腓总神经及其发出的腓肠外侧皮神经，再沿腘窝正中线找出胫神经及其发出的腓肠内侧皮神经。腓肠内侧皮神经常随小隐静脉行于腓肠肌内、外侧头之间的沟内，并常被肌覆盖。

将胫神经修洁后拉向外侧，显露其深面的包裹腘动、静脉的血管鞘及沿血管排列的腘淋巴结。切开血管鞘，修洁腘静脉，观察小隐静脉的注入部位。在腘静脉的深面找出腘动脉。循腘动、静脉向上，查看它们经收肌腱裂孔处续为股动、静脉的情况。观察腘动脉肌支及 5 条关节支。

### （二）股前内侧区、小腿前外侧区及足背的解剖

1. 皮肤切口　尸体仰卧，做如下切口。

（1）自髂前上棘沿腹股沟至耻骨结节做斜切口。

（2）自耻骨结节向下后至股前区与股后区交界处，然后垂直向下至胫骨粗隆平面，做纵切口。

（3）由上一切口下端向外侧越过小腿前面至其外侧，做水平切口。

（4）沿趾根部做一横切口达足背内、外侧缘。

（5）延长大腿前面的纵切口经内、外踝水平的横切口，直达第三趾尖。将皮肤向两侧

翻起。

2. 解剖浅层结构

（1）腹股沟浅淋巴结解剖：在腹股沟韧带的下方，可找到腹股沟浅淋巴结，其中 4~5 个沿腹股沟韧带下方排列成上群，其余的沿大隐静脉近侧段排列成下群。

（2）大隐静脉及其属支解剖：在股骨内侧髁后缘找出大隐静脉，向下修洁至足背内侧缘，向上追踪到耻骨结节外下方穿筛筋膜处为止。寻找大隐静脉近侧段的属支，有腹壁浅静脉、旋髂浅静脉、阴部外静脉、股内侧浅静脉与股外侧浅静脉。

（3）分离皮神经：寻找股外侧皮神经、隐神经、股神经前皮支和闭孔神经的皮支等。

3. 解剖深层结构

（1）解剖阔筋膜和隐静脉裂孔：清除浅筋膜，修洁并观察其深面的阔筋膜。附于髂嵴前份与胫骨外侧髁之间的部分特别增厚，称为髂胫束。在耻骨结节外下方，大隐静脉穿经深筋膜的部位，可找到隐静脉裂孔，又称卵圆窝。该孔表面覆盖有筛筋膜。剥去筛筋膜，观察隐静脉裂孔的形态、大小和位置，以及大隐静脉穿裂孔进入深部的情况。自髂前上棘稍下方向下沿髂胫束前缘做纵向切口，将阔筋膜从外上方向内下方翻开，暴露深层结构。

（2）解剖股三角：修洁并观察构成股三角边界的缝匠肌内侧缘、长收肌内侧缘以及腹股沟韧带。观察位于股三角内的股鞘，自大隐静脉汇入股静脉处向上做一纵向切口，切开股鞘前壁，并翻向两侧。可看到股鞘被分成 3 个腔隙，股动脉位于外侧，股静脉居中间，内侧的腔隙为股管。股管的上口为股环。修洁股动脉，在腹股沟韧带下方，由股动脉发出股深动脉。股深动脉在股三角内有 2 条主要分支，即旋股内侧动脉和旋股外侧动脉，旋股外侧动脉向外侧行至股直肌深面，分为升、降和横 3 支。保留大隐静脉及股深静脉主干。在股鞘外侧，显露股神经，向下追踪并修洁股神经。股神经最长的分支称隐神经，在股三角内于股动脉的外侧下行，追踪至穿入收肌管处。

（3）解剖收肌管：在大腿中 1/3 处，将缝匠肌游离后，拉向外侧，即可见其深面有大收肌腱板，构成收肌管的前壁。切开收肌管前壁，查看管内股动脉、股静脉、隐神经以及三者的位置关系。

（4）观察股四头肌：切断股直肌中部，翻向两端，可见其深面有股中间肌，后者的内、外侧分别有股内侧肌和股外侧肌。股四头肌的 4 个头，向下以腱附着于髌骨并下延为髌韧带止于胫骨粗隆。

（5）解剖股内侧区的肌肉、血管和神经：修洁并观察浅层的耻骨肌、长收肌和股薄肌。切断长收肌，暴露其深面的短收肌和闭孔神经前支。短收肌向前拉起，可见此肌深面的闭孔神经后支。

（6）解剖腓深神经与腓浅神经：分离胫骨前肌与趾长伸肌的上段，解剖出胫前血管及其伴行的腓深神经。观察腓总神经绕过腓骨颈前面，穿入腓骨长肌深面，分出腓浅神经和腓深神经。按腓总神经走行方向，切断该肌，暴露腓总神经及 2 条终支。腓浅神经在腓骨长、短肌之间下行至小腿前外侧中、下 1/3 交界处穿出深筋膜直达足背。

（7）解剖足背深层结构：清理踇长伸肌腱、趾长伸肌腱、趾短伸肌与踇短伸肌。于距小腿关节前方找出腓深神经以及与其伴行的足背动脉、静脉。

### （三）小腿后区、距小腿后区、足底的解剖

1. 皮肤切口　尸体俯卧，做如下切口。

（1）在腘窝下缘做一横切口。

（2）在内、外踝水平过距小腿关节后方做一横切口。

（3）沿小腿后区正中做一纵切口，与前2个切口相连，并经第2个切口中点做一垂直切口，直达足跟。

（4）在脚掌沿趾根部做一横切口达足背内、外侧缘，再沿足底正中做一纵切口。将皮肤向两侧翻起。

2. 浅层结构解剖　在浅筋膜内分离出小隐静脉与伴行的腓肠神经。注意小隐静脉穿过腘筋膜的位置，沿腓肠神经向上，找到腓肠内侧皮神经与腓肠外侧皮神经。小心清除小腿后面的浅筋膜。

3. 深层结构解剖

（1）解剖小腿后区的肌及血管和神经：修洁比目鱼肌。仔细解剖穿过其上缘倒"U"形腱弓的胫神经，胫后动、静脉。沿腱弓切断比目鱼肌内侧份，翻向外侧。可见该肌深面为小腿深筋膜隔，分隔小腿后面浅、深两群肌肉，观察后将此筋膜清除。然后切开腘肌表面的筋膜，显露腘肌。辨认胫骨后肌（中间）、趾长屈肌（胫侧）、姆长屈肌（腓侧）并修洁之，注意三者在内踝上、下位置关系的变化。

在胫骨后肌表面清理胫后动、静脉及胫神经。在腘肌下缘，观察腘动脉分成胫前、后动脉。解剖胫前动脉及伴行静脉直至穿骨间膜为止。清理胫后动脉及其肌支，追踪至屈肌支持带深面。在腘肌下缘胫后动脉起点稍下方寻找腓动脉及伴行静脉，沿腓骨内侧缘向下追踪至腓骨肌支持带深面。观察胫神经在小腿后面的分支，向下追踪至屈肌支持带深面。

（2）解剖踝管及其内容：在内踝与跟骨之间横切屈肌支持带，打开踝管，观察支持带向深面发出的纤维隔和形成的四个骨纤维管。解剖踝管内结构，注意观察踝管内结构的排列。暴露踝管内的4个骨纤维管及各自容纳的结构。自前向后4管分别容纳胫骨后肌腱及其腱鞘、趾长屈肌腱及其腱鞘、胫后血管和胫神经、姆长屈肌腱及其腱鞘。

（3）足底解剖　修去足底浅筋膜，暴露足底腱膜。切开足底腱膜，清除脂肪组织，找寻足底血管、神经与骨骼肌。

①解剖足底浅层肌及血管和神经：在跟骨前方5 cm处，横断足底腱膜，割断内、外侧肌间隔，向远处翻起，注意勿损伤深面的结构。从内向外修洁姆展肌、趾短屈肌、小趾展肌，解剖出其间的足底内、外侧神经及血管。

②解剖足底中层肌及血管和神经：在中部切断趾短屈肌，翻向远侧，暴露姆长屈肌腱及趾长屈肌腱。观察两肌腱在足底内侧相互交叉。进一步察看足底方肌及4个蚓状肌。观察走在足底方肌浅面的足底外侧神经、血管及其分支；观察走在姆展肌与趾短屈肌之间的足底内侧神经、血管及其分支。

③解剖足底深层肌及血管和神经：在跟结节前方切断足底方肌、趾长屈肌及姆长屈肌腱，翻向远侧，暴露姆短屈肌、姆收肌、小趾短屈肌。在足底内侧切断姆展肌起端，翻向远侧，露出胫骨后肌腱。在足底外侧切断小趾展肌止端，翻向近侧，露出腓骨长肌腱。检查两肌腱的止点。切断姆收肌斜头及横头起端，翻向远侧，露出足底动脉弓、足底外侧神

经深支，以及 3 个骨间足底肌和 4 个骨间背侧肌。

## 四、强化训练

### （一）名词解释

1. 髂胫束

2. 隐静脉裂孔

3. 肌腔隙

4. 血管腔隙

5. 股鞘

6. 股管

7. 股三角

8. 收肌管

9. 踝管

### （二）选择题

**A 型题**

1. 腹股沟浅淋巴结
   A. 位于大隐静脉末端周围      B. 分三组位于腹股沟韧带下方
   C. 下组位于腹股沟韧带下方      D. 下组沿大隐静脉末端周围排列
   E. 上组沿腹壁浅静脉排列
2. 大隐静脉
   A. 起于足背静脉网外侧      B. 行经内踝前方
   C. 经股骨内侧髁前方上行      D. 经耻骨结节内下方注入股静脉
   E. 与腓肠内侧皮神经伴行
3. 隐静脉裂孔（卵圆窝）
   A. 为阔筋膜的裂孔      B. 位于髂前上棘下方 3 cm 处
   C. 其内缘明显而锐利      D. 有隐神经穿过
   E. 以上都不对

4. 大隐静脉
   A. 全长与隐神经伴行
   B. 经内踝前方，有隐神经伴行
   C. 在大腿部与隐神经伴行
   D. 经髌骨内缘上行
   E. 与小隐静脉间无交通支

5. 小隐静脉
   A. 经外踝前方向上与腓浅神经伴行
   B. 经外踝后方向上与腓肠神经伴行
   C. 在腘窝中点穿深筋膜注入腘静脉
   D. 在腘窝与腓总神经伴行
   E. 全长与腓肠内侧皮神经伴行

6. 隐神经
   A. 是腰丛的分支
   B. 在收肌管内，行于股血管前方
   C. 在股部与大隐静脉伴行
   D. 经腘窝至小腿
   E. 与小隐静脉伴行

7. 股鞘
   A. 腹外斜肌腱膜延续为前壁
   B. 阔筋膜构成后壁
   C. 长约 1.5 cm
   D. 向下延续为股血管鞘
   E. 上口称股环

8. 股鞘内容从外侧向内侧顺序为
   A. 股动脉、股静脉、股管
   B. 股动脉、股静脉、股神经
   C. 股静脉、股动脉、股神经
   D. 股神经、股动脉、股静脉
   E. 股神经、股静脉、股动脉

9. 通过肌腔隙的结构是
   A. 股动脉与股静脉
   B. 隐神经与大隐静脉
   C. 股神经与髂腰肌
   D. 股鞘与股管
   E. 股深淋巴结

10. 血管腔隙
    A. 前界为腹股沟韧带
    B. 后界为髂耻韧带
    C. 内侧界为耻骨梳韧带
    D. 外侧界为髂腰肌
    E. 腔隙内有腹股沟深淋巴结

11. 出梨状肌下孔，入坐骨小孔的是
    A. 臀下血管神经
    B. 闭孔血管及神经
    C. 臀下血管及阴部神经
    D. 阴部内血管及股后皮神经
    E. 阴部神经及阴部内血管

12. 出入梨状肌下孔结构中，居最外侧的是
    A. 坐骨神经　　B. 股后皮神经　　C. 臀下血管　　D. 阴部内血管
    E. 阴部神经

13. 股三角内由外往内排列的结构是
    A. 股管、股动脉、股静脉、股神经
    B. 股神经、股动脉、股静脉、股管
    C. 股神经、股管、股动脉、股静脉
    D. 股动脉、股神经、股静脉、股管
    E. 股神经、股静脉、股动脉、股管

14. 股动脉
    A. 行经股三角全长
    B. 发自旋股内、外侧动脉
    C. 主要营养股前、内侧群肌
    D. 入收肌管后改名为腘动脉
    E. 同名静脉从其内侧渐转至其前方

15. 通过收肌管的内容由浅入深是
    A. 隐神经、股静脉、股动脉
    B. 股神经、股静脉、股动脉
    C. 股动脉、股静脉、股神经
    D. 隐神经、股动脉、股静脉
    E. 股神经、股动脉、股静脉

16. 在股三角尖部，居最前的是
    A. 大隐静脉
    B. 股静脉
    C. 股动脉
    D. 隐神经
    E. 股深血管

17. 股环
    A. 是股鞘的上口
    B. 由腹股沟韧带和耻骨围成
    C. 外侧壁为股环隔
    D. 后壁为耻骨梳韧带
    E. 前壁是腹外斜肌腱膜

18. 收肌管
    A. 前壁为股内侧肌
    B. 后壁为大收肌与长收肌
    C. 外侧壁为缝匠肌与大收肌腱板
    D. 有股深血管穿过
    E. 有股神经穿过

19. 股神经
    A. 起自腰丛，穿血管腔隙，入股三角
    B. 起自腰丛，穿肌腔隙，入股三角
    C. 其最长支为隐神经，穿隐静脉裂孔
    D. 支配股四头肌与内收肌
    E. 经股动、静脉之间下行

20. 闭孔神经
    A. 是骶丛的分支
    B. 经股管入股三角
    C. 分布于股四头肌
    D. 经闭膜管入股，分布于内收肌群
    E. 经阴部管入股，分布于内收肌

21. 分布于股后群肌的动脉主要是
    A. 穿动脉
    B. 旋股内侧动脉
    C. 旋股外侧动脉
    D. 臀下动脉
    E. 臀上动脉

22. 股鞘
    A. 包绕股血管与股神经
    B. 包绕股血管与股深淋巴结
    C. 与腹横筋膜无关
    D. 与肌腔隙相通
    E. 以上都不对

23. 在股三角上界，位于最外侧的是
    A. 股静脉
    B. 股动脉
    C. 股深淋巴结
    D. 股神经
    E. 大隐静脉

24. 股管
    A. 为股鞘的内侧份，长约 4 cm    B. 是漏斗状筋膜囊，含淋巴结
    C. 上口被腹横筋膜封闭    D. 下端延续为收肌管
    E. 此处易发生直疝

25. 穿收肌管的结构是
    A. 股血管与股神经    B. 股深血管与隐神经
    C. 闭孔血管与闭孔神经    D. 隐神经与股动、静脉
    E. 隐神经与大隐静脉

26. 股静脉在股三角内
    A. 通过股鞘内侧    B. 通过股鞘外侧
    C. 沿股动脉内侧上行    D. 经股神经之间上行
    E. 收纳腹壁浅静脉

27. 坐骨神经
    A. 出盆点是髂后上棘与大转子连线中点
    B. 在股后区与股深动脉伴行
    C. 在股后中线居股二头肌长头深面
    D. 在股后中线与半腱肌、半膜肌交叉
    E. 在腘窝中点分为胫神经和腓总神经

28. 腘窝内位置最浅的结构是
    A. 腘动脉    B. 腘静脉    C. 深淋巴结    D. 胫神经
    E. 腓浅神经

29. 腘窝内容毗邻由浅入深为
    A. 胫神经、腘动脉、腘静脉    B. 腘动脉、腘静脉、胫神经
    C. 腘静脉、腘动脉、胫神经    D. 腘静脉、胫神经、腘动脉
    E. 胫神经、腘静脉、腘动脉

30. 紧贴腘窝底的结构是
    A. 小隐静脉    B. 腘静脉    C. 腘动脉    D. 腓总神经
    E. 胫神经

31. 胫后动脉
    A. 行经小腿骨间膜后面    B. 有一条同名静脉伴行
    C. 有一同名神经伴行    D. 发一腓深动脉
    E. 发腓动脉分支至腓骨及小腿外侧部诸肌

32. 腓总神经
    A. 在腘窝行于股二头肌外侧
    B. 腓深神经绕腓骨颈至小腿前面肌与皮肤
    C. 腓浅神经分布于腓骨长、短肌与足背皮肤
    D. 腓深神经是单纯运动性神经
    E. 腓浅神经发出腓肠外侧皮神经

33. 小腿肌
    A. 受胫神经、腓深神经和腓肠神经支配
    B. 胫前动脉供给小腿肌前群和外侧群
    C. 前、后群肌腱都越过踝关节到足趾
    D. 后群肌背屈踝关节，前群肌跖屈踝关节
    E. 以上都不对

34. 股神经
    A. 经肌腔隙外侧至股三角
    B. 行于髂筋膜深面肌腔隙内
    C. 有肌支至腰大肌和阔筋膜张肌
    D. 感觉纤维分布于膝以上股前内侧皮肤
    E. 分出股外侧皮神经

35. 踝管
    A. 由屈肌支持带与内踝、跟骨围成
    B. 是小腿与足背的通道
    C. 有跖肌腱通过
    D. 有胫后血管与腓骨肌腱通过
    E. 有腓肠神经与小隐静脉通过

36. 足底动脉弓
    A. 由足底内、外侧动脉吻合而成
    B. 由足底内侧动脉与足背动脉吻合而成
    C. 由足底外侧动脉与足背动脉深支吻合而成
    D. 由足底内侧动脉与腓动脉吻合而成
    E. 位于跖腱膜深面

37. 胫后动脉经过
    A. 内踝前方
    B. 内踝后方
    C. 外踝前方
    D. 外踝后方
    E. 腓骨颈外侧与腓深神经伴行

38. 腘窝
    A. 位于膝后区略呈三角形
    B. 其下界为腓肠肌和比目鱼肌
    C. 底为膝关节囊后壁
    D. 动静脉通过腘窝全长
    E. 腓总神经行经股二头肌腱外侧

39. 足底内、外侧神经
    A. 足底内侧神经起于胫神经
    B. 足底外侧神经起于腓总神经
    C. 二者分别行经内、外踝后方
    D. 经内踝后方时紧贴骨膜
    E. 均属感觉神经，分布于跖、趾皮肤

40. 下肢的深筋膜
    A. 阔筋膜包绕股四头肌
    B. 阔筋膜是股部深筋膜
    C. 臀筋膜附着闭孔膜
    D. 在膝关节上、下方形成支持带
    E. 在髌骨与胫骨间形成卵圆窝

41. 大隐静脉行程的错误描述
    A. 内踝前方一横指左右
    B. 小腿内侧
    C. 股骨内侧髁前方
    D. 大腿内侧
    E. 耻骨结节下外方约 3 cm 处

42. 大隐静脉
    A. 起自足背静脉弓外侧
    B. 经内髁后方上行
    C. 隐静脉裂孔附近，有 4 条属支汇入
    D. 小腿部的静脉瓣对防止血液逆流起重要作用
    E. 穿隐静脉裂孔汇入股静脉

43. 臀部的皮神经由下列神经参与组成，除了
    A. 第 1～3 腰神经后支              B. 第 1～3 骶神经后支
    C. 闭孔神经                        D. 股后皮神经
    E. 髂腹下神经

44. 穿过坐骨小孔的结构是
    A. 阴部内血管      B. 臀上血管      C. 臀下血管      D. 梨状肌
    E. 股后皮神经

45. 下列结构从盆部经梨状肌下孔入臀区，除了
    A. 臀下神经和血管                  B. 阴部神经及阴部内血管
    C. 臀上神经和血管                  D. 坐骨神经
    E. 股后皮神经

46. 坐骨神经在臀区发出
    A. 臀下皮神经                      B. 股后皮神经
    C. 闭孔内肌支                      D. 阴部神经
    E. 以上都不对

47. 小隐静脉的错误描述
    A. 起自足背静脉弓的外侧端          B. 汇入腘静脉
    C. 无皮神经伴行                    D. 有 7、8 对静脉瓣
    E. 静脉瓣开向深静脉

48. 腹股沟浅淋巴结不收集的范围
    A. 脐以上腹壁浅层                  B. 脐以下腹壁浅层
    C. 臀部、腹后壁                    D. 外生殖器
    E. 会阴

49. 关于髋关节的描述，以下错误的是
    A. 由髋臼及股骨头构成
    B. 髋臼边缘有骨性唇状隆起，骨唇上有纤维软骨构成髋臼唇
    C. 有囊内、外韧带
    D. 神经支配来自骶丛
    E. 股骨颈后部外 1/3 无关节囊包裹

50. 分布于足背内侧的皮神经为
    A. 腓肠神经      B. 隐神经      C. 腓深神经      D. 腓浅神经
    E. 胫神经

51. 支配梨状肌的神经是
    A. 股神经　　　　B. 臀上神经　　　C. 臀下神经　　　D. 骶丛分支
    E. 闭孔神经

52. 穿行坐骨小孔的血管、神经
    A. 阴部内动、静脉及闭孔神经　　　　B. 阴部内动、静脉及阴部神经
    C. 肛动、静脉及神经　　　　　　　　D. 会阴动、静脉及神经
    E. 阴部内动、静脉及股后皮神经

53. 围成坐骨小孔的结构
    A. 坐骨小切迹与骶结节韧带
    B. 坐骨小切迹与骶棘韧带
    C. 坐骨小切迹、骶结节韧带与骶髂后韧带
    D. 坐骨小切迹、骶棘韧带与骶结节韧带
    E. 坐骨小切迹、骶棘韧带与骶髂后韧带

54. 围成坐骨大孔的结构
    A. 坐骨大切迹、骶棘韧带与骶结节韧带
    B. 坐骨大切迹、骶棘韧带与梨状肌
    C. 坐骨大切迹、骶结节韧带与梨状肌
    D. 坐骨大切迹与骶棘韧带
    E. 坐骨大切迹与骶结节韧带

55. 某运动员在踢足球时，突感右膝关节剧痛，关节肿胀，膝关节屈膝15°，前抽屉实验（＋）。损伤了什么结构
    A. 前交叉韧带　　B. 后交叉韧带　　C. 外侧半月板　　D. 内侧半月板
    E. 以上都不是

56. 某患者不慎造成左踝关节扭伤，出现踝管内瘀血、肿胀、局部疼痛。血肿压迫了什么神经血管
    A. 胫前动脉、腓深神经　　　　B. 胫后动脉、胫神经
    C. 足底部内侧动脉、足底内侧神经　　D. 腓动脉、腓浅神经
    E. 大隐静脉、隐神经

57. 某患者在腘窝中央腘筋膜深面长有 3 cm×3 cm 大小囊肿，须做手术切除。术中最易受伤的结构是
    A. 腓总神经　　B. 胫神经　　　C. 动脉　　　D. 静脉
    E. 坐骨神经

58. 某患者因外伤造成腓骨颈骨折，易损伤
    A. 坐骨神经　　B. 胫神经　　　C. 腓总神经　　D. 腓深神经
    E. 腓浅神经

59. 某患者因梨状肌肿胀压迫坐骨神经，出现梨状肌损伤综合征症状。患者哪个区域皮肤会出现感觉障碍
    A. 股后区　　B. 小腿前外侧区　　C. 股前内侧区　　D. 臀区
    E. 足背

**B 型题**

（1～4 题共用备选答案）

    A. 坐骨大孔　　　　B. 坐骨小孔　　　　C. 梨状肌上孔　　　　D. 梨状肌下孔

    E. 收肌腱裂孔

1. 阴部内血管及阴部神经穿出

2. 梨状肌穿出

3. 收肌管的下口是

4. 臀上血管穿出

（5～9 题共用备选答案）

    A. 肌腔隙　　　　B. 收肌管　　　　C. 股鞘　　　　D. 闭膜管

    E. 踝管

5. 闭孔血管、神经通过

6. 股动、静脉通过

7. 髂腰肌与股神经通过

8. 屈肌支持带与内踝、跟骨之间共同构成

9. 包绕股动、静脉周围的筋膜鞘是

（10～14 题共用备选答案）

    A. 隐静脉裂孔　　　　　　　　B. 腔隙（陷窝）韧带

    C. 股静脉　　　　　　　　　　D. 股管

    E. 耻骨梳韧带

10. 股环的内侧界是

11. 腹股沟深淋巴结位于

12. 大隐静脉注入股静脉前穿过

13. 股环外侧邻

14. 股环的后界是

（15～18 题共用备选答案）

    A. 股神经　　　　B. 胫神经　　　　C. 腓浅神经　　　　D. 闭孔神经

    E. 腓深神经

15. 支配腓骨长、短肌的神经是

16. 支配腓肠肌的神经是

17. 支配股四头肌的神经是

18. 支配踇长伸肌、趾长伸肌的神经是

（19～22 题共用备选答案）

    A. 胫神经　　　　B. 腓总神经　　　　C. 阴部神经　　　　D. 坐骨神经

    E. 臀上神经

19. 穿经梨状肌下孔最内侧的是

20. 穿经梨状肌下孔最外侧的是

21. 穿经梨状肌上孔的是

22. 穿经梨状肌下孔和坐骨小孔的是

（23～26 题共用备选答案）

    A. 缝匠肌        B. 股二头肌       C. 腓肠肌        D. 胫骨前肌

    E. 腓骨长肌

23. 能使踝、膝关节屈曲的肌是

24. 能跖屈踝关节、足外翻的肌是

25. 能使髋关节屈曲、并内旋膝关节的肌是

26. 能背屈踝关节、足内翻的肌是

（27～29 题共用备选答案）

    A. 髂腰肌        B. 臀大肌        C. 臀中肌        D. 闭孔内肌

    E. 梨状肌

27. 臀下神经支配

28. 臀上神经支配

29. 股神经支配

## （三）填空题

1. 大隐静脉在隐静脉裂孔附近有 5 条属支，它们是_____、_____、_____、_____和_____。

2. 穿行梨状肌上孔的结构由外侧至内侧依次为_____、_____和_____。

3. 穿行梨状肌下孔的结构由外侧至内侧多数为_____、_____、_____、_____、_____、_____和_____。

4. 通过坐骨小孔的结构由外侧至内侧依次为_____、_____及_____。

5. 收肌管的前内侧壁为_____及_____，前外侧壁为_____，后壁为_____、_____。

6. 收肌管内通过的结构，由前向后有_____、_____及_____。

7. 腘窝的上外侧壁为_____，上内侧壁为_____及_____，下内侧壁为_____，下外侧壁为_____和不恒定的_____。

8. 腘窝的内容由浅入深为_____、_____、_____以及腘窝上外侧缘的_____。

9. 踝管内的结构由前向后依次为_____、_____、_____及_____。

10. 腹股沟浅淋巴结收纳_____、_____、_____、_____及_____等处的浅淋巴。

11. 腓总神经绕行_____位置表浅，坐骨神经在_____下缘与_____外侧缘的夹角处，位置表浅。

12. 胫前动脉起自_____，向前经骨间膜上缘进入小腿前区，继而沿骨间膜前面下行。上段行于_____与_____之间，下段行于_____与_____之间。

13. 腓深神经起自腓总神经，在小腿前区与胫前血管伴行。腓深神经先位于血管_____，在小腿中份行于血管_____，向下绕至血管_____，直达_____。

14. 腓肠神经由_____与起自_____的_____交通支合成，与_____伴行，经外踝后方至足部，成为_____。

15. 髋关节的血液供应主要来自_____、_____、_____和_____。

16. 髋关节的神经支配，来自_____、_____、_____、和_____。

17. 臀部中层肌由上向下依次为_____、_____、_____、_____和_____。

## （四）简答题

1. 梨状肌综合征的发生机制如何？请用解剖学知识解释患者发生的症状。

2. 有一女性患者患左侧嵌顿性股疝，试以解剖学知识解释股疝的形成并说明股疝为什么容易嵌顿？行股疝手术时应注意什么？

3. 试述股三角的境界、内容及毗邻关系。

4. 试述腘窝的境界（顶、底及四壁）及其内容。

5. 膝关节动脉网的形成及其临床意义有哪些？

6. 试述梨状肌在臀部的毗邻关系及临床意义。

7. 试述髋关节血液供应及临床意义。

# 强化训练参考答案

## 第一章  绪论

### （一）名词解释

1. 矢状面：是在前后方向上垂直纵切人体所形成的面。

2. 内脏：包括消化、呼吸、泌尿和生殖四个系统，其大部分器官都位于胸腔、腹腔和盆腔内，并借一定的管道与外界相通，故总称为内脏。

3. 解剖学姿势：是指人体直立，两眼向前平视，双上肢自然下垂于躯干两侧，手掌向前，双下肢并拢，足尖向前的姿势。在描述人体各部结构的位置及其相互关系时，都应以解剖学姿势为标准进行描述。

### （二）选择题

**A 型题**

1. D　2. B　3. D　4. D

**X 型题**

1. ABCDE　2. ABD

### （三）填空题

1. 形态、结构　2. 头　3. 空腔器官

4. 横切面

### （四）简答题

1. 人体解剖学是研究正常人体形态、结构及其发生发展规律的科学。学习人体解剖学的目的，在于掌握人体形态结构的基本知识，为学习其他基础医学和临床医学课程打下必要的基础。

2. 按照人体九大系统划分，分别研究各系统中各器官的形态结构的科学，称为系统解剖学。根据临床的需要，按人体分部由浅入深研究各部分结构的层次排列及毗邻关系的科学，称为局部解剖学。

## 第二章  运动系统

### 第一节  骨

### （一）名词解释

1. 肋弓：第 8～10 对肋骨不直接与胸骨相连，其前端借助肋软骨和上位肋软骨连结，形成肋弓。常作为腹部触诊确定肝、脾位置的标志。

2. 椎间孔：由相邻椎骨的上、下切迹围成，内有脊神经和血管通过。

3. 骶管裂孔：骶骨中央的骶管向下开口形成骶管裂孔，有骶神经通过。

4. 骶角：骶管裂孔两侧有向下突起的结构，临床上常用骶角作为骨性标志来确定骶管裂孔的位置。

5. 翼点：是额骨、顶骨、颞骨和蝶骨 4 骨相交处所形成的"H"形骨缝，位于颞窝内、颧弓中点上方两横指（或 3.5～4 cm）处，此处骨质菲薄，内有脑膜中动脉前支通过，受暴力打击易骨折，骨折易损伤血管形成硬膜外血肿。

6. 胸骨角：胸骨柄和胸骨体相接的地方有个向前突起，是计数肋骨的重要标志，两侧平对第 2 肋，第 4 胸椎的下缘正对胸骨角的水平。

7. 翼腭窝：颞下窝前内侧，上颌骨（或上颌窦后壁）与翼突之间，为一狭窄的骨性间隙，前界为上颌骨，后界为翼突及蝶骨大翼之前界，顶为蝶骨体下面，内侧壁为腭骨的垂直部。窝内容物有颌内动脉、上颌神经及蝶腭神经节。

### （二）选择题

**A 型题**

| | | | | |
|---|---|---|---|---|
| 1. A | 2. C | 3. B | 4. A | 5. C |
| 6. C | 7. A | 8. C | 9. A | 10. A |
| 11. B | 12. E | 13. B | 14. C | 15. B |
| 16. C | 17. D | 18. B | 19. D | 20. B |
| 21. B | 22. C | 23. B | 24. A | 25. C |

| 26. B | 27. D | 28. C | 29. C | 30. C |
| 31. D | 32. D | 33. E | 34. E | 35. B |
| 36. D | 37. E | 38. C | 39. D | |

### B 型题

| 1. E | 2. A | 3. C | 4. B | 5. A |
| 6. E | 7. A | 8. C | 9. D | 10. E |
| 11. D | 12. B | 13. A | 14. A | 15. B |
| 16. B | 17. A | 18. C | 19. B | 20. E |
| 21. A | 22. B | 23. A | 24. C | |

### C 型题

| 1. A | 2. B | 3. D | 4. B | 5. A |
| 6. B | | | | |

### X 型题

| 1. ACDE | 2. ABCDE | 3. DE |
| 4. CDE | 5. ADE | 6. ABC |
| 7. ABCD | 8. ABCDE | 9. ABCD |
| 10. ABDE | | |

### （三）填空题

1. 骨质、骨膜、骨髓

2. 颅骨、躯干骨、上肢骨、下肢骨

3. 26 块椎骨、12 对肋、1 块胸骨

4. 脑颅骨、面颅骨

5. 7、12、5、1、1

6. 一对横突、一对上关节突、一对下关节突、一个棘突

7. 第 7 颈椎棘突、骶角

8. 喙突、肩峰、肩胛冈、肩胛上角、肩胛下角

9. 髂骨、耻骨、坐骨

10. 髂结节

11. 第 4 腰椎棘突或第 4、5 腰椎棘突间隙

### （四）简答题

1. 椎骨由前方的椎体和后方的椎弓组成。椎体和椎弓共同围成椎孔，各椎骨的椎孔连成椎管以容纳和保护脊髓。椎体呈短圆柱状，内部为骨松质，外为薄层骨密质。椎弓在椎体后方，与椎体相连的部分叫椎弓根，上、下各有一切迹，分别称椎上切迹和椎下切迹，相邻椎骨的上、下切迹共同围成椎间孔，有脊神经通过。椎弓的后部呈板状，叫椎弓板。椎弓上有 7 个突：向后方伸出的一个叫棘突，多数可在背部正中线摸到；左右各伸出一个横突；上下各有一对突起，叫上关节突和下关节突，相邻椎骨的上、下关节突相对，组成关节突关节。

2. 颈椎：椎体较小；上、下关节突的关节面几乎呈水平位；横突根部有横突孔，孔内有椎动脉和静脉穿行。第 2～6 颈椎棘突短而分叉。第 1 颈椎又称寰椎，呈环状，由前弓、后弓及侧块组成，无椎体、棘突和关节突。侧块上面的关节面与枕髁相关节，下面的下关节面与第 2 颈椎相关节，前弓后面有齿突凹。第 2 颈椎又称枢椎，椎体向上有指状突起，称齿突，与寰椎的齿突凹相关节。第 7 颈椎棘突则长而水平，末端不分叉，容易扪到，故又名隆椎，是临床上计数椎骨序数和针灸取穴的标志。

胸椎：椎体从上向下椎体逐渐增大，椎体的后外侧上下各有上、下肋凹，横突的前面有横突肋凹。棘突长，伸向后下方，邻位椎骨的棘突依次呈瓦楞状排列。关节突关节面位于冠状方向。

腰椎：椎体粗，关节突关节面呈矢状位，棘突宽而短呈板状，水平伸向后。

3. 区别：主要不同是承担的功能不一样。人类直立行走后，下肢骨主要作用是负重，故多粗大，活动度较小。上肢骨则要承担更多精细灵巧型的动作，灵活性较强，故前臂为双骨结构，可做旋转动作，肩关节更是全身最灵活的关节。带骨和肢骨的名称不同，上、下肢骨的数量也不同，上肢骨有 64 块，下肢骨有 62 块。

共同：上、下肢骨都由带骨和肢骨构成。

## 第二节 骨连结

### （一）名词解释

1. 椎间盘：位于相邻两个椎骨的椎体之间，除了寰椎与枢椎之间、骶椎与尾椎之间。中央部是弹性的胶状物质髓核，周围部由多层纤维软骨环按同心圆排列。

2. 胸廓：由 12 块胸椎、12 对肋和 1 块胸骨借关节、软骨连结组成。

3. 骨盆：由左、右髋骨和骶、尾骨以及其间的骨连结构成。以界线为界分大骨盆和小骨盆。

4. 足弓：是由跗骨、跖骨的拱形砌合，以及足底的韧带、肌腱等具有弹性和收缩力的组织共同构成的一个凸向上方的弓。可分为纵弓及横弓。足弓的主要功能是使重力从踝关节经距骨向前分散到跖骨小头，向后传向跟骨，以保证直立时足底支撑的稳固性。

### （二）选择题

#### A 型题

| 1. A | 2. C | 3. C | 4. D | 5. B |
| 6. A | 7. B | 8. E | 9. D | 10. C |

11. B 12. B 13. A 14. D 15. C
16. A

**B 型题**

1. D 2. C 3. E 4. A 5. B
6. D 7. A 8. C 9. D

**C 型题**

1. C 2. C 3. A 4. B 5. A
6. B

**X 型题**

1. ABCD 2. BE 3. DE
4. ABC 5. DE 6. ABC
7. ACDE 8. ABD 9. AB
10. ABCDE 11. BD 12. AB
13. DE 14. ABCD 15. BCDE
16. ABCDE 17. ABC

**（三）填空题**

1. 真肋、假肋、浮肋
2. 黄韧带、棘间韧带、棘上韧带、横突间韧带
3. 颞下颌关节
4. 肱尺关节、肱桡关节、尺桡近侧关节
5. 尺侧副韧带、桡侧副韧带、桡骨环状韧带
6. 桡骨的腕关节面，尺骨下端的关节盘，手舟骨、月骨和三角骨的近侧关节面
7. 对掌运动
8. 坐骨大切迹、骶棘韧带
9. 坐骨小切迹、骶棘韧带、骶结节韧带
10. 岬、弓状线、耻骨梳、耻骨结节、耻骨联合上缘
11. 尾骨尖、骶结节韧带、坐骨结节、坐骨支、耻骨下支、耻骨联合下缘
12. 髋臼、股骨头
13. 前交叉韧带、后交叉韧带
14. 屈伸、内外翻

**（四）简答题**

1. 构造：由下颌骨的下颌头与颞骨的下颌窝和关节结节组成。

特点：关节囊内有关节盘，将关节腔分为上、下两部分。关节囊的前部薄而松弛，使该关节容易向前脱位。

运动：颞下颌关节属于联合关节，可使下颌骨上提、下降、前进、后退和向两侧运动。

2. 脊柱由 26 块椎骨借骨连结形成脊柱，椎骨间的连结包括椎体间连结和椎弓间连结。

椎体间连结：包括椎间盘、前纵韧带和后纵韧带以及钩椎关节。

椎弓间连结：包括黄韧带、横突间韧带、棘间韧带和棘上韧带以及椎间关节。

3. 构造：由股骨内、外侧髁和胫骨内、外侧髁以及髌骨构成。

特点：关节囊较薄而松弛，关节囊的周围有韧带加固。前方有髌韧带，是股四头肌肌腱的延续；后方有腘斜韧带加强；内侧有胫侧副韧带；外侧为腓侧副韧带。关节囊的滑膜层广阔，在髌上缘向上方呈囊状膨出称髌上囊。于髌下部的两侧，滑膜突入关节腔内，形成翼状襞。关节囊内有前后交叉韧带和内外侧半月板。

运动：膝关节主要作屈、伸运动。在关节半屈位时可作小幅旋转运动。

4. 踝关节由胫骨、腓骨下端和距骨滑车构成。胫骨的下端关节面、内踝的外侧、外踝的内侧关节面构成关节窝，距骨滑车构成关节头。踝关节能作背屈（伸）和跖屈（屈）运动。由于距骨滑车前宽后窄，背屈时关节头的较宽处进入关节窝，此时踝关节稳定；跖屈时关节头的较窄部进入关节窝，此时踝关节可作侧方运动，关节不稳定。其解剖特点决定踝关节在跖屈时比较容易发生内翻、外翻扭伤。又因为踝关节外踝较长、关节窝较深，而内踝较短、关节窝较浅，故踝关节更易发生内翻扭伤。踝关节外翻扭伤虽不易发生，一旦出现就很严重。

## 第三节 肌学

**（一）名词解释**

1. 胸腰筋膜：在胸背区较为薄弱，向下至腰区增厚，并分为前、中、后三层包裹在竖脊肌和腰方肌的周围。

2. 腹直肌鞘：包裹腹直肌，前层由腹外斜肌腱膜与腹内斜肌腱膜的前层愈合而成，后层由腹内斜肌腱膜的后层与腹横肌腱膜愈合而成。

3. 弓状线：在脐下 4～5 cm，构成腹直肌鞘后层的腹内斜肌腱膜的后层和腹横肌的腱膜，完全转至腹直肌前面，参与构成鞘的前层，所以此处缺乏鞘的后层。从后方观察腹直肌鞘时，可见后层的游离下缘为凸向上方的弧形线，称弓状线。

4. 腹股沟管：位于腹股沟韧带内侧 1/2 的上方、由外向内下斜行的肌肉筋膜间裂隙。长 4～5 cm，有精索或子宫圆韧带通过。

5. 海氏三角：位于腹股沟区前下部，是由腹直肌外侧缘、腹股沟韧带和腹壁下动脉围成的三角区。

它是腹前壁的一个薄弱区，腹腔内容物若经此三角突出达皮下称直疝。

6. 斜角肌间隙：前、中斜角肌与第一肋之间形成的三角形的间隙，内有锁骨下动脉和臂丛通过，故临床上可将麻药注入此间隙，进行臂丛神经组织麻醉。

## （二）选择题

### A 型题

| | | | | |
|---|---|---|---|---|
| 1. D | 2. A | 3. A | 4. A | 5. C |
| 6. D | 7. C | 8. D | 9. A | 10. E |
| 11. D | 12. C | 13. C | | |

### B 型题

| | | | | |
|---|---|---|---|---|
| 1. D | 2. E | 3. A | 4. A | 5. B |
| 6. C | 7. A | 8. C | 9. B | 10. D |
| 11. B | 12. C | | | |

### C 型题

| | | | | |
|---|---|---|---|---|
| 1. A | 2. B | 3. A | 4. B | 5. D |
| 6. A | 7. B | 8. A | 9. B | 10. B |

### X 型题

| | | |
|---|---|---|
| 1. ABC | 2. ABE | 3. ABCD |
| 4. ABCD | 5. ABCDE | 6. ADE |
| 7. AB | 8. ABCDE | 9. ABCD |
| 10. BD | 11. AB | 12. ABC |
| 13. BC | 14. ABC | 15. ABCE |
| 16. ABCD | 17. DE | |

## （三）填空题

1. 翼内肌、翼外肌、咬肌、颞肌
2. 背肌、胸肌、腹肌、膈肌、会阴肌
3. 主动脉裂孔、食管裂孔、腔静脉孔
4. 深环、浅环
5. 关节盂盂上结节、喙突、桡骨粗隆
6. 股直肌、股内侧肌、股外侧肌、股中间肌
7. 髂前下棘和髋臼上缘、股骨粗线、股骨体前面、胫骨粗隆
8. 腓肠肌、比目鱼肌
9. 股骨内上髁、股骨外上髁、胫骨和腓骨上端、跟腱、跟骨结节
10. 胫骨前肌、胫骨后肌、腓骨长肌、腓骨短肌

## （四）简答题

1. 胸腰筋膜在胸背区较为薄弱，向下至腰区增厚，并分为前、中、后三层。后层覆于竖脊肌后面，

与背阔肌腱膜愈着，向下附于髂嵴，内侧附于腰椎棘突和棘上韧带，外侧在竖脊肌外侧缘与中层愈合，形成竖脊肌鞘。中层位于竖脊肌与腰方肌之间，内侧附于腰椎横突和横突间韧带，外侧在腰方肌外侧缘与前层愈合，形成腰方肌鞘，并作为腹横肌起始部的腱膜，向上附于第 12 肋下缘，向下附于髂嵴。前层又称腰方肌筋膜，位于腰方肌前面，内侧附于腰椎横突尖，向下附于髂腰韧带和髂嵴后份。

2. 膈肌为向上膨隆呈穹隆形的扁薄阔肌，位于胸腹腔之间，成为胸腔的底和腹腔的顶。

膈的肌束起自胸廓下口周缘和腰椎的前面，可分为三部：胸骨部起自剑突后面；肋部起自下 6 对肋骨和软肋骨；腰部以左右两个膈脚起自第 2～3 节腰椎。各部肌束均止于中央的中心腱。所以，膈的外周部属肌性部，而中央部分是腱膜。膈上有三个裂孔：在第 12 胸椎前方，左右两个膈脚与脊柱之间的主动脉裂孔，降主动脉和胸导管在此通过；主动脉裂孔的左前上方，约与第 10 胸椎水平，有食管裂孔，食管和迷走神经前后干在此通过；在食管裂孔的右前上方的中心腱内有腔静脉孔，约与第 8 胸椎水平，内通过下腔静脉。膈为主要的呼吸肌，收缩时，膈穹隆下降，胸腔容积扩大，以助吸气；松弛时，膈穹隆上升恢复原位，胸腔容积减少，以助呼气。

3. 腹股沟管为腹前外侧壁三层扁肌和腱膜之间的一条裂隙。位于腹股沟韧带内侧半的上方，由外向内下斜行，长 4～5 cm。腹股沟管有四个壁及内外两个口。管的前壁为腹外斜肌腱膜和腹内斜肌，在外侧 1/3 处有腹内斜肌的起始部；后壁为腹横筋膜，在内侧 1/3 处有联合腱；上壁为腹内斜肌与腹横肌的弓状下缘；下壁为腹股沟韧带。内口为腹股沟管深环（腹环），定位于腹股沟韧带中点上方 1.5 cm（约一横指处）；外口为腹股沟浅环（皮下环），通常可容纳一个示指尖端。男性腹股沟管内有精索通过；女性腹股沟管有子宫圆韧带通过。

海氏三角又称腹股沟三角，位于腹股沟区前下部，是由腹直肌外侧缘、腹股沟韧带和腹壁下动脉围成的三角区。

腹股沟管和海氏三角都是腹壁下部的薄弱区。在病理情况下，若腹腔内容物经腹股沟管深环进入腹股沟管，经皮下环突出下降入阴囊，形成腹股沟斜疝；若腹腔内容物不经腹股沟管深环，而从海氏三角处膨出，则形成腹股沟直疝；斜疝多于青壮年男性，直疝多发于老年男性。

## 第三章 消化系统

### （一）名词解释

1. 咽峡：由腭垂、腭帆游离缘、两侧的腭舌弓及舌根共同围成的狭窄处称咽峡，为口腔通咽的口，也是口腔和咽的分界处。

2. 麦氏点：阑尾根部的体表投影点，在右髂前上棘与脐连线的中、外 1/3 交点处，阑尾炎时，此处常有压迫痛。

3. 齿状线：肛柱的下端与肛瓣的边缘连成锯齿状的环形线，称齿状线，是肛管皮肤与直肠黏膜相连合处。

4. 上消化道：是指十二指肠以上的一段消化管，包括口腔、咽、食管、胃、十二指肠。

5. 肝门：肝脏面正中有略呈 "H" 形的三条沟，其中横沟位于肝脏面正中，肝左、右管居前，肝固有动脉左、右支居中，肝门静脉左、右支，肝神经和淋巴管等由此出入，故称为肝门。

### （二）选择题

#### A 型题

| | | | | |
|---|---|---|---|---|
| 1. D | 2. A | 3. A | 4. C | 5. C |
| 6. C | 7. B | 8. A | 9. C | 10. B |
| 11. A | 12. B | 13. A | 14. A | 15. C |
| 16. B | 17. C | | | |

#### X 型题

| | | |
|---|---|---|
| 1. ABCDE | 2. ABCE | 3. BCDE |
| 4. BD | 5. ABD | 6. ABD |
| 7. ACDE | 8. AE | 9. ACDE |
| 10. ACD | | |

### （三）填空题

1. 消化管、消化腺，口、咽、食管、胃、小肠、大肠、唾液腺、肝、胰腺

2. 腭垂、腭舌弓、舌根

3. 牙冠、牙颈、牙根

4. 鼻咽、口咽、喉咽

5. 结肠带、结肠袋、肠脂垂

6. 25，起始处、与左主支气管交叉处、穿膈处

7. 肋腺、下颌下腺、舌下腺

8. 贲门、食管，幽门、十二指肠，胃小弯、胃大弯

9. 贲门部、胃底部、胃体部、幽门部

10. 上部、降部、水平部、升部

11. 盲肠、阑尾、结肠、直肠

12. 升结肠、横结肠、降结肠、乙状结肠

13. 盆膈、盆部、肛门部（肛管）

14. 脐与右髂前上棘连线中外 1/3 交点处、右锁骨中线与右侧肋弓交点稍下方

15. 与上颌第二磨牙相对的颊黏膜、舌下阜

16. 胆囊管、肝总管、十二指肠韧带

17. 头、体、尾

18. 肝门、肝固有动脉、胆总管、门静脉

19. 胆囊管、胆总管、肝胰壶腹、十二指肠大乳头

20. 肝固有动脉、胆总管、门静脉

21. 界沟、舌体、舌根、丝状、菌状、轮廓、菌状乳头、轮廓乳头

### （四）简答题

1. 咽以软腭后缘和会厌上缘为界，自上而下可分为鼻咽、口咽和喉咽三部分，分别与鼻腔、口腔和喉腔相通。

2. 第 1 狭窄位于食管起始处，距切牙 15 cm；第 2 狭窄在与左主支气管相交处，距切牙 25 cm；第 3 狭窄在穿膈食管裂孔处，距切牙 40 cm。

3. 胃的形态可分为上下两口，大小 2 弯和前后 2 壁，并可分 4 部。上口称贲门，接食管，下口称幽门，通十二指肠；右上缘为胃小弯，最底处为角切迹，胃大弯位于左侧，有前壁和后壁；4 部即胃底、胃体、贲门部和幽门部，幽门部可分左侧膨大的幽门窦和右侧管状的幽门管。

4. 胆汁是由肝细胞分泌，经左右肝管、肝总管、胆囊管进入胆囊储存和浓缩；进食后，肝胰壶腹括约肌舒张，胆囊收缩，胆汁经胆囊管、胆总管、肝胰壶腹、十二指肠大乳头排泄到十二指肠肠腔，参与脂肪的消化。图示为：

肝细胞产生胆汁→胆小管→小叶间胆管→肝左、右管→肝总管→胆总管→或肝胰壶腹

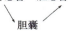
胆囊

→十二指肠大乳头→十二指肠

## 第四章　呼吸系统

### （一）名词解释

1. 上呼吸道：气道以环状软骨为界分为上下两部分，环状软骨以上的鼻、咽、喉称上呼吸道。

2. 声门裂：位于喉腔中部的一个呈矢状位的裂隙，由左右声襞围成，是喉腔最狭窄的部位，是异物易滞留的部位。

3. 肺门：肺的内侧面中央凹陷处称肺门，有主支气管、肺动脉、肺静脉、淋巴管和神经等出入。

4. 肋膈隐窝：在肋胸膜与膈胸膜相互转折处，呈半环状，是胸膜腔的最低部位，胸膜腔积液及出血首先聚积于此，深呼吸时，肺下缘也不能充满此隐窝。

5. 胸膜腔：胸膜的脏、壁两层在肺根处相互转折移行所形成的一个密闭的潜在的腔隙，左右各一，互不相通，腔内没有气体，仅有少量浆液，腔内为负压。

### （二）选择题

**A 型题**

| | | | | |
|---|---|---|---|---|
| 1. C | 2. C | 3. D | 4. C | 5. C |
| 6. C | 7. D | 8. C | 9. D | 10. A |
| 11. B | 12. C | 13. C | 14. C | 15. C |

**X 型题**

| | | |
|---|---|---|
| 1. BCD | 2. BCE | 3. ACDE |
| 4. ABCD | 5. ABCD | |

### （三）填空题

1. 鼻、咽、喉

2. 呼吸区、嗅区、上鼻甲及与上鼻甲相对的鼻中隔上部

3. 甲状软骨、环状软骨、会厌软骨、杓状软骨

4. 胸膜顶、壁胸膜、肋胸膜、纵隔胸膜

5. 前庭襞、声襞、喉前庭、喉中间腔、声门下腔、声门裂

6. 胸骨与肋软骨、脊柱的胸段、肺与纵隔胸膜

### （四）简答题

1. 甲状软骨、杓状软骨、环状软骨和会厌软骨。

2. 额窦、筛窦前中组、上颌窦开口于中鼻道；蝶窦开口于蝶筛隐窝；筛窦后组开口于上鼻道。

3. 分为喉前庭、喉中间腔和声门下腔。喉口至前庭裂之间的部分称喉前庭；前庭裂和声门裂之间的部分称喉中间腔；声门裂以下的部分称声门下腔。

4. 右主支气管平均长 2～3 cm，粗、短，走向陡直；左主支气管平均长 4～5 cm，细、长，走向倾斜，故气管内异物多坠入右主支气管。

## 第五章　泌尿系统

### （一）名词解释

1. 肾门：肾的内侧缘中部凹陷，称为肾门，是肾的血管、淋巴管、神经和肾盂出入的门户。

2. 肾窦：肾门向深处延续为肾窦，即由肾实质所围成的空隙。肾窦内含有肾盂、肾盏、肾的血管和脂肪组织等。

3. 肾区：临床上常将竖脊肌外侧缘与第 12 肋之间的部位，称为肾区。当肾有病变时，此区有压痛。

4. 膀胱三角：在左、右输尿管管口与尿道内口之间形成的一个三角形区域，由于肌层和黏膜结合紧密，缺少黏膜下层，黏膜始终伸展保持平滑，无黏膜皱襞，称此区为膀胱三角。

### （二）选择题

**A 型题**

| | | | | |
|---|---|---|---|---|
| 1. D | 2. A | 3. C | 4. D | 5. C |
| 6. C | 7. A | 8. C | 9. B | 10. A |
| 11. B | 12. B | 13. E | | |

**B 型题**

| | | | | |
|---|---|---|---|---|
| 1. E | 2. C | 3. D | 4. A | 5. B |

**X 型题**

| | | |
|---|---|---|
| 1. BCD | 2. BCDE | 3. BCDE |
| 4. BDE | 5. ABC | |

### （三）填空题

1. 肾皮质、肾髓质，肾小盏、肾大盏、肾盂、肾动脉、肾静脉、神经、淋巴管

2. 纤维囊、脂肪囊、肾筋膜

3. 腹部、盆部、壁内部，与肾盂移行处（起始部）、与髂血管交叉处（小骨盆入口处）、穿膀胱壁处

4. 膀胱尖、膀胱体、膀胱底、膀胱颈

5. 盆腔

6. 输尿管间襞

7. 尿道内口

8. 子宫动脉

### （四）简答题

1. 输尿管按行程全长分为腹段、盆段和壁内段3段。输尿管全长有3个生理性狭窄，第1个狭窄位于输尿管起始处，即肾盂与输尿管移行处；第2个狭窄位于超过小骨盆入口处；第3个狭窄在膀胱壁内。

2. 膀胱位于小骨盆腔前部，耻骨联合的后方。膀胱的形态可分尖、体、颈、底四部分。

3. 在膀胱的后方，男性与精囊、输精管壶腹和直肠相邻，女性与子宫颈和阴道相邻；膀胱的下方，男性邻接前列腺，女性邻接尿生殖膈。

4. 女性尿道上端起于膀胱的尿道内口，下端开口于阴道前庭，后与阴道前壁紧密相邻。其特点是较短，直而宽，较易引起尿路感染。

## 第六章　生殖系统

### 第一节　男性生殖系统

#### （一）名词解释

1. 精索：是一对柔软的圆索状结构，由腹股沟管腹环经腹股沟管至睾丸上端，主要内容是输精管、睾丸动脉、蔓状静脉丛及淋巴管等。自皮下环以下，精索表面有三层被膜；从内向外为精索内筋膜、提睾肌和精索外筋膜。

2. 前列腺沟：前列腺体的后面正中线有一纵行浅沟，称前列腺沟，前列腺肥大时，此沟消失或隆起。

3. 鞘膜腔：睾丸鞘膜脏层和壁层之间形成的腔隙，内有少量浆液，可因炎症液体增多，形成鞘膜积液。

4. 后尿道：临床上将尿道前列腺部和膜部合称为后尿道。

#### （二）选择题

**A 型题**

| | | | | |
|---|---|---|---|---|
|1. D|2. A|3. E|4. E|5. D|
|6. C|7. A|8. A|9. B|10. D|
|11. D|12. C|13. C|14. B|15. A|
|16. E|17. C|18. C|19. B|20. A|

**B 型题**

| | | | | |
|---|---|---|---|---|
|1. E|2. A|3. B|4. D|5. C|

| | | | |
|---|---|---|---|
|6. C|7. D|8. E|9. C|

**C 型题**

| | | | | |
|---|---|---|---|---|
|1. A|2. B|3. C|4. D|5. C|
|6. C|7. D|8. C| | |

**X 型题**

| | | |
|---|---|---|
|1. CDE|2. ABD|3. ABCE|
|4. ACDE|5. BCD|6. ABCDE|
|7. ACE|8. BC| |

#### （三）填空题

1. 生殖腺、输精管道、附属腺体，阴囊、阴茎
2. 睾丸部、精索部、腹股沟管部、盆部
3. 输精管壶腹、精囊、输精管、尿道前列腺部
4. 前叶、中叶、后叶、两侧叶、中叶
5. 前列腺、精囊腺、输精管壶腹
6. 输精管、睾丸动脉、蔓状静脉丛
7. 皮肤、肉膜、精索外筋膜、提睾肌、精索内筋膜、睾丸鞘膜

#### （四）简答题

1. 包括内生殖器和外生殖器。
内生殖器：睾丸、附睾、输精管、射精管、部分尿道、前列腺、精囊腺、尿道球腺；外生殖器：阴囊和阴茎。

2. 睾丸的形态：呈扁卵圆形，表面光滑，分内外两面、前后两缘和上下两端。后缘有血管、神经和淋巴出入。睾丸的结构：睾丸表面有一层坚韧而致密的白膜。白膜在后缘增厚形成睾丸纵隔，纵隔再发出一些小隔伸入睾丸内部形成睾丸小隔，小隔将睾丸实质分隔成许多呈锥形的睾丸小叶。每个小叶内有若干条精曲小管。精曲小管间有睾丸间质。精曲小管进入睾丸纵隔内相互交织成睾丸网，再从网上发出12～15条睾丸输出小管，穿出睾丸后缘进入附睾头部。

3. 精子由精曲小管上皮产生。排出途径：精曲小管→精直小管→睾丸网→睾丸输出小管→附睾→输精管→输精管壶腹→射精管→男性尿道排出体外。

4. 男性尿道分部：前列腺部、膜部、海绵体部。
狭窄：尿道内口、膜部、尿道外口。
扩大：前列腺部、尿道球部、尿道舟状窝。
弯曲：耻骨下弯（不可改变）、耻骨前弯（可改变）。

#### （五）案例题

1. 位置：前列腺位于膀胱颈和尿生殖膈之间。

毗邻：前列腺前方为耻骨联合，后方为直肠壶腹，前列腺底与膀胱颈、精囊腺、输精管壶腹相邻，前列腺尖位于尿生殖膈上。

2. 前列腺分前叶、中叶、后叶和两侧叶，排尿困难常由中叶增生引起。

3. 可触及：前列腺、精囊腺、输精管壶腹。

## 第二节　女性生殖系统

### （一）名词解释

1. 阴道后穹：阴道上端宽阔，包绕子宫颈阴道部，在二者之间形成的环形凹陷称阴道穹，后部最深，称阴道后穹。它与直肠子宫陷凹紧密相邻，可经后穹引流直肠子宫陷凹内的液体。

2. 输卵管峡：位于子宫部与壶腹部之间，短而狭窄，输卵管结扎术多在此部进行。

3. 子宫附件：临床上称卵巢和输卵管为子宫附件。

4. 子宫峡：子宫体与子宫颈阴道上部的上端之间较为狭细的部分，妊娠时可伸长；妊娠末，产科常于此进行剖宫产手术。

5. 子宫前倾：子宫的长轴与阴道长轴间形成一个向前开放的钝角。

6. 子宫前屈：子宫体与子宫颈之间形成一个向前开放的钝角。

7. 乳房悬韧带：从乳腺表面的纤维组织发出纤维束连于皮肤和乳头。乳房上部的这些纤维束更为发达，称乳房悬韧带，它们对乳腺起固定作用。

### （二）选择题

#### A 型题

| | | | | |
|---|---|---|---|---|
| 1. B | 2. A | 3. A | 4. B | 5. D |
| 6. C | 7. E | 8. A | 9. D | 10. E |
| 11. A | 12. D | 13. B | 14. E | 15. C |
| 16. D | 17. E | 18. B | 19. D | 20. C |

#### B 型题

| | | | | |
|---|---|---|---|---|
| 1. E | 2. B | 3. A | 4. B | 5. C |
| 6. A | 7. D | 8. C | 9. B | |

#### C 型题

| | | | | |
|---|---|---|---|---|
| 1. C | 2. A | 3. C | 4. C | 5. C |
| 6. A | 7. C | 8. C | | |

#### X 型题

| | | |
|---|---|---|
| 1. ABDE | 2. ABCE | 3. BC |
| 4. AB | 5. ABDE | 6. ABCE |

### （三）填空题

1. 卵巢、输卵管、子宫、阴道，阴阜、大阴唇、小阴唇、阴道前庭、阴蒂、前庭球、前庭大腺。

2. 输卵管漏斗、输卵管壶腹、输卵管峡、子宫部、输卵管峡、输卵管壶腹

3. 子宫底、子宫体、子宫颈，子宫腔、子宫颈管

4. 皮肤、纤维组织、脂肪组织、乳腺

5. 耻骨下支、坐骨支、坐骨结节、骶结节韧带

6. 子宫颈、阴道穹、阴道后穹

### （四）简答题

1. 卵巢的位置：位于髂内、外动脉夹角处的卵巢窝内。

形态：呈扁卵圆形，分内、外侧面，前缘（系膜缘）中部有卵巢门，后缘（独立缘）游离，上端（输卵管端）与输卵管末端相接触，下端（子宫端）借韧带连于子宫。

固定装置：卵巢悬韧带（骨盆漏斗韧带）和卵巢固有韧带（卵巢子宫索）。

2. 子宫的形态：呈前后稍扁倒置梨形，分为子宫底、子宫体和子宫颈三部分。

位置及毗邻：位于盆腔中央、膀胱与直肠之间，下端接阴道，两侧有输卵管和卵巢。

3. 位置：子宫颈与子宫体相接处的较狭细部。

意义：非妊娠期不明显，仅 1 cm 长，在妊娠期逐渐伸展变化，形成子宫下端，可长至 7～11 cm。产科剖腹取胎术，常在此处进行。

4. 子宫的正常姿势为前倾前屈位。

固定装置作用：子宫阔韧带限制子宫向两侧移动；子宫圆韧带维持子宫前倾；子宫主韧带维持子宫颈正常位置；骶子宫韧带向后上牵引子宫颈，与子宫圆韧带协同维持子宫前倾前屈；盆膈、尿生殖膈和阴道的托持及周围结缔组织的牵拉等因素对子宫位置固定也起很大作用。

## 第七章　腹膜

### （一）名词解释

1. 腹膜腔：腹膜脏、壁两层相移行所围成的不规则潜在性间隙，内有少量浆液，有利于肠管蠕动。

2. 小网膜：是由肝门向下移行于胃小弯和十二指肠上部的双层腹膜结构，它包括肝胃韧带和肝十二指肠韧带两部分。

3. 大网膜：是由脏器之间的腹膜移行所形成，似一围裙覆盖于腹腔内脏器官的前面。由 4 层浆膜构成，自胃大弯下垂至骨盆边缘，又返折至横结肠。有较强的吸收和保护功能。

4. 肝十二指肠韧带：是小网膜的游离右缘，内含肝固有动脉、肝门静脉和胆总管等重要结构。

5. 直肠子宫陷凹：是位于直肠与子宫之间的腹膜移行所形成的间隙，为站位或坐位时女性腹膜腔的最低位。

### （二）选择题

#### A 型题

| | | | | |
|---|---|---|---|---|
| 1. D | 2. B | 3. C | 4. B | 5. C |
| 6. D | 7. C | 8. B | 9. E | 10. B |
| 11. A | 12. B | 13. E | 14. D | 15. E |

#### X 型题

1. ABCDE　　2. BCDE　　3. ABCD

### （三）填空题

1. 肝胃韧带、肝十二指肠韧带，肝固有动脉、胆总管、肝门静脉

2. 网膜孔、网膜囊

3. 冠状韧带、镰状韧带、三角韧带、肝圆韧带

4. 肝肾隐窝、直肠膀胱陷凹、直肠子宫陷凹

### （四）简答题

大网膜由 4 层腹膜折叠而成，形若围裙，覆盖于小肠的前面。成人大网膜长 14～36 cm，宽 23～46 cm。大网膜表面为单层扁平上皮，其下方衬以间皮组织，间皮组织下面为纤维束。纤维束平行排列，并彼此交织成大小、形状不等的网眼。其主要生理功能是：①支配大网膜的神经属于交感神经和迷走神经，感受刺激后即引起恶心、呕吐。②当细菌或异物侵入腹腔时，具有吞噬和吸收的作用。当腹腔的某一脏器发生炎症或胃肠穿孔时，部分大网膜即刻移至感染的病灶周围或堵塞穿孔处，防止形成弥漫性腹膜炎。③大网膜表面光滑，经常渗出少量的澄清液体，以减轻脏器移动或肠蠕动的摩擦。

# 第八章　脉管系统

## 第二节　心血管系统总论

### （一）名词解释

1. 侧支循环：为主干血流受阻或不通时，通过侧

副管的血液量增多，管腔逐渐扩大与其他分支吻合，以代替主干发挥作用。这种循环途径称侧支循环。

2. 血液循环：心有节律地舒缩，将血液射入动脉。血液最后经毛细血管分布至全身各部组织，在此与细胞和组织进行气体和物质交换后，再经静脉返回心脏。如此循环不止称为血液循环。

3. 体循环：含氧量高的动脉血自左心室流入主动脉，再沿各级分支达全身各部毛细血管，在此进行物质交换后，缺氧的静脉血经各级静脉，最后由冠状窦、上腔静脉、下腔静脉流回右心室。此循环途径称为体循环。

4. 肺循环：缺氧的静脉血自右心室进入肺动脉，经肺动脉各级分支，进行气体交换后，含氧丰富的动脉血经肺静脉流回左心房。此循环途径称为肺循环。

### （二）选择题

#### A 型题

| | | | | |
|---|---|---|---|---|
| 1. D | 2. D | 3. B | 4. A | 5. C |
| 6. D | | | | |

### （三）填空题

1. 心血管系统、淋巴系统

2. 心、动脉、毛细血管、静脉

## 第三节　心

### （一）名词解释

1. 心包：是包裹心及大血管根部的囊状结构，可分为纤维性心包和浆膜性心包。浆膜性心包的脏、壁两层之间为心包腔。心包对心脏具有保护作用。

2. 动脉韧带：在肺动脉干分为左右肺动脉的分叉部偏左侧，有一连主动脉弓的短的结缔组织索，即称为动脉韧带。是胚胎时期动脉导管闭锁形成的。

3. 心包横窦：浆膜性心包脏层将升主动脉和肺动脉干共同包绕，使其后方与左房前壁和上腔静脉之间留一间隙，称心包横窦。

4. 心包斜窦：在左心房后壁与后部心包壁层之间留有腔隙，其两侧界为左肺静脉、右肺静脉和下腔静脉，称心包斜窦。

### （二）选择题

#### A 型题

| | | | | |
|---|---|---|---|---|
| 1. C | 2. A | 3. A | 4. D | 5. D |
| 6. B | 7. C | 8. D | 9. B | 10. D |
| 11. A | 12. B | 13. B | 14. D | 15. A |
| 16. B | 17. D | 18. B | 19. A | 20. A |

21. B　　22. C　　23. C　　24. A　　25. D

26. B

### B 型题

1. B　　2. E　　3. A　　4. E　　5. C

6. D　　7. A　　8. B　　9. D　　10. E

11. C

### X 型题

1. ACE　　　2. ABCD　　　3. ABCD

4. ABCDE　　5. BCDE　　　6. ABCDE

7. ABCDE　　8. ABC　　　　9. ABCDE

10. ACDE

### （三）填空题

1. 中纵隔、右后上、左前下方、5、内

2. 冠状沟、前室间沟、后室间沟

3. 上腔静脉口、下腔静脉口、冠状窦口、右房室口

4. 右房室口、三尖、肺动脉口、肺动脉

5. 左房室口、二尖瓣、腱索

6. 特殊分化的心肌纤维，窦房结，房室结，房室束，左、右束支

7. 肌部、膜部

8. 左冠状动脉、右冠状动脉、上腔静脉、下腔静脉、肺静脉

9. 心内膜、心肌层、心外膜

10. 纤维心包、浆膜心包

11. 心包腔

12. 主动脉升部、左心耳、肺动脉干、前室间支、旋支

13. 升主动脉、主动脉弓、降主动脉

### （四）简答题

1. 心表面有前、后室间沟，冠状沟和房间沟。前室间沟内主要有左冠状动脉的前室间支和心大静脉，后室间沟主要有右冠状动脉的后室间支和心中静脉。冠状沟有冠状窦、心大静脉、心小静脉和左冠状动脉的旋支、右冠状动脉。

2. 右心室以室上嵴为界分为流出道（肺动脉圆锥），出口为肺动脉口和流出道（其余部分），入口为右房室口。

3. 有一耳（右心耳），一肌（梳状肌），一峡（界嵴），一窝（卵圆窝）和四个口（冠状窦口、上腔静脉口、下腔静脉口和右房室口）。

4. 有一嵴（室上嵴），一锥（动脉圆锥），一索（腱索），二口（右房室口和肺动脉口），二瓣（三尖

瓣、肺动脉瓣），三肌（乳头肌、肉柱和隔缘肉柱）。

5. 窦房结位于上腔静脉口前面附近，右心房壁的界沟上端心外膜下。房室结位于房间隔下部右侧，冠状窦口的前上方心内膜下。

6. 心的静脉血由冠状窦、心前静脉和心最小静脉回心。冠状窦的主要属支有心大静脉、心中静脉和心小静脉。

7. 上腔静脉、下腔静脉、肺动脉干、主动脉和 4 条肺静脉。

8. 可见二尖瓣、腱索、乳头肌、肉柱、左房室口、主动脉前庭和主动脉瓣。

9. 窦房结，房室结，结间束，房室束，左、右束支和 Purkinje 纤维网。

10. 前室间支—左冠状动脉，右冠状动脉—升主动脉，后室间支—右冠状动脉。

11. 前室间支—左冠状动脉，旋支—左冠状动脉，后室间支—右冠状动脉，左室后支—右冠状动脉。

### （五）论述题

心脏位于胸腔的中纵隔内，前方对胸骨体和第 2～6 肋软骨，后方对第 5～8 胸椎，两侧与纵隔胸膜、胸膜腔和肺相邻；后方邻近食管、迷走神经和胸主动脉等，下方邻膈肌，上方与出入心的大血管相连。其瓣膜有二尖瓣（位于左房室口）、三尖瓣（位于右房室口）、主动脉瓣（位于主动脉口）和肺动脉瓣（位于肺动脉口）。这些瓣膜均有保证血液在心腔内定向流动的作用。当心室收缩时，室内压增高，血液推动二尖瓣和三尖瓣，使左、右房室口关闭，防止血液向心房逆流。同时主动脉瓣和肺动脉瓣被冲开，左、右心室内的血液分别被射入主动脉和肺动脉。随之心室舒张，室腔内压降低，主动脉瓣和肺动脉瓣关闭，防止血液向心室逆流。同时二尖瓣和三尖瓣开放，心房内的血液流入心室。

## 第四节　肺循环的血管

### （一）名词解释

1. 动脉韧带：在肺动脉干分叉处稍左侧有一连于主动脉弓下缘的结缔组织索，称动脉韧带。

2. 动脉导管未闭：动脉韧带是胚胎时期动脉导管闭锁后的遗迹。若在出生后 6 个月左右仍未闭锁，则称动脉导管未闭，是常见的先天性心脏病之一。

### （二）选择题

#### A 型题

1. C　　2. B　　3. D

**（三）填空题**

1. 右心室，左，左、右肺动脉
2. 毛细血管网、肺静脉、左心房
3. 肺循环的静脉、肺循环的动脉

**（四）简答题**

肺静脉→肺静脉口→左心房→左房室口→左心室→主动脉口→升主动脉→主动脉弓→头臂干→右颈总动脉→右颈内动脉→右侧大脑中动脉。

## 第五节　体循环的血管

**（一）名词解释**

1. 浅静脉：位置表浅，走在皮下的静脉，又称皮下静脉，数目较多，不与动脉伴行。
2. 颈动脉窦：是颈总动脉末端和颈内动脉起始处的膨大部分，壁内有压力感受器。
3. 掌浅弓：由尺动脉末端和腕动脉的掌浅支吻合而成，位于掌腱膜深面，弓的最凸部分不超过第2掌横纹，由弓发出分支营养第2～5指。
4. 掌深弓：由桡动脉末端和尺动脉的掌深支组成，位于屈指肌腱深面，由弓发出分支营养第2～5指。
5. 颈动脉小球：位于颈内、外动脉分叉处的后方，为椭圆形小体，属化学感受器，能感受血液中二氧化碳浓度的变化。
6. 静脉角：是指同侧颈内静脉与锁骨下静脉汇合处的夹角，是淋巴导管注入的部位。

**（二）选择题**

**A 型题**

| | | | | |
|---|---|---|---|---|
|1. B|2. C|3. C|4. D|5. C|
|6. D|7. C|8. C|9. C|10. B|
|11. C|12. C|13. A|14. C|15. B|
|16. C|17. D|18. A|19. A|20. C|
|21. D|22. A|23. C|24. D|25. D|
|26. B|27. C|28. B|29. A|30. A|
|31. B|

**B 型题**

| | | | | |
|---|---|---|---|---|
|1. E|2. D|3. A|4. E|5. B|
|6. C|7. B|8. D|9. E|10. C|
|11. A|

**X 型题**

| | | |
|---|---|---|
|1. ACE|2. ABC|3. ABCDE|
|4. AB|5. ABCD|6. ABC|

| | | |
|---|---|---|
|7. ABC|8. ABC|9. ABCDE|
|10. DE|11. ABCDE|12. BC|
|13. BCDE|14. ABCDE||

**（三）填空题**

1. 头臂干、左颈总动脉、左锁骨下动脉
2. 腋动脉、肱动脉、尺动脉、桡动脉
3. 尺动脉终端、桡动脉掌浅支、桡动脉终端、尺动脉掌深支
4. 腹腔干、肠系膜上动脉、肠系膜下动脉
5. 腹主动脉、胃左动脉、肝总动脉、脾动脉
6. 空、回肠动脉，回结肠动脉，右结肠动脉，回结肠动脉
7. 左结肠动脉、乙状结肠动脉、直肠上动脉
8. 腹主动脉、腹主动脉、髂内动脉
9. 股动脉、腘动脉、胫前动脉、胫后动脉
10. 胃左动脉、胃右动脉、胃网膜左动脉、胃网膜右动脉、胃短动脉
11. 左头臂静脉、右头臂静脉、奇静脉
12. 头静脉、贵要静脉、肘正中静脉
13. 左髂总静脉、右髂总静脉、右心房
14. 颈内静脉、锁骨下静脉
15. 足背静脉弓内侧、前、股静脉
16. 肠系膜上静脉、脾静脉
17. 肠系膜上静脉、脾静脉、肠系膜下静脉、胃左静脉、胃右静脉、附脐静脉、胆囊静脉

**（四）简答题**

1. 主动脉分为升主动脉、主动脉弓和降主动脉。升主动脉分支有左、右冠状动脉。降主动脉又分为胸主动脉和腹主动脉。
2. 化学感受器感受血中氧和二氧化碳浓度的变化，存在于主动脉弓凹侧下方的主动脉小球和颈内、颈外动脉分叉处后方的颈动脉小球；压力感受器感受血压的变化，存在于主动脉弓壁内和颈总动脉末端或颈内动脉起始处的膨大部分血管壁内的颈动脉窦。
3. 第1～2肋间动脉来自锁骨下动脉的肋颈干，第3～11肋间后动脉和肋下动脉来自于胸主动脉。
4. 壁支主要有膈下动脉和腰动脉，成对的脏支包括肾上腺中动脉、肾动脉和睾丸动脉（卵巢动脉）；不成对的脏支有腹腔干、肠系膜上动脉和肠系膜下动脉。
5. 闭孔动脉发自髂内动脉，经闭膜管出盆腔，分支分布于大腿肌内侧群和股关节。闭孔动脉在穿闭膜管之前发出一耻骨支，与腹壁下动脉的耻骨支吻合，有时这一吻合支相当粗大，且又在股环附近

通过，故在股疝手术中应特别注意这种变异，以免误伤而导致大出血。

6. 有甲状腺上动脉、舌动脉、面动脉、上颌动脉和颞浅动脉等。

7. 有甲状腺上、下动脉，甲状腺上、中、下静脉。

8. 腹腔干、肠系膜上动脉、肠系膜下动脉、肾动脉、睾丸动脉（卵巢动脉）和肾上腺中动脉。

9. 有胃左动脉、胃右动脉、胃网膜右动脉、胃网膜左动脉和胃短动脉。

10. 有空肠动脉、回肠动脉、回结肠动脉、右结肠动脉和中结肠动脉。

### （五）论述题

1. 肝脓肿处的细菌→肝血窦→肝静脉→下腔静脉→下腔静脉口→右心房→右房室口→右心室→肺动脉口→肺动脉干→右肺动脉→右肺动脉各级分支→右肺毛细血管→引起右肺脓肿。

2. 手背静脉网→头静脉→腋静脉→锁骨下静脉→头臂静脉→上腔静脉→右心房→右房室口→右心室流入道→右心室流出道（动脉圆锥）→肺动脉口→肺动脉干→左、右肺动脉、肺动脉各级分支→毛细血管→肺部病灶。

3. 癌细胞→肺毛细血管→肺静脉→肺静脉口→左心房→左房室口→左心室流入道→主动脉前庭（左心室流出道）→主动脉口→升主动脉→主动脉弓→胸主动脉→腹主动脉→肾动脉→肾。

4. 股动脉→髂外动脉→髂总动脉→腹主动脉→胸主动脉→主动脉弓→升主动脉→主动脉口（周缘附有主动脉瓣）→主动脉前庭→左心室流入道→左房室口（周缘附有二尖瓣）→左心室。

## 第六节　淋巴系统

### （一）名词解释

1. 乳糜池：是胸导管起始部的膨大处，由左、右腰干和肠干在第1腰椎的前方汇合而成。

2. 脾切迹：为脾上缘的2～3个切迹，是脾肿大时触诊的标志。

### （二）选择题

**A 型题**

1. B　　2. A　　3. B　　4. B　　5. A
6. D

**B 型题**

1. C　　2. B　　3. A

**X 型题**

1. ABCD　　　2. ACD

### （三）填空题

1. 淋巴管道、淋巴器官、淋巴组织
2. 下半身、左上半身、3/4、左静脉角
3. 颜面、口腔、下颌下腺
4. 足外侧缘、小腿后外侧部
5. 左季肋区、10、脾切迹

### （四）简答题

1. 全身的淋巴干有左、右颈干，左、右锁骨下干，左、右支气管纵隔干，左、右腰干和一条肠干。

2. 胸导管由左、右腰干和肠干汇合而成。注入左静脉角，在注入之前还接纳左颈干、左锁骨下干和左支气管纵隔干。胸导管收集下半身和左上半身即全身3/4区域的淋巴。

3. 右淋巴导管收纳的淋巴干有右颈干、右锁骨下干和支气管纵隔干。

4. 胸腺位于胸腔上纵隔前部，胸骨柄的后方。胸腺分左、右两叶，各呈长扁条状，两叶借结缔组织相连。幼儿时期特别发达，成人则逐渐萎缩并被脂肪组织代替。

## 第九章　感觉器

### 第二节　视器

### （一）名词解释

1. 视神经盘：视网膜后部中央稍偏鼻侧处，有一圆盘状的隆起，称视神经盘，此处无感光作用，为生理盲点。

2. 黄斑：在视神经盘颞侧约3.5 mm处有一黄色小区，称黄斑，其中部略凹陷称中央凹，是感光和辨色最敏锐处。

3. 房水：为充满于眼房内无色透明的液体，具有屈光，营养角膜、晶状体和维持眼内压的作用。

### （二）选择题

**A 型题**

1. B　　2. B　　3. C　　4. C　　5. A
6. D　　7. A　　8. D　　9. A　　10. C
11. B　　12. C

### （三）填空题

1. 眼球、眼副器

2. 眼球纤维膜、眼球血管膜、视网膜

3. 角膜、巩膜、感觉神经末梢

4. 瞳孔、瞳孔括约肌、瞳孔开大肌

5. 虹膜、睫状体、脉络膜

6. 感光细胞、双极细胞、节细胞

7. 房水、晶状体、玻璃体

8. 角膜、晶状体、前房、后房、瞳孔

9. 睫状体、后房、瞳孔、前房、虹膜角膜角、巩膜静脉窦、眼静脉

10. 角膜、房水、晶状体、玻璃体

11. 眼睑、结膜、泪器、眼球外肌

12. 皮肤、皮下组织、肌层、睑板、睑结膜

13. 睑结膜、球结膜、结膜上穹、结膜下穹

14. 泪腺、泪道

15. 泪小管、泪囊、鼻泪管

16. 上直肌、下直肌、内直肌、外直肌、上斜肌、下斜肌、下斜肌、上斜肌

**（四）简答题**

1. 光→角膜→前房（房水）→瞳孔→后房（房水）→晶状体→玻璃体→刺激感光细胞→双极细胞→节细胞→视神经→中枢。

2. 视近物时，睫状肌收缩，睫状突向前内移位，靠近晶状体，睫状小带松弛，晶状体依靠本身弹性变厚，表面曲度加大，屈光性增强，使近处物体在视网膜上成像。

## 第三节　前庭蜗器

**（一）名词解释**

迷路：内耳位于颞骨岩部内，结构复杂，故又称迷路，分骨迷路与膜迷路。

**（二）选择题**

**A 型题**

| | | | | |
|---|---|---|---|---|
| 1. C | 2. D | 3. C | 4. B | 5. A |
| 6. D | 7. D | 8. A | 9. D | 10. B |

**（三）填空题**

1. 外耳、中耳、内耳

2. 耳郭、外耳道、鼓膜

3. 弹性软骨、耳垂

4. 软骨部、骨部

5. 外耳道底、鼓膜脐、松弛部、紧张部

6. 鼓室、咽鼓管、乳突窦和乳突小房

7. 前庭窗、蜗窗

8. 锤骨、砧骨、镫骨

9. 鼻咽部、鼓室

10. 骨迷路、膜迷路

11. 骨半规管、前庭、耳蜗

12. 壶腹嵴、椭圆囊斑、球囊斑、壶腹嵴

**（四）简答题**

1. 鼓室为颞骨岩部内的含气小腔。上壁以鼓室盖与颅中窝相隔，下壁为颈静脉壁，与颈内静脉起始部相邻。前壁为颈动脉壁，有咽鼓管鼓室口。后壁为乳突壁，上部有乳突窦的开口。外侧壁为鼓膜壁。内侧壁称迷路壁，后部有前庭窗与蜗窗。

2. 咽鼓管是连通鼓室与鼻咽部之间的管道。其作用是使鼓室内气压与外界气压相平衡，以保持鼓膜的正常形态。小儿咽鼓管短而平直，因而咽部感染易经咽鼓管蔓延至鼓室，形成中耳炎。

# 第十章　内分泌系统

**（一）名词解释**

1. 体液调节：激素对机体的新陈代谢、生长发育、生殖功能和维持机体内外环境稳定有重要的调节作用，这种调节称体液调节。

2. 胰岛：是胰腺的内分泌部，散在分布于胰腺腺泡之间。胰岛由多种内分泌细胞组成，其中以 B 细胞为主，分泌胰岛素。

3. 靶器官（细胞）：一种激素一般只作用于某种特定的细胞或器官，这些被激素作用的细胞或器官称该激素的靶细胞或靶器官。

**（二）选择题**

**A 型题**

| | | | | |
|---|---|---|---|---|
| 1. C | 2. C | 3. C | 4. D | 5. D |
| 6. C | 7. C | 8. C | | |

**B 型题**

| | | |
|---|---|---|
| 1. A | 2. D | 3. B |

**C 型题**

| | | | |
|---|---|---|---|
| 1. C | 2. D | 3. A | 4. B |

**X 型题**

| | | |
|---|---|---|
| 1. ABE | 2. ABCDE | 3. ABCD |

**（三）填空题**

1. 甲状腺、甲状旁腺、肾上腺、垂体、松果体

2. 垂体窝、腺垂体、神经垂体

3. 2～4

4. 4、甲状腺侧叶后面

5. 肾、半月形、三角形

**（四）简答题**

1. 人体内分泌器官主要有垂体、甲状腺、甲状旁腺、肾上腺、松果体、胸腺、胰等。

2. 内分泌腺的细胞一般呈团块状或条索状，腺体内含有丰富的毛细血管，有利于分泌的激素直接进入血液。

3. 甲状旁腺可以分泌甲状旁腺激素，该激素可调节钙磷代谢，使血钙升高。甲状腺可分泌降钙素，使血钙降低。两种激素共同作用使血钙维持在正常范围。如果甲状腺手术损伤了甲状旁腺，可使甲状旁腺激素分泌减少，血钙在降钙素的作用下下降，可引起手足抽搐。

4. 呆小症是婴幼儿时期甲状腺素分泌不足导致，患者身材矮小兼智力低下。侏儒症是垂体分泌的生长激素减少导致，患者身材矮小，但智力发育正常。

# 第十一章 神经系统

## 第一节 概述

**（一）名词解释**

1. 灰质与白质：中枢神经系统内，神经元的胞体和树突聚集的部位，色泽灰暗，称灰质。位于大、小脑表面的灰质称皮质。中枢神经系统内，神经纤维走行的部位，因神经纤维含髓鞘，色泽白亮，称白质。大小脑的白质位于灰质的深部，因而称髓质。

2. 神经核与神经节：在中枢神经系统内，形态和功能相似的神经元的胞体聚集而成的团块，称神经核；周围神经系统内，形态和功能相似的神经元的胞体聚集而成的团块，称神经节。

3. 纤维束与神经：中枢神经系统内，起止、行程与功能基本相同的神经纤维聚集成束，称纤维束；周围神经系统内，神经纤维聚集成粗细不等的神经纤维束，称神经。

4. 网状结构：中枢神经系统内灰质与白质混杂，其中神经纤维交织成网，灰质团块散在其中，称为网状结构。

**（二）选择题**

**A 型题**

1. A　2. D

**X 型题**

ABCD

**（三）填空题**

1. 中枢神经系统、周围神经系统、脑、脊髓、脑神经、脊神经、内脏神经

2. 感受器、传入神经、中枢、传出神经、效应器

## 第二节 中枢神经系统

**（一）名词解释**

1. 硬膜外隙（腔）：硬脊膜与椎管内面的骨膜及黄韧带之间的狭窄腔隙称硬膜外隙，其内有疏松结缔组织、脂肪组织、淋巴管、椎内静脉丛，有脊神经根通过。不与下颅内相通，略呈负压，临床上可进行腰椎穿刺，向此隙内注入麻药麻醉脊神经根。

2. 硬脑膜窦：为硬脑膜的两层在某些部位分开，内衬内皮细胞，构成特殊的颅内静脉管道，输送颅内静脉血。

3. 胼胝体：位于大脑半球纵裂的底部，连接左、右两侧大脑半球的横行神经纤维束，是大脑半球中最大的联合纤维。这些神经纤维在两半球中间形成弧形板，其后叫压部，中间叫体，前方弯曲部叫膝，膝向下弯曲变薄叫嘴。

4. 锥体：延髓腹侧面前正中裂两侧纵行隆起，由大脑皮质发出的锥体束纤维构成。

5. 新纹状体：指豆状核的壳和尾状核。

6. 内侧丘系：薄束核、楔束核发出的纤维，弓形走向中央管腹侧，左、右交叉，称为内侧丘系交叉，因交叉后的纤维在中线两侧上行成为内侧丘系。

7. 内囊：是大脑皮质与脑干、脊髓联系的神经纤维通过的一个部位的名称，位于基底神经节与丘脑之间。通往大脑皮质的运动神经纤维和感觉神经纤维，均经内囊向上呈扇形放射状分布。

8. 马尾：腰、骶、尾段的脊神经根在没出相应的椎间孔之前，于椎管内围绕终丝，所形成的结构，仿其形称马尾。

**（二）选择题**

**A 型题**

| | | | | |
|---|---|---|---|---|
| 1. B | 2. D | 3. B | 4. A | 5. B |
| 6. C | 7. D | 8. A | 9. D | 10. A |
| 11. B | 12. D | 13. B | 14. B | 15. B |
| 16. E | 17. C | 18. D | 19. C | 20. B |
| 21. B | 22. D | 23. B | 24. C | 25. C |

| 26. B | 27. A | 28. E | 29. B | 30. C |
|-------|-------|-------|-------|-------|
| 31. D | 32. D | 33. D | 34. A | 35. A |
| 36. B | 37. D | 38. D | 39. D | 40. B |
| 41. C | 42. C | 43. D | | |

### B 型题

| 1. C | 2. B | 3. A | 4. D | 5. B |
|------|------|------|------|------|
| 6. A | 7. B | 8. A | 9. C | 10. B |
| 11. E | 12. D | | | |

### X 型题

| 1. ABCD | 2. BDE | 3. ABDE |
|---------|--------|---------|
| 4. ABC | 5. CDE | 6. BCDE |
| 7. ABCDE | 8. CDE | 9. ABCD |
| 10. CD | 11. ABCD | 12. ABCDE |
| 13. ABCDE | 14. BDE | 15. ABC |
| 16. ABC | 17. ABC | 18. ABCD |
| 19. BD | 20. ABCE | 21. ABCE |
| 22. CDE | 23. ABC | 24. AB |
| 25. BCE | 26. ABCDE | 27. ABCDE |

### （三）填空题

1. 颈膨大、腰骶膨大、上肢、下肢、灰质、白质

2. 薄束、楔束、脊髓丘脑束、皮质脊髓束

3. 枕骨大孔、第一腰椎、第三腰椎、反射、传导、椎管

4. 薄束核、楔束核、展神经核、舌下神经三角

5. 小脑蚓、小脑半球、小脑扁桃体、枕骨大孔、小脑扁桃体疝

6. 齿状核、栓状核、球状核、顶核、齿状核

7. 背侧丘脑、底丘脑、后丘脑、下丘脑、上丘脑、全身躯体感觉

8. 视交叉、灰结节、乳头体、漏斗、加压素、催产素

9. 额下回后部、缘上回、角回、额中回后部

10. 颈内动脉、椎动脉、椎动脉、肋间后动脉和腰动脉的分支

11. 动眼神经、滑车神经、眼神经、上颌神经、颈内动脉、展神经

12. 前角、下角、后角、中央部、左右室间孔

13. 尾状核、豆状核、杏仁体、屏状核

14. 硬膜外隙、负、丰富的静脉丛、淋巴管、脂肪、脊神经根

15. 前交通动脉、两侧的大脑前动脉、两侧的颈内动脉、两侧的后交通动脉、两侧的大脑后动脉、视交叉、乳头体、灰结节、基底动脉

16. 动眼神经副核、上泌涎核、下泌涎核、迷走神经背核

17. 动眼神经核、滑车神经核、三叉神经运动核、展神经核、面神经核、疑核、副神经核、舌下神经核

18. 三叉神经脊束核、三叉神经脑桥核、三叉神经中脑核、前庭神经核、蜗神经核

19. 滑车神经、动眼神经、滑车神经

20. 软膜、蛛网膜、硬膜

21. 大脑皮质、小脑皮质、基底核、纹状体、杏仁体、屏状核

22. 延髓、脑桥、小脑、两侧大脑半球之间、第三脑室

23. 纹状体、豆状核的壳、尾状核、旧纹状体

24. 躯体运动、联络、交感、$T_1 \sim L_3$

25. 颅后窝、脑桥、延髓、端脑

26. 上丘、下丘、视觉、听觉

27. 大脑镰、小脑幕

28. 颈内动脉、颈内动脉、基底动脉

### （四）简答题

1. 左、右侧脑室脉络丛产生的脑脊液→经室间孔→第三脑室；与第三脑室脉络丛产生的脑脊液一起→经中脑水管→第四脑室；再汇入第四脑室脉络丛产生的脑脊液→经第四脑室的正中孔、外侧孔→蛛网膜下隙→蛛网膜粒→上矢状窦→窦汇→左、右横窦→左、右乙状窦→颈内静脉。

2. 内囊的血液供应主要来自豆纹动脉，是大脑中动脉的一个分支。

当一侧的内囊损伤时，患者会出现对侧偏身感觉丧失（丘脑中央辐射受损），对侧偏瘫（皮质脊髓束、皮质核束受损）和对侧偏盲（视辐射受损）的"三偏"症状。

## 第三节 周围神经系统

### （一）名词解释

1. 椎前节：交感神经节是由形态和功能相同的神经元胞体聚集成的团块状，其中位于脊柱前方的称椎前节，形态不规则，多位于动脉的起始处。主要有腹腔节、主动脉肾节、肠系膜上节和肠系膜下节。

2. 交感干：位于脊柱两侧，由椎旁节和节间支连接而成，呈串珠状，上至颅底，下至尾骨前方，于尾骨的前面两干汇合，形成尾骨前方的一个奇神经节。可分为颈、胸、腰、骶、尾 5 部，交感干神

经节与每一对脊神经之间均有交通支相连。

### （二）选择题

#### A 型题

| | | | | |
|---|---|---|---|---|
| 1. A | 2. D | 3. C | 4. B | 5. D |
| 6. B | 7. C | 8. D | 9. C | 10. C |
| 11. D | 12. B | 13. C | 14. D | 15. D |
| 16. B | 17. C | 18. D | 19. D | 20. C |
| 21. D | | | | |

#### B 型题

| | | | | |
|---|---|---|---|---|
| 1. A | 2. B | 3. C | 4. B | 5. D |
| 6. C | 7. E | 8. A | 9. C | 10. B |
| 11. C | 12. D | 13. C | 14. B | 15. A |
| 16. C | 17. E | 18. D | 19. D | 20. B |
| 21. C | 22. A | 23. B | 24. D | 25. A |
| 26. C | 27. B | 28. C | 29. D | 30. A |

#### X 型题

| | | |
|---|---|---|
| 1. ACE | 2. ABCD | 3. BCDE |
| 4. BCD | 5. ACDE | 6. ABCE |
| 7. ABE | 8. ACDE | 9. ABD |
| 10. ABCD | 11. ABC | 12. AB |

### （三）填空题

1. 第 1～4 颈神经的前支、膈神经

2. 第 5～8 颈神经的前支、第 1 胸神经的前支大部分、腋动脉、锁骨中点后方

3. 第 12 胸神经的前支一部分、第 1～3 腰神经前支、第 4 腰神经前支的一部分、腰大肌深面、股神经

4. 盆腔内，骶骨和梨状肌的前面；坐骨神经

5. 迷走神经

6. 动眼神经、滑车神经、展神经、副神经、舌下神经，三叉神经、面神经、舌咽神经、迷走神经

7. 自主神经系统、交感神经、副交感神经

### （四）简答题

1. 三叉神经由眼支（第一支）、上颌支（第二支）和下颌支（第三支）汇合而成，分别支配眼裂以上，眼裂和口裂之间，口裂以下的感觉和咀嚼肌收缩。

眼神经含有一般躯体感觉纤维，分布于额顶部、上睑和鼻背皮肤，以及眼球、泪腺、结膜和部分鼻腔黏膜。上颌神经为一般躯体感觉神经，上颌神经分支分布于上颌各牙、牙龈、上颌窦、鼻腔和口腔的黏膜，以及睑裂间的面部皮肤和部分硬脑膜。下颌神经的一般躯体感觉纤维分布于下颌各牙、牙龈、舌前 2/3 和口腔底黏膜以及耳颞区和口裂以下的面部皮肤。

2. 三叉神经的分支下颌神经发出舌神经管理舌前 2/3 的一般感觉；面神经在面神经管内的分支鼓索管理舌前 2/3 的味觉；舌咽神经的分支舌支管理舌后 1/3 的一般感觉和味觉。

## 第四节　神经传导通路

### （一）名词解释

1. 视束：是指视交叉与外侧膝状体之间的一段。每一侧视束包括同侧视网膜的不交叉纤维和对侧视网膜鼻侧的交叉纤维。

2. 核上瘫：是指损伤发生在脑神经核以上节段，如一侧上运动神经元包括皮质核束或其起始区锥体细胞受损，可产生对侧眼裂以下的面肌和对侧舌肌瘫痪，表现为对侧鼻唇沟变浅或消失、口角低垂、嘴歪向病灶侧、流口水，不能做鼓颊、露齿和吹哨等动作；伸舌时舌尖偏向病灶对侧。

### （二）选择题

#### A 型题

| | | | | |
|---|---|---|---|---|
| 1. B | 2. C | 3. A | 4. B | 5. D |
| 6. D | 7. D | 8. D | 9. C | 10. C |
| 11. B | 12. C | 13. A | | |

#### B 型题

| | |
|---|---|
| 1. A | 2. D |

#### X 型题

| | | |
|---|---|---|
| 1. DE | 2. ACD | 3. E |

### （三）填空题

1. 动眼神经副核、视束

2. 蜗神经节、蜗神经核、内侧膝状体

3. 双、双、面神经核的下半部分、舌下神经核

4. 大脑皮质中央前回下 1/3 部、内囊膝、中间 3/5 的内侧部、躯体运动核和特殊内脏运动核

5. 锥体系、锥体外系、上、下两级

6. 对、双

7. 脊神经节、脊髓后角、背侧丘脑腹后外侧核

### （四）简答题

1. 右足底被玻璃划伤→右足痛觉感受器→右足底内侧神经或右足底外侧神经→右胫神经→右坐骨神经→右坐骨神经后根（$L_4$、$L_5$、$S_{1\sim3}$ 脊神经后根脊神经节交换神经元）→右脊髓节段（$L_4$、$L_5$、

$S_{1\sim3}$节段上升1～2个节段后）灰质后角交换神经元（发出纤维，交叉至对侧）→左侧脊髓丘脑侧束→左侧背侧丘脑腹后外侧核交换神经元→左侧丘脑中央辐射经过左侧内囊后肢→左侧大脑皮质中央旁小叶后部产生痛觉。

2. 诊断：左侧脑中风（内囊出血）。

依据：（1）诱因：某男，65岁，血压200/110 mmHg——出血性脑中风多发于50岁以上有高血压动脉粥样硬化症的老年人，男多于女。

（2）三偏征：①右侧上、下肢肌张力增高，主动运动丧失，腱反射亢进，巴宾斯基征（＋）——损伤左侧脊髓以上的皮质脊髓束所致；②右侧半身深、浅感觉消失——损伤左侧躯干、四肢的浅感觉传导通路所致；③两眼瞳孔对光反射存在，两眼右半视野偏盲——损伤左侧视交叉以上的视觉传导通路所致。

（3）患者伸舌时，舌尖偏向右侧，发笑时，见口角歪向左侧——损伤左侧皮质核束所致。

故该患者左侧脑中风（内囊出血），不仅在内囊后肢有血肿（压迫皮质脊髓束、丘脑中央辐射和视辐射，引起三偏征），而且在内囊膝也有血肿（压迫皮质核束，引起了面神经和舌下神经的核上瘫）。

# 第十二章 头部

## （一）名词解释

1. 腱膜下隙：是指位于帽状腱膜与颅骨外膜之间的薄层疏松结缔组织。此隙范围较广，前至眶上缘，后达上颈线。

2. 腮腺床：腮腺系腮腺的深面与茎突诸肌及深部血管神经相邻，包括颈内动、静脉和舌咽、迷走、副神经及舌下神经，它们共同构成"腮腺床"，即指紧贴腮腺深面的结构而言。

3. 翼丛：是静脉丛，位于颞下窝内，在翼内、外肌与颞肌之间。

4. 翼下颌间隙：是指位于翼内肌与下颌支之间的间隙，此间隙内有舌神经、下牙槽神经与同名血管通过。

## （二）选择题

### A 型题

| | | | | |
|---|---|---|---|---|
| 1. C | 2. D | 3. A | 4. B | 5. D |
| 6. E | 7. B | 8. D | 9. B | 10. C |
| 11. C | 12. D | 13. B | 14. A | |

### B 型题

| | | | | |
|---|---|---|---|---|
| 1. C | 2. E | 3. A | 4. B | 5. C |
| 6. D | 7. E | | | |

## （三）填空题

1. 皮肤、浅筋膜、帽状腱膜、腱膜下隙、骨膜

2. 鞍膈、蝶窦、海绵窦、鞍结节、鞍背

3. 动眼神经、滑车神经、眼神经、上颌神经

4. 垂体、蝶窦

5. 视神经管、眶上裂、圆孔、卵圆孔、棘孔

6. 脊髓、椎动脉、副神经脊髓根

7. 舌咽神经、迷走神经、副神经、颈内静脉

8. 面部静脉与翼丛、颈外动脉、板障静脉

9. 下颌后静脉、颈外动脉、耳颞神经、颞浅动静脉

10. 颞支、颧支、颊支、下颌缘支、颈支

## （四）简答题

1. 颅顶软组织由浅入深有5层，即皮肤、浅筋膜（皮下组织）、帽状腱膜、腱膜下隙和颅骨外膜，其中浅部三层紧密相连，难以分开，因此常将此三层合称"头皮"；深部两层连接疏松，极易分离。

（1）皮肤：厚而致密，有两个显著特点，一是含大量毛囊、汗腺、皮脂腺，为疖肿和皮脂腺囊肿的好发部位；二是具有丰富的血管，外伤易出血，但愈合也快。

（2）浅筋膜：由致密的结缔组织和脂肪组织构成，并有许多结缔组织小梁使皮肤与帽状腱膜紧密相连并将脂肪分隔成无数小格。内有血管、神经穿行。

（3）帽状腱膜：前连额肌后连枕肌，两侧变薄，续于颞筋膜。

（4）腱膜下隙：是一薄层疏松结缔组织，此隙范围较广，前至眶上缘，后达上颈线，头皮借此层与颅骨外膜疏松连接，故移动性大。此间隙若发生感染，可经导静脉或板障静脉与颅内硬脑膜静脉窦相通，因此，被认为是颅顶部的危险区。

（5）颅骨外膜：由致密结缔组织构成，并借少量结缔组织与颅骨表面相连，二者易于剥离，骨膜与颅缝紧密愈着，骨膜下血肿常局限于一块颅骨范围内。

2. 垂体位于蝶鞍的垂体窝内。借漏斗穿过鞍膈与丘脑下部结节区相连。若垂体肿瘤突入第三脑室，可引起脑脊液循环障碍，导致颅内压升高。

垂体窝顶为鞍膈，前上有视交叉，故垂体肿瘤可向前压迫视交叉，出现视野缺损；垂体窝内仅隔

一薄层骨壁与蝶窦相邻，垂体手术常通过此处进行；前方为鞍结节，后方为鞍背，垂体瘤时，常受压而骨质变薄；两侧为海绵窦，垂体肿瘤若向两侧扩展时可压迫海绵窦，发生海绵窦瘀血和脑神经受损症状。

3. 海绵窦：外侧壁自上而下有动眼神经、滑车神经、眼神经和上颌神经。海绵窦内有颈内动脉和展神经通过。海绵窦向前与眼静脉、翼静脉丛、面静脉和鼻腔静脉交通。

4. 有3条途径：①通过面部静脉和翼丛与颅内海绵窦交通；②通过导静脉与颅内上矢状窦、乙状窦交通；③通过板障静脉与颅内上矢状窦、横窦等交通。

5. 腮腺形态略成锥体形，底朝外，尖向内侧突向咽旁。可分深、浅两部，以下颌骨后缘（或以面神经）作为两者的分界。

（1）通过腮腺的结构有颈外动脉、颞浅动、静脉，下颌后静脉及耳颞神经。

（2）横行穿过腮腺的有面神经及其分支上颌动脉，面横动、静脉等。

（3）总支，从浅至深其顺序为面神经分支、下颌后静脉、颈外动脉、耳颞神经。

6. 颞下窝内有翼内肌、翼外肌、翼静脉丛、上颌动脉及其分支，以及三叉神经第3支下颌神经的4条分支（颊神经、舌神经、下牙槽神经、耳颞神经）。

7. 面神经在颅外可分三段：

（1）面神经干：为从茎乳孔至进入腮腺前的一段，位于乳突与外耳道之间，长1～1.5 cm，可在此显露面神经干。

（2）腮腺内段：通常为上、下两干，位于腮腺内，发出分支吻合成丛。正常情况下，面神经外膜与腮腺组织容易分离，但在病变时则紧密连接，分离困难。

（3）腮腺后段：即面神经穿出腮腺后至分布到表情肌之前的部分，大致可分5组分支，分别由腮腺上缘、前缘、下缘穿出，呈扇形分布，即颞支、颧支、颊支、下颌缘支和颈支至各相应区域支配面肌。

# 第十三章 颈部

## （一）名词解释

1. 锁骨上三角：位于锁骨中1/3上方，在体表呈明显凹陷，又称锁骨上大窝。由胸锁乳突肌后缘、肩胛舌骨肌下腹和锁骨中1/3段上缘围成。其浅面由浅入深依次为皮肤、浅筋膜及封套筋膜；深面为斜角肌下份及椎前筋膜。三角内有锁骨下静脉及其属支、锁骨下动脉第三段及其分支、臂丛以及注入静脉角的胸导管和右淋巴导管等。于窝底可触及锁骨下动脉的搏动，亦可触及臂丛和第1肋。

2. 颈动脉鞘：颈深筋膜向两侧扩展，于胸锁乳突肌深面包绕颈总动脉、颈内动脉、颈内静脉和迷走神经而形成的筋膜鞘。上起自颅底，下达颈根部。颈动脉鞘内各结构的排列关系为：在鞘的上部，颈内动脉居前内侧，颈内静脉在后外方，迷走神经行于二者之间的后内方；在鞘的下部，颈内静脉位于前外侧，颈总动脉位于后内侧，二者之间的后外方为迷走神经。

3. 神经点：颈丛的皮支集中，于胸锁乳突肌后缘中点处穿出颈深筋膜达皮下。此颈丛皮支集中穿出的部位叫作神经点，临床上常选此部位做颈部皮神经阻滞麻醉。

4. 颈袢：由1～3颈神经前支的分支构成。来自第1颈神经前支的部分纤维先随舌下神经走行一段距离后，至颈动脉三角内离开此神经，沿颈动脉鞘表面下行，称为舌下神经降支，又称颈袢上根。由第2、3颈神经前支发出的部分纤维结合后沿颈内静脉浅面（或深面）下行，构成颈袢下根。上、下两根在颈动脉脉鞘表面（或内部）合成一袢状结构，叫作颈袢。颈袢发支支配肩胛舌骨肌、胸骨舌骨肌和胸骨甲状肌。

5. 胸膜顶：是覆盖肺尖部的壁胸膜。位于颈根部，高出锁骨内侧1/3段上缘2～3 cm。前、中、后斜角肌分别覆盖于胸膜顶的前、外侧和后面。前方邻接锁骨下动脉及其分支、膈神经、迷走神经、锁骨下静脉、胸导管（左颈根部）；后方贴靠第1、2肋，颈交感干和第1胸神经前支等；外侧邻臂丛；内侧邻气管、食管（左侧者尚邻近胸导管和左喉返神经）；上方有胸膜上膜。

6. 枕三角：又称肩胛舌骨肌斜方肌三角，由胸锁乳突肌后缘、斜方肌前缘与肩胛舌骨肌下腹后上缘围成。三角的浅面由浅入深依次有皮肤、浅筋膜和颈深筋膜的浅层；深面为椎前筋膜及筋膜深面的前、中、后斜角肌，头夹肌和肩胛提肌。三角内有副神经、颈丛、臂丛的分支等。

## （二）选择题

### A型题

1.E　　2.E　　3.A　　4.B　　5.E

| 6. E | 7. B | 8. E | 9. E | 10. D |
|------|------|------|------|-------|
| 11. E | 12. E | 13. C | 14. C | 15. E |
| 16. B | 17. C | 18. D | 19. A | 20. B |
| 21. C | 22. D | 23. E | 24. B | 25. E |
| 26. B | 27. D | 28. C | 29. C | 30. B |
| 31. D | 32. D | 33. B | 34. C | |

### （三）填空题

1. 下颌骨下缘、下颌角、乳突尖、上项线、枕外隆凸

2. 颈前正中线、胸锁乳突肌前缘、下颌骨下缘、舌骨上区、舌骨下区

3. 封套筋膜、斜方肌、胸锁乳突肌、下颌下腺、腮腺

4. 气管前筋膜、气管颈部、甲状腺下动脉、甲状腺下静脉、甲状腺奇静脉丛、头臂干、左头臂静脉、胸腺上部

5. 椎前筋膜、颊咽筋膜、咽旁间隙

6. 脊柱颈部、颈前肌群、椎前筋膜、颈外侧区、腋鞘、咽后间隙

7. 胸锁乳突肌前缘上份、肩胛舌骨肌上腹、二腹肌后腹、皮肤、浅筋膜、颈阔肌、颈筋膜浅层、椎前筋膜、咽侧壁及其筋膜

8. 颈内静脉及其属支、颈总动脉及其分支、舌下神经及其降支、迷走神经及其分支、副神经

9. 颈前正中线、胸锁乳突肌前缘、肩胛舌骨肌上腹、皮肤、浅筋膜、颈阔肌、颈前静脉、皮神经、颈筋膜浅层、椎前筋膜

10. 胸骨舌骨肌、肩胛舌骨肌上腹、胸骨甲状肌、甲状舌骨肌、甲状腺、甲状旁腺、气管颈部、食管颈部

11. 喉下部、气管颈部、甲状软骨中部、第 6 气管软骨、第 2～4 气管软骨

12. 甲状腺鞘、纤维囊、囊鞘间隙

13. 皮肤、浅筋膜、颈筋膜浅层、舌骨下肌群、气管前筋膜、喉、气管、咽、食管、喉返神经

14. 颈动脉鞘、颈交感干

15. 上极、喉外支、下极、喉返神经

16. 甲状腺下静脉、甲状腺奇静脉丛、甲状腺最下动脉

17. 胸腺、左头臂静脉、主动脉弓

18. 皮肤、浅筋膜、颈筋膜浅层、胸骨上间隙、颈静脉弓、舌骨下肌群、气管前筋膜

19. 甲状腺侧叶、食管、颈交感干、颈动脉鞘、喉返神经

20. 气管颈部、颈长肌、脊柱、颈交感干、甲状腺侧叶、颈动脉鞘

21. 颈内动脉、颈内静脉、迷走神经

22. 颈内静脉、颈总动脉、迷走神经

23. 颈总动脉、颈内动脉、颈内静脉、迷走神经

24. 咽、食管颈部、喉、气管颈部、喉返神经

25. 甲状腺下动脉、胸导管弓、颈交感干、椎前肌、颈椎横突

26. 锁骨下、膈、迷走、锁骨下

27. 颏下、下颌下、肌、颈动脉

### （四）简答题

1. 位置：甲状腺的两侧叶位于喉下部及气管颈部的前外侧，上至甲状软骨的中部，下达第 6 气管软骨环。甲状腺峡位于第 2～4 气管软骨环的前方。

毗邻：前面由浅入深有皮肤、浅筋膜、颈深筋膜浅层、舌骨下肌群和气管前筋膜；后内侧邻喉与气管颈段、咽与食管颈段及喉返神经；后外侧与颈动脉鞘及其内容、颈交感干相邻。

临床意义：①甲状腺肿大向后内侧压迫喉、气管和喉返神经时，可出现呼吸、吞咽困难或声音嘶哑；②甲状腺肿大向后外侧压迫颈交感干时，可出现 Horner 综合征（即瞳孔缩小、眼裂变窄、上睑下垂及眼球内陷等）；③甲状腺手术结扎甲状腺上动脉时，应靠近甲状腺上极进行，以免损伤喉上神经外支，引起声音低钝或呛咳；而结扎甲状腺下动脉时应远离甲状腺下端进行，以免损伤喉返神经而致声音嘶哑。

2. 浅面有胸锁乳突肌、胸骨舌骨肌、胸骨甲状肌、肩胛舌骨肌、颈袢和甲状腺上、下静脉。内侧有喉及气管颈部、咽及食管颈部、喉返神经和甲状腺侧叶等。后方有甲状腺下动脉、（左侧）胸导管弓，并隔椎前筋膜与颈交感干、椎前肌及颈椎横突相邻。

3. 位置：突入颈根部，高出锁骨内侧 1/3 上缘 2～3 cm。

毗邻：前方与锁骨下动脉及其分支、前斜角肌、膈神经、迷走神经、锁骨下静脉及左颈根部的胸导管等相邻；后方与颈交感干、第一胸神经前支、后斜角肌及第 1、2 肋相邻；外侧邻中斜角肌和臂丛；内侧邻气管、食管，左侧还有胸导管左锁骨下动脉和左喉返神经。

临床意义：由于胸膜顶的上方与胸膜上膜（即 Sibson 筋膜，是自第 7 颈椎横突、第 1 肋颈、第 1 胸椎体连于胸膜顶之间的筋膜）相连，临床上行肺萎陷手术时需切断此筋膜才能使肺尖塌陷。

4. 前方有颈动脉鞘及其内容、膈神经，下部的前方还有横行的颈横动脉、肩胛上动脉、锁骨下静脉、胸导管弓（左侧）。内侧有肺尖、胸膜顶、颈总动脉、锁骨下动脉第一段及分支、颈交感干和迷走神经。后方有锁骨下动脉第二段及臂丛。外侧有锁骨下动脉第三段及臂丛等。

# 第十四章　胸部

## （一）名词解释

1. 胸骨角：为胸骨柄与胸骨体结合处形成的一个微向前凸的骨嵴，两侧连接第二肋软骨，是计数肋骨、肋间隙的标志。胸骨角平主动脉弓起止平面，并与气管杈、左主支气管与食管交叉处和第 4 胸椎体下缘位于同一水平。

2. 锁骨下窝：位于锁骨中、外 1/3 交界处的下方，其深方有腋血管和臂丛通过。在锁骨下窝的稍外侧、锁骨下方一横指处可以摸到喙突。

3. 乳房后隙：乳房位于胸肌筋膜表面，乳房与胸肌筋膜之间的间隙称乳房后隙，内有疏松结缔组织和淋巴管，因此，乳房可轻度移动。患乳腺癌时，乳房可被固定在胸大肌上。乳房后间隙感染可致脓液积聚，称乳房后脓肿。

4. 肋弓：自剑突斜向两侧外下方，由第 8～10 对肋骨的前端借助软骨连于上位肋骨形成。肋弓常作为腹部触诊确定肝、脾位置的标志。

5. 胸骨下角：两侧肋弓与胸剑联合共同围成的夹角称为胸骨下角。由于其内有剑突，剑突与肋弓之间的夹角称为剑肋角。

6. 肩胛下角：双臂下垂时，肩胛骨内侧缘下端突出的骨性标志。向前平对第 7 肋。

## （二）选择题

### A 型题

| | | | | |
|---|---|---|---|---|
| 1. E | 2. D | 3. E | 4. B | 5. D |
| 6. B | 7. C | 8. B | 9. D | 10. E | 11. B |
| 12. C | 13. A | 14. B | 15. E | 16. A |
| 17. C | 18. D | 19. A | 20. D | |

### B 型题

| | | | | |
|---|---|---|---|---|
| 1. A | 2. B | 3. E | 4. A | 5. B |
| 6. C | | | | |

## （三）填空题

1. 皮肤、浅筋膜、深筋膜、胸廓外肌层、胸廓、胸内筋膜

2. 喙突、锁骨下肌、胸小肌、头静脉、胸肩峰血管、胸外侧神经

3. 肋间后静脉、肋间后动脉、肋间神经

4. 主动脉、胸导管、食管、迷走神经前干、迷走神经后干、下腔静脉、右膈神经的分支

5. 锁骨上神经、肋间神经、胸前壁上部、肩部皮肤、明显的阶段性、重叠分布

6. 第 5～8 肋、位置相对固定、缺乏保护

7. 下一位肋骨的上缘、肋间隙的中部

8. 锁骨上神经、肋间神经

9. 上纵隔、下纵隔、前纵隔、中纵隔、后纵隔

## （四）简答题

1. 胸膜腔穿刺根据穿刺目的的不同选择穿刺点有所不同：胸腔积液穿刺部位常选在肩胛线或腋后线第 7、8 肋间隙，或腋中线 6、7 肋间隙。气胸的穿刺部位常选取锁骨中线第 2 肋间隙。

穿刺针需依次经过：皮肤→浅筋膜→深筋膜→胸壁肌层→肋间肌→胸内筋膜→壁胸膜。

2. 肋间肌包括肋间外肌、肋间内肌和肋间最内肌。肋间最内肌与肋间内肌之间有肋间血管和神经通过，由于肋间最内肌只存在于肋间隙中部，故在肋间隙的前、后部，肋间血管和神经直接与其内面的胸内筋膜相邻，所以胸膜炎症可刺激肋间神经引起肋间神经痛。

3. 胸廓是由 12 个胸椎，12 对肋骨和 1 个胸骨借关节、软骨连结而组成。成人胸廓呈前后略扁、上窄下宽的扁圆锥形。

胸廓上口较小，是胸腔与颈部的通道，由胸骨柄上缘、第 1 对肋和第 1 胸椎体围成。

胸廓下口较大而不整齐，由第 12 胸椎、第 12 对肋、第 11 对肋前缘、左右肋弓和剑突共同围成。

4. 胸部由胸壁、胸腔及其内容物组成。胸廓由胸部的骨及其连结构成，为胸壁的支架，胸腔是由胸壁和膈围成的腔。胸膜腔是指脏、壁胸膜相互返折形成的密闭的窄隙。

5. 在肋间隙后部，肋间后动、静脉和肋间神经行于肋间隙中间，在肋角附近分成上、下两支，较小的下支沿下位肋上缘前行，本干又称上支，沿肋沟前行。

6. 胸膜腔穿刺常选择在第 8～9 肋之间肩胛线或腋后线附近，近下肋上缘处进针，将针刺入肋膈隐窝。因为：①肋膈隐窝后部较深，易于彻底抽液；②此处无肺，不会损伤肺；③肋间血管和神经的本干行于肋沟内，不会伤及。

强化训练参考答案 277

7. 心内注射宜在胸骨左缘第4～5肋间隙进针，因此处是心包裸区，不会损伤胸膜和肺。心包穿刺宜在左剑肋角进针，将针刺入心包前下窦，因从剑肋角进针，只需经过膈，比较安全地将针刺入心包腔的最低处——心包前下窦。

# 第十五章 腹部

## （一）名词解释

1. Camper筋膜：腹前外侧壁脐平面以下浅筋膜分浅、深两层，浅层为脂性层称Camper筋膜。

2. 腹直肌鞘：为包绕腹直肌的腱性鞘，分前、后两层。前层由腹外斜肌腱膜和腹内斜肌腱膜的前1/2层构成；后层由腹内斜肌腱膜的后1/2层和腹横肌腱膜构成。在脐下4～5 cm处，三层扁肌的腱膜均绕至腹直肌的前面，都参与了腹直肌鞘前层的构成，致腹直肌鞘的后层缺如，故于腹直肌的后面、腹直肌鞘后层的下缘形成一凹向下的弓状游离缘，称弓状线。弓状线以下腹直肌直接与腹横筋膜相贴。

3. 白线：腹部三层扁肌的腱膜分别经腹直肌的前、后方形成腹直鞘后，移行至中线，于此彼此相互交织在一起，构成了一条自剑突至耻骨连合上缘之间的腱性的带，叫作腹白线。腹白线坚韧而少血管。在其中部有由疏松瘢痕结缔组织构成的脐环，脐环上部分白线宽约1 cm，脐以下由于两侧腹直肌相互靠近，因而变得很窄。

4. 腹股沟管浅环（皮下环）：为腹外斜肌腱膜在耻骨结节外上方形成的一个三角形的裂隙，由内侧脚、外侧脚、脚间纤维和耻骨嵴共同构成。内侧脚附着于耻骨联合；外侧脚附着于耻骨结节。男性有精索，女性有子宫圆韧带通过。

5. 腹股沟韧带：腹外斜肌腱膜外下部，紧张于髂前上棘与耻骨结节之间的部分，向后卷折增厚而形成。其卷曲构成的凹槽为腹股沟管的下壁。腹股沟韧带为腹部与股前内侧区的分界标志，其深面与髋骨间的间隙构成了腹、盆腔与股前内侧区的通道。

6. 腹股沟管：位于腹股沟韧带内侧半的上方，为一自外上斜向内下的肌筋膜裂隙，长4～5 cm，腹股沟管有前、后、上、下四壁和内外两口。前壁浅层为腹外斜肌腱膜，深层在管的外侧1/3处有腹内斜肌、腹横肌的起始部；后壁为腹横筋膜，在管的内侧1/3处有联合腱加强；上壁为腹内斜肌与腹横肌的弓状下缘；下壁为腹股沟韧带的凹槽。内口为腹股沟管深环。从内面观，位于腹股沟韧带中点上方约一横指处、腹壁下动脉的外侧，为腹横筋膜向外突出的卵圆形的凹窝；外口为腹股沟管浅环，是腹外斜肌腱膜在耻骨结节外上方形成的三角形裂隙。管内男性含有精索、髂腹股沟神经，女性则有子宫圆韧带通过。

7. 腹股沟区：为下腹部两侧的三角形区域，其内侧界为腹直肌外侧缘，上界为髂前上棘至腹直肌外侧缘的水平线，下界为腹股沟韧带。此区是腹壁的薄弱区，外下方有供男性精索、女性子宫圆韧带通过的腹股沟管及其内、外口。易发生腹股沟斜疝。

## （二）选择题

### A型题

| | | | | |
|---|---|---|---|---|
| 1. C | 2. C | 3. B | 4. D | 5. E |
| 6. D | 7. E | 8. D | 9. C | 10. E |
| 11. C | 12. D | 13. D | 14. C | 15. D |
| 16. B | 17. E | 18. B | 19. D | 20. C |
| 21. D | 22. E | 23. D | 24. A | 25. E |

### B型题

| | | | | |
|---|---|---|---|---|
| 1. A | 2. B | 3. C | 4. E | 5. A |
| 6. B | 7. D | 8. A | 9. B | 10. A |
| 11. A | 12. D | 13. B | 14. D | 15. C |

## （三）填空题

1. 耻骨联合上缘、耻骨嵴、耻骨结节、腹股沟韧带、髂嵴、第5腰椎下缘

2. 腹外斜肌腱膜、腹内斜肌腱膜前层、腹内斜肌腱膜后层、腹横肌腱膜

3. 腹外斜肌腱膜、腹内斜肌腱膜、腹横肌腱膜、腹横筋膜

4. 腹股沟韧带、脐

5. 腹内斜、腹横、2.5、腹内斜肌、腹外斜肌腱膜、2.5、腹外斜肌腱膜

6. 腹壁下动脉、腹直肌外侧缘、腹股沟韧带内侧半

7. 腹外斜肌腱膜、腹内斜肌、腹横筋膜、联合腱、腹内斜肌、腹横肌、腹股沟韧带

8. 腹股沟韧带、腹壁下、腹横筋膜、腹外斜肌腱膜

9. 皮肤、浅筋膜、腹白线、腹横筋膜、腹膜下筋膜、壁腹膜

10. 皮肤、浅筋膜、腹直肌鞘前层、腹直肌、腹直肌鞘后层、腹横筋膜、腹膜下筋膜、壁腹膜

11. 皮肤、浅筋膜、腹直肌鞘前层、腹直肌、腹横筋膜、腹膜下筋膜、壁腹膜

12. 下 7 对肋间后动脉、肋下动脉、4 对腰动脉、旋髂浅动脉、腹壁浅动脉、腹壁上动脉、腹壁下动脉、旋髂深动脉

### (四) 简答题

1. 位置：是位于腹股沟韧带内侧半上方、为一外上斜向内下的肌筋膜裂隙。

构成：包括四个壁和两个口，前壁为腹外斜肌腱膜，外侧 1/3 为腹内斜肌起始部；后壁为腹横筋膜，内侧 1/3 为腹股沟镰（联合腱）；上壁为腹内斜肌和腹横肌的弓状下缘；下壁为腹股沟韧带内侧半。内口为由腹横筋膜向外突出而形成的环状的浅凹，即深环（腹环）；外口是由腹外斜肌腱膜在耻骨结节外上方形成的三角形的裂隙，即皮下环（浅环）。

内容：男性主要有精索、女性有子宫圆韧带和髂腹股沟神经通过。

临床意义：此处为腹前外侧壁的薄弱区之一，长期腹压增高，可导致腹腔或盆腔内的结构经此管突出，形成腹股沟斜疝。

2. 加强前壁：把腹内斜肌下缘和联合腱向下经精索前方缝在腹股沟韧带上。

加强后壁：把腹内斜肌下缘和联合腱向下经精索后方缝在腹股沟韧带上，或经精索后方缝在耻骨梳韧带上。

3. 腹股沟直疝与斜疝的鉴别见下表。

#### 腹股沟直疝与斜疝的鉴别

| 区别点 | 腹股沟直疝 | 腹股沟斜疝 |
| --- | --- | --- |
| 脱出部位 | 腹股沟三角 | 腹股沟管深环 |
| 与腹壁下动脉的关系 | 疝囊颈位于动脉内侧 | 疝囊颈位于动脉外侧 |
| 与腹膜陷凹的关系、疝脱出的方向 | 从腹股沟内侧窝突出，向前脱出，不进入阴囊 | 自外上向内下方脱出，可进入阴囊 |

4. 依次经过皮肤、浅筋膜、腹白线、腹横筋膜、腹膜外筋膜（腹膜外组织）和子宫前壁后到达子宫腔。

5. 经过层次：皮肤、浅筋膜、深筋膜、腹外斜肌及其腱膜、腹内斜肌、腹横肌、腹横筋膜、腹膜外筋膜（腹膜外组织）及壁腹膜。

6. 构成：腹直肌鞘的前层由腹外斜肌腱膜和腹内斜肌腱膜的前层构成，后层由腹内斜肌腱膜的后层和腹横肌腱膜构成。但在脐环下 4～5 cm 以下，三层阔肌的腱膜都转移至腹直肌的前面，参与腹直肌鞘前层的构成，使腹直肌的后面无任何肌腱膜覆盖，在后层下缘形成一凹向下的弓状游离缘称弓状线（半环线），此线以下腹直肌的后面直接与腹横筋膜相贴。

内容：腹直肌、腹壁上血管、腹壁下血管、肋间血管的终末支，神经的终末分支，肋下血管和神经的末支等。

7. 构成：由腹壁下动脉、腹股沟韧带内侧半和腹直肌外侧缘围成。

临床意义：①为临床上腹股沟直疝的突出部位；②腹壁下动脉为手术中鉴别腹股沟直疝和斜疝的标志；③腹壁下动脉的体表投影为腹股沟韧带中、内 1/3 交点与脐环的连线，故腹腔穿刺时应在此线的外上方进行，以免伤及此动脉。

# 第十六章　脊柱区

## (一) 名词解释

1. 肋脊角：是指竖脊肌外侧缘与第 12 肋的交角，肾位于该角深部，是肾囊封闭常用的进针部位。

2. Luschka 关节：又称钩椎关节，由第 3～7 颈椎体上面侧缘的椎体钩与上位椎体的前后唇缘相接而形成的关节。此关节增生肥大会压迫在椎间孔走行的脊神经而引起颈椎病。

3. 硬膜外隙：为位于椎管骨膜与硬脊膜之间的间隙，其内有脂肪、椎内静脉丛、脊神经根等。临床上的硬膜外麻醉，即将麻醉药注入此腔。

4. 听诊三角：斜方肌的外下缘、肩胛骨脊柱缘、背阔肌上缘之间围成的一个三角形区域，临床称听诊三角，又称肩胛旁三角，是背部听诊呼吸音最清楚的部位。当肩胛骨向前、外移位时，该三角范围会扩大。

5. 胸腰筋膜：为脊柱区深筋膜的深层，上续于项筋膜，覆于竖脊肌和腰方肌表面，背部较薄弱，腰部较厚，分前、中、后 3 层。

## （二）选择题

### A 型题

1. C  2. A  3. A  4. E  5. D
6. B  7. C  8. E

### B 型题

1. A  2. C

## （三）填空题

1. 枕大神经、第 2 颈神经后支、臀上皮神经、第 1～3 腰神经后支
2. 骶管裂孔、骶角
3. 黄韧带、棘间韧带、横突间韧带、棘上韧带
4. 脊髓前、后动脉，根动脉
5. 颈动脉鞘、颈交感干

## （四）简答题

1. 肾手术时，经腰部斜切口的层次为：皮肤→浅筋膜→背阔肌→腹外斜肌→下后锯肌与腹内斜肌→腹横肌→腹横筋膜→肾筋膜→肾脂肪囊→肾。

2. 听诊三角由斜方肌外下缘、背阔肌上缘、肩胛骨脊柱缘围成。仅有少量结缔组织；是背部呼吸音听诊最清楚的部位。腰上三角由竖脊肌外侧缘、腹内斜肌后缘、下后锯肌下缘围成（有时下后锯肌与腹内斜肌相距较远，第 12 肋参与构成一四边形）。此三角内腹横肌前面有肋下神经、髂腹下神经、髂腹股沟神经。腰上三角是腹后壁薄弱区，易形成腰疝。肾手术腰部斜切口必须经此三角。腰下三角由背阔肌下缘、腹外斜肌后缘及髂嵴围成。仅有少量结缔组织，也是腹后壁薄弱区之一，易形成腰疝。右侧深面为盲肠和阑尾，故盲肠后位阑尾炎时，此三角有明显压痛。

3. 脊髓的被膜由外向内依次为硬脊膜、蛛网膜和软脊膜。硬脊膜由致密结缔组织构成，厚而坚韧；蛛网膜为薄而半透明的膜；软脊膜薄而柔软、富于血管。脊髓腔由外向内为硬膜外腔、硬膜下腔和蛛网膜下腔。硬膜外腔位于椎管管壁与硬脊膜之间，其内有脂肪、血管、神经根和淋巴管，不与颅腔相通，呈负压。麻醉药注入此腔，称硬膜外麻醉。硬膜下腔是介于硬脊膜与蛛网膜之间的潜在间隙，内含少量淋巴液。蛛网膜下腔位于蛛网膜与软膜之间，腔内充满脑脊液，向上与颅内同名腔相通。下部在腰 1～骶 2 之间扩大形成终池。将麻醉药物注入蛛网膜腔称腰麻。

4. 成人常用的腰椎穿刺部位在第 3～5 腰椎棘突间。因脊髓下端对第 1 腰椎椎体下缘，在其以下的椎管内无脊髓，只有马尾，故在此部位做腰穿不会损伤脊髓。髂嵴最高点的连线平对第 4 腰椎棘突，其上方为腰 3、4 棘突间，下方为腰 4、5 棘突间，椎管穿刺所经过的层次为：皮肤→浅筋膜→棘上韧带→棘间韧带→黄韧带→椎管。

5. 此横断面可见心形的椎间盘，椎间盘后外侧为第 10 肋。椎间盘后方为椎管，呈圆形，脊髓位于其中央；椎间盘左前方为主动脉，其右前方为食管；椎体两侧为左、右肺下叶；棘突两侧为背部诸肌。

# 第十七章　盆部、会阴

## 一、名词解释

1. 肛直肠环：耻骨直肠肌，肛门外括约肌浅、深部，肠壁的纵行肌及肛门内括约肌共同构成的一围绕肛管的肌环，对肛管有重要的括约功能。
2. 盆膈：由盆膈上、下筋膜及其间的盆膈肌和尾骨肌组成，作为盆腔的底，有直肠通过，对托持盆腔脏器有重要作用。
3. 坐骨直肠窝：位于坐骨结节与直肠及肛管之间，为底朝下的锥形间隙。外侧壁为闭孔内肌及闭孔筋膜，内侧壁为肛提肌和盆膈下筋膜，前界为尿生殖膈后缘，后界为臀大肌下缘。肛周脓肿和肛漏多发生于此。
4. 耻骨后隙：位于耻骨盆面与膀胱之间，内含疏松结缔组织及静脉丛等。
5. 尿生殖膈：由尿生殖膈上、下筋膜和会阴深横肌、尿道括约肌共同构成，其前份形成会阴横韧带。
6. 会阴深隙：位于尿生殖膈上、下筋膜之间。此隙封闭，内有尿道球腺、尿道膜部、尿道括约肌和会阴深横肌以及阴部神经和阴部内血管。
7. 会阴中心腱：亦称会阴体，它由尿生殖膈后缘正中央与肛门内括约肌前端结合而成，为上续直肠膀胱隔下缘的膜性结构。有会阴诸肌附着于其浅面，共同对盆底起支撑作用。

## 二、选择题

### A 型题

1. B  2. D  3. B  4. C  5. C
6. A  7. E  8. A  9. A  10. C
11. B  12. A  13. E  14. A  15. E
16. E  17. B

B 型题

1. A　　2. C　　3. B　　4. E　　5. A
6. B　　7. A　　8. C

### （三）填空题

1. 直肠膀胱陷凹、膀胱底上部、精囊、直肠子宫陷凹、子宫、阴道穹隆后部

2. 前列腺提肌、耻骨直肠肌、耻尾肌、髂尾肌

3. 盆膈上筋膜、盆膈下筋膜、肛提肌、尾骨肌

4. 膀胱颈，尿生殖膈，尿道，左、右射精管

5. 膀胱子宫陷凹、膀胱上面、尿道阴道隔、尿道、直肠子宫陷凹、直肠阴道隔、直肠

6. 卵巢系膜、输卵管系膜、子宫系膜

7. 卵巢、输卵管

8. 盆腹膜、盆膈上筋膜

9. 直肠后间隙

10. 浅会阴筋膜、尿生殖膈下筋膜、会阴浅横肌、阴茎脚、坐骨海绵体肌、尿道球、尿道海绵体、球海绵体肌、阴部内血管、阴部神经

11. 尿生殖膈上筋膜、尿生殖膈下筋膜、尿道球腺、尿道膜部、尿道括约肌、会阴深横肌、阴茎背动脉、阴茎背神经

### （四）简答题

1. 盆壁以骨盆为支架，辅以盆壁肌及其筋膜构成。骨盆由左、右髋骨、骶、尾骨以及骨连结构成。骨连结包括骶髂关节、耻骨联合、骶棘、骶结节韧带。界线将其分为大、小骨盆。盆壁肌主要有闭孔内肌、梨状肌。盆壁筋膜为覆于盆腔前、后及两侧壁盆面的筋膜，按部位可分为闭孔筋膜、梨状肌筋膜和骶前筋膜。

2. 上部隔直肠膀胱陷凹与膀胱底上部、精囊相邻。下部借膀胱直肠隔与膀胱底、精囊、输精管壶腹、前列腺相邻。后面借骶前筋膜与骶、尾骨相邻。

3. 盆筋膜间隙是盆壁筋膜与盆脏筋膜以及盆脏筋膜之间的间隙，比较重要的有：①耻骨后隙：位于耻骨联合、耻骨上支与膀胱之间；②直肠后隙：位于直肠筋膜鞘与骶前筋膜之间；③直肠旁隙：位于盆膈与腹膜之间，其外侧界为髂内血管鞘及盆侧壁，后界为直肠及直肠侧韧带，内侧界为直肠筋膜鞘。前界在男性为膀胱、前列腺；女性为阴道。

4. 位置：位于小骨盆腔中部膀胱与直肠之间，正常呈前倾、前屈位。毗邻：①前面：隔膀胱子宫陷凹与膀胱上面为邻，子宫颈与尿道及膀胱底相邻；②后面：为直肠子宫陷凹，子宫颈和阴道穹后部隔此凹与直肠相邻。两侧为输卵管、子宫阔韧带和卵巢固有韧带。子宫颈外侧，在阴道穹侧部上方有子宫主韧带。阔韧带基部内有子宫血管。

5. 动脉：①子宫动脉：发自髂内动脉；②卵巢动脉：发自腹主动脉。

静脉：①子宫静脉：汇入髂内静脉；②卵巢静脉：汇入下腔静脉（右侧）和左肾静脉（左侧）。

淋巴：子宫底和子宫体上部的淋巴主要沿卵巢动脉注入腰淋巴结，子宫角附近的淋巴沿子宫圆韧带注入腹股沟浅淋巴结，子宫体下部与子宫颈处淋巴主要入髂内淋巴结和髂外淋巴结。

6. 髂内动脉按其分布可分为壁支和脏支。壁支：闭孔动脉、臀下动脉、臀上动脉、髂腰动脉、骶外侧动脉。脏支：膀胱上、下动脉，直肠下动脉，阴部内动脉，子宫动脉或输精管动脉。

7. 位于肛管两侧，略似尖朝上方、底向下的锥形腔隙。其内侧壁的下部为肛门外括约肌，上部为肛提肌、尾骨肌及覆盖它们的盆膈下筋膜；外侧壁的下部为坐骨结节内侧面，上部为闭孔内肌、闭孔筋膜及深会阴筋膜；前壁为会阴浅横肌及尿生殖膈；后壁为臀大肌下缘及其筋膜和深部的骶结节韧带。窝尖由盆膈下筋膜与闭孔筋膜汇合而成，窝底为肛门两侧的浅筋膜及皮肤。坐骨肛门窝向前延伸至肛提肌与尿生殖膈之间，形成前隐窝；向后延伸至臀大肌、骶结节韧带与尾骨肌之间，形成后隐窝。坐骨肛门窝内除血管、淋巴管、淋巴结及神经外，尚有大量的脂肪组织，称坐骨肛门窝脂体。排便时利于肛管扩张，并具有弹性垫的作用。窝内脂肪的血供欠佳，又邻直肠和肛管，是污染较多的部位，感染时容易形成脓肿或瘘管。

8. 尿道球部破裂时，尿液即渗入会阴浅隙内，由于浅会阴筋膜向前上续于阴囊肉膜、浅阴茎筋膜，并越过耻骨联合与腹前外侧壁下部的浅筋膜深层相连，因而会阴浅隙内的尿液可渗入阴囊、阴茎及腹前壁下部。尿道膜部破裂时，由于此处筋膜坚强且无缝隙与周围相通，尿液不易向外扩散，故外渗尿液只限于会阴深隙内。

## 第十八章　上肢

### （一）名词解释

1. 四边孔：其上界为肩胛下肌和小圆肌，下界为大圆肌和背阔肌，内侧为肱三头肌长头，外侧为肱骨外科颈，孔内有腋神经和旋肱后动脉通过。旋肱后动脉绕肱骨外科颈的后方，和前方的旋肱前动

脉相互吻合。

2. 肘窝：是肘前区的三角形间隙，外侧界为肱桡肌，内侧界为旋前圆肌。两肌在远侧会合处形成肘窝的尖，上界是肱骨内、外上髁间连线。覆盖肘窝的是由肱二头肌腱膜增强的深筋膜，以及其浅面的皮神经和浅静脉。窝底为肱肌和旋后肌。肘窝内的主要结构是肱二头肌腱，肱动脉及其终末支，桡、尺两动脉的起始段，正中神经和桡神经淋巴结等结构。

3. 肱骨肌管：臂后区的深筋膜较臂前区致密而坚韧，借内、外侧肌间隔与肱骨骨膜共同围成臂后区骨筋膜鞘，包绕肱三头肌。该肌的内、外侧头、长头和肱骨的桡神经沟之间形成一个由内上向外下的围绕肱骨中份后面的斜弧形管道，即肱骨肌管或称桡神经管，由于管内有桡神经及伴行的肱深动脉所通过而得名。该管有上、下两个口，上口位于肱骨上、中 1/3 交界处的内侧，在大圆肌、背阔肌腱下缘的下份，由肱骨，肱三头内、外侧头围成；下口位于肱骨中、下 1/3 交界处的外侧，在肱肌和肱桡肌所构成的沟（肘前外侧沟）的深处。

4. 腋鞘：腋腔内除大量疏松结缔组织外，主要还有腋动脉及其分支，腋静脉及其属支，臂丛及其分支和腋淋巴结群。腋腔内神经血管干都被筋膜包裹在一起，称腋鞘。

5. 腕管：由屈肌支持带与腕骨沟共同围成，内有指浅、深屈肌腱和拇长屈肌腱等 9 条肌腱穿过；分别被屈肌总腱鞘（又名尺侧囊）和拇长屈肌腱鞘（又名桡侧囊）包绕。两鞘均超过屈肌支持带近侧和远侧 2.5 cm，两者之间有正中神经通过入手掌。腕骨骨折时可压迫正中神经，引起腕管综合征。

## （二）选择题

### A 型题
1.B　2.E　3.D　4.D　5.E
6.A　7.D　8.D　9.B　10.B
11.A　12.E　13.D　14.D　15.E
16.D　17.B　18.D　19.C　20.E
21.B　22.E　23.B　24.A　25.C
26.D　27.C　28.A　29.C　30.C

### B 型题
1.A　2.A　3.D　4.E　5.B
6.C　7.B　8.C　9.B　10.E

## （三）填空题
1. 锁骨下肌、喙突、胸小肌

2. 腱纤维鞘、腱滑膜鞘

3. 内侧筋膜隔、掌中间隔、前臂屈肌后间隙、第3～5指

4. 手背静脉网尺侧、臂中点、肱

5. 肱骨桡骨、尺骨、尺侧副韧带、桡侧副韧带

6. 第1肋外缘、背阔肌下缘

7. 肩胛下动脉、旋肱前动脉、旋肱后动脉

8. 尺、桡、正中、尺

9. 拇长展肌、拇短伸肌、拇长伸肌、桡骨、手舟、大多角、桡

10. 肱、桡、桡神经沟内、肱三头肌、肱肌、桡侧副

## （四）简答题

1. 胸小肌上缘的结构：在胸小肌上缘至锁骨下肌和喙突之间，由深筋膜形成一个三角形的锁胸筋膜。穿过此筋膜的结构有：①头静脉，沿三角肌胸大肌间沟走行，在锁骨下方穿过锁胸筋膜注入腋静脉；②胸肩峰动脉与胸外侧神经相互伴行，共同穿出锁胸筋膜，动脉分布于胸大肌、胸小肌和三角肌等处；③胸肩峰静脉及收集乳房上部的淋巴管也穿过此筋膜，分别注入腋静脉和锁骨下淋巴结。胸小肌下缘的结构：①胸外侧动脉，沿胸小肌下缘向下行于胸廓外侧面，分布于胸大肌、胸小肌、前锯肌和乳房；②胸长神经，于胸外侧动脉的后方，沿前锯肌下降，并支配该肌；③胸背神经，在胸外侧动脉的后方，沿肩胛骨腋缘至背阔肌外侧缘中点内面并支配该肌；④腋淋巴结前群位于胸外侧动脉周围，后群位于肩胛下动脉周围。

2. 喙肱肌内侧的大动脉是腋动脉，在腋动脉内侧是腋静脉。腋动脉被胸小肌覆盖的部分为第2段，臂丛集合成3束，分别包绕第2段的外、内、后3面，故名外侧束、内侧束和后束。每束各分为两条主要分支，合成臂丛的5条主要神经。这些神经分别位于腋动脉的第3段周围。内侧束和外侧束的4个分支构成一个"M"形，最后成为3条神经，即肌皮神经、正中神经和尺神经。肌皮神经位于腋动脉的外侧，发出后不久即穿喙肱肌，进入肱二头肌与肱肌之间。内、外侧束各有一个头合成正中神经，内侧束发出的内侧头是斜跨腋动脉的前方，与外侧头合成正中神经，位于腋动脉的前外侧。内侧束另一个主要分支是尺神经，位于腋动脉的内侧，即腋动、静脉之间的深面。后束的两个分支，即桡神经与腋神经，均位于腋动脉的后面。臂丛的5个主要分支中只有腋神经是横行的，它穿四边孔后紧绕肱骨外科颈走行。另外，内侧束还发出臂内侧皮神经，

它经过腋静脉后方然后转向腋静脉内侧至其前面。在腋静脉的内侧还有腋淋巴结外侧群，收集上肢的淋巴液。

3. 位于肱二头肌腱内侧的结构：①肱动脉，位于肱二头肌腱的内侧，至肱二头肌腱膜的下缘处分为桡、尺动脉；②正中神经，位于肱动脉的内侧，至前臂屈肌的肌支由正中神经的内侧缘发出。

位于肱二头肌腱外侧的结构：①肌皮神经，从肱二头肌腱外侧缘，距肘横纹以上 3～5 cm 处穿深筋膜成为前臂外侧皮神经。该神经向下走行于肱二头肌腱的外侧。②桡神经，位于肱肌的外侧，即肱肌与肱桡肌之间，桡神经至伸肌群的分支均起自神经的外侧缘。③肘正中静脉、贵要静脉上段和前臂内侧皮神经从腱膜浅面经过。

4. (1) 浅筋膜内：浅静脉与皮神经，通常皮神经比浅静脉深，前臂外侧皮神经从深筋膜穿出后于浅静脉的深面下行，分布于前臂前面桡侧，而前臂内侧皮神经则位于尺侧。

(2) 深筋膜的特点：前臂上份与臂筋膜延续，它与肌肉紧密相连不易分割，而且肱二头肌腱部分纤维向内侧与深筋膜交织在一起，形成肱二头肌腱膜，增强了对肌肉的约束作用。

(3) 肌与肌腱：肱桡肌起于肱骨外上髁，而前臂浅层屈肌皆起于肱骨内上髁，自外向内依次为：旋前圆肌、桡侧腕屈肌、掌长肌、指浅屈肌和尺侧腕屈肌。这些肌紧密靠拢，因此前臂上 1/3 形态上特别粗大。

(4) 以旋前圆肌为标志的局部血管、神经排列：①旋前圆肌近止点的浅面有桡动脉和桡神经浅支通过。②旋前圆肌浅、深两头之间有正中神经穿过。该神经未穿肌肉前在旋前圆肌的上缘向尺侧发出许多肌支到前臂屈肌。③旋前圆肌深面有尺动、静脉及其属支经过。

5. 腋神经从腋部向后行，与旋肱后动脉一起通过四边孔，在三角肌后缘中点紧靠肱骨外科颈后面走行。腋神经分支有肌支、皮支和关节支。旋肱后动脉发自腋动脉第三段，与腋神经伴行，经四边孔绕过肱骨外科颈的后面，向前与旋肱前动脉吻合。

在肱骨外科颈骨折或肩关节脱位以及使用"腋杖"不当的情况下，都有可能损伤旋肱前、后动脉和腋神经。腋神经损伤可导致三角肌麻痹（臂不能外展）和三角肌区域的皮肤感觉消失。如三角肌麻痹时间较长，引起该肌萎缩时，则肩部膨隆的外形消失而成方形肩。

桡神经先行于肱动脉的后方，与肱深动脉及其两条伴行静脉一起进入肱骨肌管。桡神经从内上向外下方走行在桡神经沟内旋绕肱骨，至肱骨外侧，在臂中、下 1/3 交界处，穿过外侧肌间隔，进入肱肌与肱桡肌之间。桡神经和肱深动脉由于在桡神经管处紧贴肱骨干，所以在肱骨中段骨折时，容易并发桡神经损伤。另外，在该处不适当地使用止血带，或全身麻醉，将臂部紧压于手术台边缘过久时，常可损伤桡神经，而导致伸肌群麻痹，引起腕下垂，其支配的皮肤区域也可出现感觉障碍。

6. 主要层次

(1) 浅层结构：①手掌皮肤较厚，富有汗腺，无毛。皮下的浅筋膜组织致密，浅筋膜内有很多纤维隔向外连于皮肤，向内连于掌腱膜，所以皮肤的移动性不大。②浅血管、淋巴管、皮神经：浅动脉分支细小，数目多，上无静脉伴行。浅静脉及淋巴管多吻合成网。尺神经掌支、正中神经掌支、桡神经浅支分布于手掌皮肤。③掌短肌：位于小鱼际近侧部的浅筋膜内。

(2) 中层结构：①掌浅弓：掌腱膜深面。②正中神经：通过腕管。③尺神经：经腕横韧带的浅面，在豌豆骨稍下方分为浅、深两支。指浅、深屈肌腱，拇长屈肌腱和 4 条蚓状肌，位于正中神经和尺神经浅支的深面。

(3) 深层结构：腕部深筋膜。腕前深筋膜增厚形成屈肌支持带，掌长肌腱、尺神经经屈肌支持带浅面入掌，手掌深筋膜中间部特别坚厚，有掌长肌腱纤维加强，特称掌腱膜，其深面覆盖屈肌腱。

各神经行程要点及分布：

(1) 尺神经：①手背支：皮支，分布于手背尺侧半及小指、环指及中指尺侧半背面的皮肤；②浅支：皮支，分布于小鱼际、小指和环指尺侧半掌面的皮肤；③深支：肌支，支配小鱼际肌，骨间肌，3、4 蚓状肌和拇收肌。

(2) 正中神经：①返支，环绕拇短屈肌腱的下缘至浅面上外方，再穿入拇短展肌深面支配拇收肌以外的鱼际肌；②3 支指掌侧总神经，在掌骨头处分为指掌侧固有神经，支配 1、2 蚓状肌，掌心、鱼际、桡侧 3 个半手指掌面及中、远节手指背面皮肤。

正中神经返支体表投影在鱼际内侧缘中点，腕横纹下方 2.5 cm 处。手术时不能在此随意做切口。

7. 桡神经由臂丛后束发出，在臂部位于腋动脉后方，与肱深动脉伴行向外下，于肱三头肌长头、内侧头之间沿肱骨肌管经肱骨中段背侧旋向外下，于肱骨外上髁后方穿外侧肌间隔，向下至肱桡肌与肱肌之间，分为浅、深两支。

臂部分支：于腋窝处发出臂后皮神经，肌支支配肱三头肌、肱桡肌和桡侧腕长伸肌；前臂部：浅支，为皮支，沿桡动脉外侧下降，在前臂中、下 1/3 交界处转向背面，分支分布于手背桡侧半、桡侧两个半手指近节背面；深支较粗，经桡骨颈外侧穿旋后肌至前臂背面，在前臂浅、深肌群之间下行至腕部，沿途发出分支支配前臂伸肌。

损伤后表现：①桡骨茎突处损伤致第 1、2 掌骨间隙背面"虎口区"皮肤感觉丧失；②肘部分支以下损伤如桡骨颈骨折，损伤桡神经深支、拇指掌指关节和指间关节及其他 4 指关节不能伸直，拇指不能外展，前臂旋后障碍，伸腕力减弱；③肱骨干中或中下部损伤：①②＋垂腕，并有肱桡肌瘫痪；④腋部损伤：①②③＋肱三头肌瘫痪，伸肘力弱。

8. 旋后肌起点：肱骨外上髁和尺骨外侧缘的上部。止点：桡骨前面的上部。骨间后神经（桡神经深支）和骨间后动脉以及两条伴行静脉共同组成前臂背区的血管神经束。骨间后神经于桡骨颈与肱桡肌之间穿过旋后肌至前臂背区。骨间后神经在穿入旋后肌之前为桡神经本干，其向外侧发支支配肱桡肌和桡侧腕长伸肌，桡神经深支出旋后肌后向内侧发出分支支配其余数肌。

桡神经在不同部位损伤可引起不同症状，穿旋后肌之后受损，伸腕功能保留，但拇指不能外展；穿旋后肌之前受损，前臂伸肌均瘫痪，腕下垂，指不能伸。骨间后动脉是骨间总动脉的分支；从前面穿过骨间膜上缘入前臂背区，骨间后动脉、骨间后神经伴行于前臂背侧浅、深两层肌肉之间下降，达拇短伸肌下缘附近贴骨间膜后面继续下行，并与从前面穿骨间膜而来的骨间前动脉的穿支伴行至腕部。

9. 腋腔：为锥形腔隙，位于臂上部和胸外侧壁之间。顶由锁骨中 1/3 段、第 1 肋和肩胛骨上缘围成，是腋腔的上口，与颈根部相通。底由浅至深为皮肤、浅筋膜及腋筋膜，皮肤借纤维隔与腋筋膜相连。4 壁：前壁由胸大肌、胸小肌、锁骨下肌和锁胸筋膜构成；外侧壁由肱骨结节间沟、肱二头肌短头和喙肱肌组成；内侧壁由前锯肌及深面的上 4 个肋与肋间隙构成；后壁由肩胛下肌、大圆肌、背阔肌与肩胛骨构成。由于肱三头肌长头穿过大圆肌、肩胛下肌和小圆肌之间，其内侧为三边孔，有旋肩胛血管通过；肱三头肌长头与肱骨外科颈之间为四边孔，有腋神经及旋肱后血管通过。

10. 手指的每指都有两条指掌侧固有动脉和两条指背动脉，分别与同名神经伴行，分别行于指掌、背侧面与侧面的交界线上。手指的静脉，主要位于

背侧。淋巴管与指腱鞘、指骨骨膜淋巴管相交通，故感染时可相互蔓延。

临床意义：手指外伤出血时，可压迫手指两侧以止血；手指感染如脓毒指头炎须切开引流时，切口方向应与手指平行，以免损伤血管和神经。

# 第十九章　下肢

## （一）名词解释

1. 髂胫束：大腿外侧的阔筋膜位于髂嵴前份连至胫骨外侧髁的部分特别强厚，似腱膜，呈带状，称为髂胫束。束的上份分裂为两层，包容阔筋膜张肌并供其附着，束的后份尚有臀大肌附着。

2. 隐静脉裂孔：阔筋膜在耻骨结节外下方 3～4 cm 处，形成一卵圆形的隐静脉裂孔（又名卵圆窝）。它的外侧缘锐利而明显称镰状缘，其向上内和下内伸延的部分，分别称为上角和下角。隐静脉裂孔的表面覆盖着一层多孔的疏松结缔组织，称筛筋膜。经筛筋膜出入隐静脉裂孔的结构有：大隐静脉、股动脉发出的浅动脉和腹股沟浅淋巴结的输出管等。

3. 肌腔隙：前界为腹股沟韧带，后界为髂骨，内侧界为髂耻弓。内含髂腰肌、股神经和股外侧皮神经。

4. 血管腔隙：前界为腹股沟韧带，后界为耻骨梳韧带，外侧界为髂耻弓，内侧界为腔隙韧带。内有股血管、股环及腹股沟深淋巴结。

5. 股鞘：为腹横筋膜和髂筋膜向下延伸包裹股动脉、股静脉上段所形成的筋膜鞘，位于腹股沟韧带内侧半和阔筋膜的深方。股鞘呈漏斗状，长 3～4 cm，至隐静脉裂孔下缘处即与血管外膜融合延续为股血管鞘。股鞘内腔被两个筋膜隔分隔成 3 个腔，外侧腔容纳股动脉，中间腔容纳股静脉，内侧腔称股管，内有脂肪和腹股沟深淋巴结。

6. 股管：是底向上的短锥形筋膜管，平均长 1.5 cm。管的前壁与阔筋膜融合，后壁与耻骨肌筋膜愈合，外侧壁是分隔股管与股静脉的筋膜隔。股管上口称股环，环上面覆有薄层结缔组织称股环隔。被覆于隔上面的腹膜形成一小凹，称股凹。

7. 股三角：是位于股前区上 1/3 部由肌肉形成的一个三角形区域。上界为腹股沟韧带，外侧界为缝匠肌的内侧缘，内侧界为长收肌的内侧缘。股三角的尖位于缝匠肌长收肌相交处，即收肌管的上口。股三角的前壁（顶）为阔筋膜，后壁（底）自内侧向外侧为长收肌、耻骨肌和髂腰肌及其筋膜。股三

角内有股神经及其分支、股动脉及其分支、股静脉及其属支。此外，还有股鞘、股管、腹股沟深淋巴结及脂肪组织等。

8. 收肌管：为位于股前区中 1/3 段前内侧、缝匠肌深面的三角形肌间隙，长约 15 cm。管的前壁为缝匠肌、大收肌腱板，外侧壁为股内侧肌，后壁为大收肌及长收肌。收肌管的上口通向股三角，下口经收肌腱裂孔通腘窝。管内自前向后有隐神经和至股内侧肌的神经、股动脉、股静脉通过。

9. 踝管：屈肌支持带与内踝和跟骨内侧面之间的骨纤维管即踝管，此管内有 3 个纤维隔，将管分隔成 4 个骨纤维性管。通过骨纤维性管的结构由前向后依次为胫骨后肌腱及其腱鞘、趾长屈肌腱及其腱鞘，胫后血管和胫神经、姆长屈肌腱及腱鞘。此区若受外伤出血，则可压迫管内结构，可导致踝管综合征。

## （二）选择题

### A 型题

| | | | | |
|---|---|---|---|---|
| 1. D | 2. B | 3. A | 4. B | 5. B |
| 6. B | 7. D | 8. A | 9. C | 10. A |
| 11. E | 12. A | 13. B | 14. A | 15. D |
| 16. D | 17. D | 18. B | 19. B | 20. D |
| 21. A | 22. B | 23. D | 24. B | 25. D |
| 26. C | 27. C | 28. D | 29. E | 30. C |
| 31. E | 32. C | 33. E | 34. A | 35. A |
| 36. C | 37. B | 38. C | 39. A | 40. B |
| 41. C | 42. E | 43. C | 44. A | 45. C |
| 46. E | 47. C | 48. A | 49. D | 50. B |
| 51. D | 52. B | 53. D | 54. A | 55. A |
| 56. B | 57. B | 58. C | 59. B | |

### B 型题

| | | | | |
|---|---|---|---|---|
| 1. B | 2. A | 3. E | 4. C | 5. D |
| 6. B | 7. A | 8. E | 9. C | 10. B |
| 11. D | 12. A | 13. C | 14. E | 15. C |
| 16. B | 17. A | 18. C | 19. C | 20. D |
| 21. E | 22. C | 23. C | 24. E | 25. A |
| 26. D | 27. B | 28. C | 29. A | |

## （三）填空题

1. 旋髂浅静脉、腹壁浅静脉、阴部外静脉、股内侧浅静脉、股外侧浅静脉

2. 臀上神经、臀上动脉、臀上静脉

3. 坐骨神经、股后皮神经、臀下神经、臀下动脉、臀下静脉、阴部内动脉、阴部内静脉、阴部神经

4. 阴部内动脉、阴部内静脉、阴部神经

5. 缝匠肌、大收肌腱板、股内侧肌、大收肌、长收肌

6. 隐神经、股动脉、股静脉

7. 股二头肌、半腱肌、半膜肌、腓肠肌内侧头、腓肠肌外侧头、跖肌

8. 胫神经、腘静脉、腘动脉、腓总神经

9. 胫骨后肌腱及腱鞘、趾长屈肌腱及腱鞘、胫后动静脉及胫神经、姆长屈肌腱及腱鞘

10. 脐以下腹壁、臀区、会阴、外生殖器及肛门、下肢大部分

11. 腓骨颈处、臀大肌、股二头肌长头

12. 动脉、胫骨前肌、趾长伸肌、胫骨前肌、姆长伸肌

13. 外侧、前方、内侧、足背

14. 腓肠内侧皮神经、腓总神经、腓肠外侧皮神经、小隐静脉、足背外侧皮神经

15. 旋股内侧动脉、旋股外侧动脉、闭孔动脉、股骨滋养动脉

16. 坐骨神经、臀上神经、股神经、闭孔神经、骶丛的分支

17. 臀中肌、梨状肌、上孖肌、闭孔内肌、下孖肌、股方肌

## （四）简答题

1. 因梨状肌与坐骨神经的位置关系密切，故梨状肌损伤、出血、肿胀等，容易压迫坐骨神经，可引起梨状肌综合征。坐骨神经因是股后群肌、小腿肌和足肌的运动神经，故坐骨神经严重受压，伸髋部的能力降低，膝部不能屈曲和旋转，并且小腿及足的肌肉也发生麻痹，而导致"连枷"样肢体。在感觉方面除小腿前内侧面及足内侧缘因有隐神经分布保持正常外，小腿及足其他部位的感觉完全消失。

2. 腹压增高时，腹、盆腔脏器被推向股凹，经股环至股管而形成股疝。由于股环的前、内侧、后三面均为韧带，不易伸展，因此股疝容易嵌顿。由腹壁下动脉及闭孔动脉发出的闭孔支或异常的闭孔动脉行于腔隙韧带上方或后方，行股疝手术时应加以注意。

3. 上界为腹股沟韧带；外侧界为缝匠肌内侧缘；内侧界为长收肌内侧缘。内容有股神经及其分支、股动脉及其分支、股静脉及其属支、腹股沟深淋巴结及脂肪组织等。

4. 腘窝的上外侧壁是股二头肌，上内侧壁为半腱肌和半膜肌，下内侧壁为腓肠肌内侧头，下外侧

壁为腓肠肌外侧头和不恒定的跖肌，顶为腘筋膜，窝底上份为股骨腘面，中份为膝关节囊后部及腘斜韧带，下份为腘肌及其筋膜。其内容为胫神经、腘动脉、腘静脉、腓总神经、腘深淋巴结、脂肪及疏松结缔组织。

5. 由腘动脉发出的膝上内、外侧动脉，膝中动脉，膝下内、外侧动脉，膝降动脉，旋股外侧动脉的降支及胫前返动脉等彼此吻合而成。若腘动脉损伤或栓塞，此网有一定的代偿功能。

6. 梨状肌横穿坐骨大孔，将坐骨大孔分为梨状肌上孔和梨状肌下孔。梨状肌上孔有臀上神经、臀上动脉及静脉穿行。梨状肌下孔有坐骨神经，股后皮神经，臀下神经，臀下动静脉，阴部神经和阴部内动、静脉。坐骨神经与梨状肌位置关系有个体差异，坐骨神经多从梨状肌下缘或穿梨状肌出盆腔，所以梨状肌受损多波及坐骨神经，引起坐骨神经痛。

7. 髋关节的血供主要来自旋股内侧动脉、旋股外侧动脉、闭孔动脉及股骨滋养动脉。旋股内、外侧动脉有分支供应股骨颈和股骨头的部分血液。以旋股内侧动脉分支更为重要。闭孔动脉亦有分支进入股骨头，此支可因发育不全而缺如，因而股骨头的血供比股骨颈少。股骨颈骨折的部位越高，近侧段缺血越严重，引起骨折不愈合和股骨头坏死。血管多经关节囊进入股骨颈和股骨头，在切开关节囊施行髋关节手术时，应注意保护关节囊在股骨颈上的附着部，不宜剥离过多，以免影响股骨颈和股骨头的供血。

# 参 考 文 献

[1] 袁琼兰. 人体解剖学[M]. 南京：南京大学出版社，2014.

[2] 别永信，王滨. 人体结构学[M]. 南京：南京大学出版社，2014.

[3] 柏树令. 系统解剖学[M]. 5版. 北京：人民卫生出版社，2001.

[4] 曹述铁，刘求梅. 人体解剖学[M]. 西安：世界图书出版公司，2010.

[5] 刘求梅，周铁波. 人体解剖学[M]. 北京：科学技术文献出版社，2013.

[6] 王怀经，张绍祥. 局部解剖学[M]. 2版. 北京：人民卫生出版社，2010.

[7] 杨海旺. 美容解剖学基础学习指导与习题集[M]. 北京：人民卫生出版社，2010.

[8] 乔海兵，蒋建平. 人体解剖学实验教程[M]. 西安：世界图书出版公司，2010.

[9] 赵林昌. 人体解剖学复习考试指南[M]. 南京：江苏科学技术出版社，2006.

[10] 曾志成. 局部解剖学学习指导[M]. 西安：世界图书出版公司，2001.

[11] 刘求梅，丁明星. 医学形态学实验教程[M]. 北京：科学技术文献出版社，2014.